脓毒症中医医案精粹

主编 李 健 张 俭

科学出版社

北 京

内 容 简 介

本书汇集了部分古代中医治疗脓毒症的相关医案，按照类方分门别类，如小柴胡汤类方、真武汤类方、白虎汤类方等，对比各类方治疗脓毒症之间的辨证异同。除了类方外，还包括了一些常用的方剂、失治误治的医案和现代医案。本书融汇古今，有助于临床医师对中医治疗脓毒症的理解。

本书适合重症医学科及内科临床医师学习参考，也对科研、教学人员有较大参考价值。

图书在版编目（CIP）数据

脓毒症中医医案精粹 / 李健，张俭主编. —北京：科学出版社，2022.3
ISBN 978-7-03-071779-5

Ⅰ. ①脓… Ⅱ. ①李… ②张… Ⅲ. ①脓毒症–医案–汇编–中国–现代 Ⅳ. ①R262

中国版本图书馆 CIP 数据核字（2022）第 038062 号

责任编辑：鲍　燕 / 责任校对：申晓焕
责任印制：徐晓晨 / 封面设计：陈　敬

科 学 出 版 社 出版
北京东黄城根北街 16 号
邮政编码：100717
http：//www.sciencep.com

北京虎彩文化传播有限公司 印刷
科学出版社发行　各地新华书店经销
*

2022 年 3 月第 一 版　开本：787×1092　1/16
2022 年 3 月第一次印刷　印张：10 1/4
字数：245 000
定价：68.00 元

（如有印装质量问题，我社负责调换）

本书编委会

主　编　李　健　张　俭

副主编　欧阳红莲　黄　竞　张　军

编　委（按姓氏汉语拼音排序）

陈腾飞　邓定伟　黄　竞　李　健

梁海龙　欧阳红莲　吴科锐　许　健

杨广禹移　张　俭　张　军

郑伯俊　祝鸿发

前　言

　　脓毒症是在现代医学发展过程中逐步认识到的一个临床综合征，并非严格意义上的疾病。根据其临床特点，本病可归属于中医学伤寒、温病的范畴。可以说几千年的中医学发展历史中始终贯穿着对"脓毒症"的研究，即中医学在治疗脓毒症方面积累了丰富的临床经验。

　　为了梳理古代中医治疗脓毒症的经验，我们结合多年的临床实践经验和思考，编著了本书。本书主要分为两部分内容。第一部分叙述了中医学对脓毒症的认识。第二部分汇集了部分古代中医治疗脓毒症的相关医案，按照类方分门别类，如柴胡汤类方、承气汤类方、白虎汤类方等，对比各类方治疗脓毒症之间的辨证异同；除了类方外，还包括了一些常用的方剂和失治误治的医案。笔者结合自身经验，把中医药治疗脓毒症的理、法、方、药进行逐层阐释，条理清晰，通俗易懂。另外，除整理古代中医治疗脓毒症的相关案例外，我们也整理并撰写了在临床工作中治疗脓毒症患者的现代案例，放于古代医案后，与各位读者一起分享。现代医案中，患者的西医诊断明确，不仅能直接比较治疗前后症状和体征的改善，还能结合现代医学的检查手段，从客观角度证实中医治疗脓毒症的有效性和安全性。

　　本书编写过程中，注意资料来源的真实性和代表性，力求具有临床实用性。为从事重症医学、感染、急诊等专业的广大医务人员介绍脓毒症的中医治疗经验，为进行脓毒症基础研究和临床研究的人员提供新思路。

　　由于笔者学识和经验有限，虽已尽力，但不免存在不足之处，恳请同道和读者批评指正。

李　健

2021 年 9 月

目　录

第一章　中医对脓毒症的认识

第一节　脓毒症的诊断与治疗

脓毒症是由宿主对感染反应失调引起的危及生命的器官功能障碍[1]。虽然现代医学水平不断提升，但脓毒症的发病率仍然呈现上升态势，且正逐步成为严重威胁人类生命健康的公共卫生问题。脓毒症是多器官功能衰竭的常见病因之一。尽管器官功能支持技术不断提高与优化，但脓毒症的病死率仍旧未见明显下降。因此，只有早期识别脓毒症，尽早干预治疗，才能阻断脓毒症进展，拯救脓毒症患者。

一、脓毒症诊断

多种临床变量和工具可用于脓毒症筛查与诊断，例如全身炎症反应综合征（systemic inflammatory response syndrome，SIRS）标准、生命体征、感染迹象、序贯器官衰竭评估（sequential organ failure assessment，SOFA）标准或快速序贯器官衰竭评分（quick SOFA，qSOFA）、英国国家早期预警评分（national early warning score，NEWS）或修正预警评分（modified early warning score，MEWS）。其中，SOFA 评分在临床上较为常用。感染引起的相关 SOFA 评分较基线水平上升≥2 分时可诊断脓毒症，即脓毒症＝感染＋SOFA 评分≥2 分。由于 SOFA 评分操作复杂，临床上亦常使用床旁 qSOFA 快速鉴别重症患者，但不建议 qSOFA 作为脓毒症或脓毒症休克的单一筛查工具。qSOFA 由 3 个指标构成，即呼吸频率≥22 次/分、收缩压≤100mmHg 及意识状态改变。当符合 qSOFA 标准其中 2 项时，须进一步评估患者是否存在脏器功能障碍[2]。

脓毒症休克是由脓毒症导致的低血压，虽然经过积极充分的液体复苏，但仍需要血管活性药物维持平均动脉压（mean arterial pressure，MAP）≥65mmHg，且血乳酸水平＞2mmol/L（18mg/dL）[3]。

二、脓毒症的治疗

（一）控制感染

一旦确诊脓毒症或脓毒症休克，需在 1 小时内快速静脉抗感染治疗。在抗感染之前，需完善病原学检查，留取相应标本进行需氧、厌氧或特殊病原学的检查及培养，且不能延误抗生素的给药。为更好识别病原微生物，至少需获取两份血培养标本。其中一份来自外周静脉，一份来自留置导管（导管留置时间>48 小时）。对于其他可能的感染部位，也应获取标本进行培养，如尿液、脑脊液、伤口分泌物等。对于可疑真菌感染，建议完善 G 试验、GM 试验和抗甘露聚糖抗体检测。对于特定解剖部位的感染，应尽快识别并进行感染病灶的清除。对于可疑血管植入物是可能的感染原的患者，建议立即移除血管植入物[2,4]。

初始经验性抗感染治疗应覆盖所有可能的致病菌（细菌和/或真菌）。对于真菌感染高风险的患者，建议经验性使用抗真菌治疗。对于多重耐药（MDR）高风险的成人脓毒症或脓毒症休克患者，建议联合两种覆盖革兰氏阴性菌的抗菌药进行经验性治疗。对于感染抗甲氧西林金黄色葡萄球菌（MRSA）高风险的患者，建议经验性使用覆盖 MRSA 的抗菌药物。对于明确病原体和药敏的，建议停止联合使用两种覆盖革兰氏阴性菌的抗菌药进行经验性治疗。对于抗菌药物的降级，建议每日评估抗菌药物的降级，而不是使用固定的治疗疗程且不进行每日降级指征的评估。对于感染原已得到充分控制的成人患者，建议使用短时间而不是较长时间的抗菌药物治疗，且使用降钙素原联合临床评估来决定何时停用抗菌药物[2]。

（二）血流动力学支持[2]

1. 早期液体复苏

对于脓毒症所致的低灌注患者，建议在最初的 3 小时内至少静脉输注 30ml/kg 的平衡晶体液进行复苏。对接受大量晶体液复苏的患者，建议联合使用白蛋白，而不是仅使用晶体液，不建议使用人工胶体、明胶进行复苏。

2. 血管活性药物使用

对于成人脓毒症休克患者，建议使用去甲肾上腺素作为一线升压药物。在无法获取去甲肾上腺素的情况下，建议使用肾上腺素或多巴胺作为替代品，同时应注意有导致心律失常的风险。对于应用去甲肾上腺素后平均动脉压仍不达标的患者，建议联合使用血管升压素，而不是增加去甲肾上腺素的剂量。联合应用去甲肾上腺素及血管升压素后，平均动脉压仍不达标者，建议加用肾上腺素。对于同时存在心功能不全者，在足够的容量状态和动脉血压的情况下，灌注仍持续不足，建议使用去甲肾上腺素联合多巴酚丁胺或单独使用肾上腺素治疗。

（三）机械通气[2]

对于脓毒症所致呼吸衰竭的成人患者，建议使用高流量鼻导管吸氧。对于脓毒症所致非急性呼吸窘迫综合征的呼吸衰竭患者，进行机械通气时建议使用小潮气量通气。对于急性呼吸窘迫综合征（ARDS）的成人患者，进行机械通气时推荐使用小潮气量（6ml/kg）呼气末正压通气（PEEP）策略，平台压以 30cmH2O 为上限，而不是更高的平台压。对于中重度 ARDS 患者，建议使用传统肺复张策略，每日使用俯卧位通气超过 12 小时，间歇使用神经肌肉阻滞剂。对于严重 ARDS 患者，常规机械通气失败时，建议有基础设施且经验丰富的中心使用静脉-静脉体外膜氧合（VV-ECMO）。

（四）其他治疗[2]

1. 糖皮质激素治疗

对于脓毒症休克且需要持续血管升压药治疗的患者，建议在开始静脉使用去甲肾上腺素或肾上腺素≥0.25mg/（kg·min）时应用小剂量糖皮质激素治疗（氢化可的松200mg/d，每6小时静脉注射50mg或连续输注）。

2. 肾脏替代治疗

对于血流动力学不稳定且合并急性肾损伤的脓毒症患者，建议使用连续性或间断性肾脏替代治疗。

3. 输注红细胞

对于成人脓毒症或脓毒症休克患者，建议使用限制性输血策略，以血红蛋白浓度70g/L为输血阈值。但也不应仅以血红蛋白浓度为指导，需评估患者的总体临床状况，如对于急性心肌缺血、严重低氧血症或急性出血患者，可考虑放宽输血阈值。

4. 预防深静脉血栓

对于脓毒症或脓毒症休克患者，建议使用低分子肝素进行深静脉血栓预防，与单独药物预防相比，不推荐联合使用机械预防与药物预防策略。

5. 控制血糖

对于脓毒症或脓毒症休克患者，建议血糖≥180mg/dL（10mmol/L）时，启动胰岛素治疗，目标血糖为144～180mg/dL（8～10mmol/L）。

6. 碳酸氢盐治疗

对于脓毒症休克以及低灌注诱导的乳酸酸中毒患者，不建议使用碳酸氢盐治疗。如果出现严重代谢性酸中毒（pH≤7.2）以及急性肾损伤（AKI），建议使用碳酸氢盐治疗。

7. 营养支持

对于可行肠内营养的成人脓毒症或脓毒症休克患者，建议早期启动（72小时以内）肠内营养。

（李　健　吴科锐）

参 考 文 献

[1] SINGER M, DEUTSCHMAN C S, SEYMOUR C W, et al.The third international consensus definitions for sepsis and septic shock（Sepsis-3）[J]. JAMA, 2016, 315（8）: 801-810.

[2] EVANS L, RHODES A, ALHAZZANI W, et al.Surviving sepsis campaign: international guidelines for management of sepsis and septic shock 2021[J].Intensive Care Med, 2021, 49（11）: 1063-1143.

[3] 曹钰, 柴艳芬, 邓颖, 等. 中国脓毒症/脓毒性休克急诊治疗指南（2018）[J]. 临床急诊杂志, 2018, 19（9）: 567-588.

[4] 管向东, 陈德昌, 严静.中国重症医学专科培训教材[M].北京: 人民卫生出版社, 2019: 208-220.

第二节 古代中医对脓毒症的认识

一、病　名

脓毒症多存在发热，可将其归为"外感发热"的范畴，《素问·热论》[1]云："今夫热病者，皆伤寒之类也。"又可将其归为伤寒。《伤寒论》[2]云："太阳病，发热而渴，不恶寒者，为温病。"温病亦可归纳为脓毒症的范畴。而温病中的"温毒""疔疮走黄""疽毒内陷"等也属于脓毒症。根据脓毒症常见临床表现，其可分属"外感热病""温毒""走黄""内陷"等范畴。

二、病　因　病　机

脓毒症的发生原因不外乎内因（正气不足）和外因（邪毒侵入）。

外因：六淫、戾气、虫兽、毒物等侵袭机体，正邪交争，耗伤正气，邪毒阻滞，正虚邪实，气机逆乱，脏腑功能失调。

内因：正气虚弱，抗邪无力，正虚邪恋，邪毒阻滞，气机逆乱，脏腑功能失调。

《黄帝内经》认为，六淫是诸多疾病的致病因素，正如《素问·至真要大论》[1]所云"夫百病之生也，皆生于风寒暑湿燥火，以之化之变也"，尽管不是所有疾病均由外感六淫所导致，但其在病因学中却占有重要地位。

《素问·调经论》[1]以病因致病部位内外的阴阳属性为划分标准，曰："夫邪之生也，或生于阴，或生于阳。其生于阳者，得之风雨寒暑。其生于阴者，得之饮食居处，阴阳喜怒。"生于阳（外）：发于外的外感邪气属于阳；生于阴（内）：发于内的内伤七情、饮食劳逸、起居等属于阴。

《素问·阴阳应象大论》[1]曰："寒伤形，形伤肿；热伤气，气伤痛……喜怒伤气，寒暑伤形；暴怒伤阴，暴喜伤阳。"以形质（肉眼可见或明显可感知的）与无形（肉眼不可见或难以感知的）、水与火（阴阳之征兆）、寒与热（常用于概括病证性质）来认识病因，确立病机，明确诊断。

《灵枢·百病始生》[1]曰："夫百病之始生也，皆生于风雨寒暑，清湿喜怒。喜怒不节则伤脏，风雨则伤上，清湿则伤下。三部之气，所伤异类……三部之气各不同，或起于阴，或起于阳，请言其方。喜怒不节则伤脏，脏伤则病起于阴也；清湿袭虚，则病起于下；风雨袭虚，则病起于上，是谓三部。"是以邪气来源、邪气性质和致病部位三者有机结合论病因：①源于"天"的病因伤"上"；②源于"地"的病因伤"下"，二者均属于"起于阳"的病因；③源于天地之间"人"的病因伤"内脏"，属于"起于阴"的病因。很显然，病因的三部分类法相较于病因的阴阳分类法，充分考虑到病因来源及其相应属性，更进一步分类认识病因，临床意义更大，因为病因属性不同，致病部位有异，故《灵枢·百病始生》

继曰："气有定舍，因处为名，上下中外，分为三员。"

《难经·五十八难》则明确提出"伤寒有五，有中风，有伤寒，有湿温，有热病，有温病，其所苦各不同。"说明伤寒有五种，其临床表现及病因各不相同。

《难经·四十八难》曰："人有三虚三实，何谓也？然：有脉之虚实，有病之虚实，有诊之虚实也。脉之虚实者，濡者为虚，紧牢者为实。病之虚实者，出者为虚，入者为实，言者为虚，不言者为实，缓者为虚，急者为实。诊之虚实者，濡者为虚，牢者为实，痒者为虚，痛者为实，外痛内快，则为外实内虚，内痛外快，为内实外虚。"此举例说明了虚实辨证的方法。

《黄帝内经》中总结病因病机的发病特点："余知百病生于气也。怒则气上，喜则气缓，悲则气消，恐则气下，寒则气收，炅则气泄，惊则气乱，劳则气耗，思则气结，九气不同，何病之生？岐伯曰：怒则气逆，甚则呕血及飧泄，故气上矣。喜则气和志达，荣卫通利，故气缓矣。悲则心系急，肺布叶举，而上焦不通，荣卫不散，热气在中，故气消矣。恐则精却，却则上焦闭，闭则气还，还则下焦胀，故气不行矣。寒则腠理闭，气不行，故气收矣。炅则腠理开，荣卫通，汗大泄，故气泄。惊则心无所倚，神无所归，虑无所定，故气乱矣。劳则喘息汗出，外内皆越，故气耗矣。思则心有所存，神有所归，正气留而不行，故气结矣。"

《素问·至真要大论》[1]说"风淫于内，治以辛凉"，方如银翘散之辛凉解表，治疗温病初起，邪在卫分症见发热微恶风寒，头痛口渴等。"热淫于内，治以咸寒"，方如调胃承气汤、导赤承气汤之清泻热结，治疗阳明病口渴便秘、腹满拒按等症。"湿淫于内，治以苦热"，方如平胃散之燥湿健脾，治疗湿浊困脾、脾胃不和之脘腹胀满等症。"火淫于内，治以咸冷"，方如紫雪丹之清热解毒，镇痉开窍，治疗温病邪热内陷、壮热烦躁、昏狂谵语等症。"燥淫于内，治以苦温"，方如杏苏散之宣肺化痰，治疗外感凉燥，头痛恶寒、咳嗽鼻塞等症。"寒淫于内，治以甘热"，方如理中汤。

《诸病源候论》认为疾病发展都有规律可言："热病者，伤寒之类也。冬伤于寒，至春变为温病。夏变为暑病。暑病者，热重于温也。肝热病者，小便先黄，腹痛多卧，身热。热争则狂言及惊，胁满痛，手足躁，不得安卧。"

三、治　法

脓毒症的辨证应当遵循六经辨证、卫气营血辨证，六经相传、卫气营血相传与脓毒症的发展相类同，六经辨证是脓毒症辨证论治的基本辨证体系，卫气营血是六经辨证的补充，然脓毒症并不是一个病，而是一个临床综合征，它可因多种疾病而引发。

（一）清热解毒法

以祛除外来和内生的毒邪为目标，是脓毒症治疗的核心环节之一，将有助于祛除络脉受损后蓄积的病理产物，恢复机体营卫和谐、气血调畅的整体环境。

毒热证患者临床表现多有高热、恶热喜冷、面红目赤、四肢温热、烦躁多言，甚则神昏谵语、痰涎壅盛、痰涕黄稠、口干欲饮、舌红苔黄厚、脉洪数或细数等。

外邪袭表，正气奋起抗邪，正邪交争于体表，致使外邪束表，卫阳被遏，汗孔闭塞，阳气无从发越，内郁益甚。所谓阳有余便是火，此即出现发热等症状。于此，要想解除发热诸证，必须解除外闭，方使内热有宣泄之路。

《伤寒论》[2]第38条："太阳中风，脉浮紧，发热恶寒，身疼痛，不汗出而烦躁者，大青龙汤主之。若脉微弱，汗出恶风者，不可服之。服之则厥逆，筋惕肉瞤，此为逆也。"

《伤寒论》[2]第27条："太阳病，发热恶寒，热多寒少。脉微弱者，此无阳也，不可发汗，宜桂枝二越婢一汤。"

《伤寒论》[2]第34条："太阳病，桂枝证，医反下之，利遂不止，脉促者，表未解也；喘而汗出者，葛根芩连汤主之。"

《伤寒论》[2]第63条："发汗后，不可更行桂枝汤，汗出而喘，无大热者，可与麻黄杏仁甘草石膏汤。"麻黄杏仁甘草石膏汤中大剂量用石膏以清宣肺热，而达清热平喘之功。

《伤寒论》[2]第262条："伤寒，瘀热在里，身必黄，麻黄连轺赤小豆汤主之。"

以上条文介绍了大青龙汤、桂枝二越婢一汤、葛根芩连汤、麻黄连轺赤小豆汤、麻黄杏仁甘草石膏汤等诸方。诸方所对应的症状都有表不解而出现的发热，均用解表之药和清里热之品共奏解表邪清里热之效，而收表邪得解，里热得清之良效。

阳明病，燥热之邪未与肠中积滞相结，而弥漫于全身，表现以身大热、口大渴、大汗出、脉洪大等里热症状为主。《伤寒论》[2]第176条："伤寒，脉浮滑，此以表有热，里有寒，白虎汤主之。"白虎汤辛寒清里热，方中取石膏辛甘大寒，配以知母辛苦寒滑，同用二药，内清阳明大热，并可外退肌肤之热。

《伤寒论》[2]第172条："太阳与少阳合病，自下利者，与黄芩汤；若呕者，黄芩加半夏生姜汤主之。"

《伤寒论》[2]第311条："少阴病，二三日，咽痛者，可与甘草汤。不差，与桔梗汤。"

甘草汤二方中也体现了寒凉直清里热的理论。黄芩汤利用黄芩苦寒清泄少阳郁火，甘草汤利用甘草清热解毒，以少阴客热而收利咽止痛之效。

太阳表证，经汗吐下后，余热未尽，邪热郁于胸膈，而出现心中烦闷等热郁胸膈等症，火郁当发之、清之。故有《伤寒论》[2]第76条："发汗后，水药不得入口为逆，若更发汗，必吐下不止。发汗吐下后，虚烦不得眠，若剧者，必反复颠倒，心中懊侬，栀子豉汤主之；若少气者，栀子甘草豉汤主之；若呕者，栀子生姜豉汤主之。"

其中以栀子豉汤清宣胸膈郁热。方中栀子苦寒，具有清透郁热，导火下行之功；豆豉功能宣透解郁，和降胃气。二药配伍为清宣胸膈郁热之良方，以达解郁除热之良效。在此理论上仲景还根据不同症状创立了栀子甘草豉汤、栀子生姜豉汤等方用于治疗邪郁致热诸证。

太阳病，当用汗法解表，而误用下法致使表邪化热内陷，与水饮之邪相结。无形热邪与有形水饮相结，阻滞不通而表现出胸膈疼痛，硬满拒按等症。当以逐水泻热之法祛除停聚于胸膈之无形热邪与有形水饮。

《伤寒论》[2]第135条："伤寒六七日，结胸热实，脉沉而紧，心下痛，按之石硬者，大陷胸汤主之。"

其中的大陷胸汤为泻热逐水之峻剂，专为清除结胸实热而设。方中甘遂峻逐水饮，破其结滞；大黄荡实泻热；芒硝软坚泻热。三药合用，功在泻热破结，以达逐水泻热之效。

《伤寒论》[2]第 395 条："大病差后，从腰以下有水气者，牡蛎泽泻散主之。"其中牡蛎泽泻散方中逐水泻热之药同用，具有泻热逐水之功效。

其中的牡蛎泽泻散方中逐水泻热之药同用，具有泻热逐水之功效。

（二）通里攻下法

其常用方剂为承气汤类，主要药物有大黄等。《神农本草经》谓："大黄可荡涤胃肠，攻下泻火清热解毒，推陈致新，安和五脏。"

腑气不通证患者多表现有腹胀、呕吐、无排便排气、肠鸣音减弱或消失。胃家实是阳明病的本质所在，阳明病诸证皆由胃家实所形成。燥热之邪与肠中糟粕相结，形成燥屎，阻塞于肠道，故出现潮热、谵语、手足濈然汗出等症，出现这些发热的症状均由于邪热与燥屎相搏结，只有排除肠中燥屎与清除肠中邪热同时进行才能消除潮热、谵语等由热而引起的症状。隋代巢元方《诸病源候论·解散大便秘难候》："将适失宜，犯温过度，散势不宣，热气积在肠胃，故大便秘难也。"

《伤寒论》[2]第 220 条："二阳并病，太阳证罢，但发潮热，手足漐漐汗出，大便难而谵语者，下之则愈，宜大承气汤。"

《伤寒论》[2]第 213 条："阳明病，其人多汗，以津液外出，胃中燥，大便必硬，硬则谵语，小承气汤主之。若一服谵语止者，更莫复服。"

《伤寒论》[2]第 248 条："太阳病三日，发汗不解，蒸蒸发热者，属胃也，调胃承气汤主之。"

三条中仲景运用了大承气汤、小承气汤和调胃承气汤进行通里泻热。诸承气汤中均用大黄苦寒泻热，推陈致新以去实，结合临床症状的不同对芒硝、枳实、厚朴等药物进行加减，但纵观诸方皆是在通里泻热的理论基础上进行的，共奏里实得排，里热得清之功效。

《伤寒论》[2]对腑气不通证提出如下观点：

伤寒六七日，目中不了了，睛不和，无表里证，大便难，身微热者，此为实也。急下之，宜大承气汤。

阳明病，发热汗多者，急下之，宜大承气汤。

发汗不解，腹满痛者，急下之，宜大承气汤。

腹满不减，减不足言，当下之，宜大承气汤。

（三）活血化瘀法

对腑气不通证兼有血瘀者，临床患者多表现出固定性压痛，出血，紫绀，舌质紫绛等。

太阳病，表邪不解，邪气化热入里，循经深入下焦，与瘀血相结于少腹，而出现蓄血诸证。本证因邪热与瘀血互结而成，解除蓄血诸证，必须使瘀血、邪热同时得以解除。

《伤寒论》[2]第 106 条："太阳病不解，热结膀胱，其人如狂，血自下，下者愈。其外不解者，尚未可攻，当先解其外；外解已，但少腹急结者，乃可攻之，宜桃核承气汤。"其中的桃核承气汤用桃仁活血逐瘀；大黄苦寒，荡除实热；芒硝更助桃仁导热下行。全方配伍共奏逐瘀邪热之效，使瘀血与邪热互结之证得以解除。

《金匮要略·惊悸吐衄下血胸满瘀血病脉证治》[3]中明确提出血液内阻成瘀，应当用下瘀血的方法，"是瘀血也，当下之"，"下"应为"祛"解，用药物攻除积滞（《简明中医字典》），"下之"即祛除瘀血。《金匮要略》记载了许多治疗血瘀证行之有效的方剂，从治疗程度上分析20多首活血类方剂，可分为和血活血法、活血化瘀法、破血逐瘀法三类。此三类在功效上逐次递增，可针对不同的病情采用相应的治法。

和血活血，常用于血瘀轻证。"和"者，调和之意，调和气血，血脉畅通。《金匮要略·血痹虚劳病脉证并治》[3]指出："宜针引阳气，令脉和，紧去则愈。""脉和"不一定使用明确的活血之药，针对瘀血的成因，解除发生机制，血脉即能通畅。黄芪桂枝五物汤治疗血痹，温阳行痹，益气和血，阳气流畅，风邪不容留，血脉随而畅通，痹证得除。小柴胡汤疏利少阳之枢，治疗热入血室；另外少用活血之药，起到佐使之功，也即达到血液流通之效。如治疗肝着，气血瘀滞较轻，"其人常欲蹈其胸上"，治以旋覆花汤，以旋覆花为君，通肝络行气机，佐以少许新绛，即达气行血行，阳通瘀化的目的。另外如当归芍药散、枳实芍药散亦归于此类。

活血化瘀，常用于血瘀证明显者。血行不畅，停滞成瘀，瘀阻成实。若瘀滞得化，则血行流畅。以活血化瘀药为主药，化解瘀积，通利血脉。常用药物有蒲黄、乱发、硝石、王不留行、红蓝花、川芎等。如蒲灰散治疗血瘀小便不利，以蒲黄为君，活血消瘀，滑石利水引经，共奏化瘀利窍之效。王不留行散治疗金疮病，以王不留行、桑根白皮等利络脉、行血脉、活血散瘀，恢复肌肤脉道之断裂损伤，使得营卫通行，金疮可愈。另外如硝石矾石散、猪膏发煎、红蓝花酒、温经汤等都属于这一类。

破血逐瘀，常用于血瘀的重证。瘀血结聚，病重深固，当破血逐瘀。常用的药物有大黄、桃仁、牡丹皮、赤芍、䗪虫、虻虫、水蛭等。若邪毒血瘀，正气未伤，应截断其流，力主攻逐。如大黄牡丹汤治疗肠痈，热毒内聚，营血瘀结肠道，经脉循行受阻，大黄宣通壅滞，荡涤实热；桃仁、牡丹皮凉血逐瘀，芒硝、冬瓜仁软坚消痈排脓，共奏荡热解毒、排脓逐瘀攻下之功。此外又有下瘀血汤、桂枝茯苓丸、土瓜根散、抵当汤、大黄甘遂汤等。若正气亏耗，气血不足导致瘀血，或血瘀日久耗伤正气，破血逐瘀的同时应兼顾正邪虚实，必须标本兼治。如大黄䗪虫丸治疗虚劳瘀血（"干血"），"五劳虚极羸瘦，……缓中补虚"，以逐瘀为主，大黄、䗪虫、桃仁、水蛭、虻虫等破血通经，活血行血，佐以白蜜、地黄等补养之剂。鳖甲煎丸亦属此类。

（四）扶正固本法

补气通阳，可使阳气畅达，恢复络脉出入自由、充盈满溢的正常状态，有利于抗邪而出，防止内生毒邪的进一步损害。急性虚证多有面色苍白、四肢湿冷、大汗、尿少、脉细数或欲绝等证候。急性虚证的概念与中医传统理论"久病多虚"之虚证不同，是各种原因导致的阴阳、气血、脏腑功能迅速虚衰的证候，表现为"邪实未去、正气已虚"，具有发病急、病情重、存活率低等特点。

《伤寒论》[2]首重扶阳气、保胃气、存津液。第184条云"阳明居中，主土也，万物所归，无所复传"，阳明总统胃与大肠两腑，《灵枢·本输》[1]云"大肠、小肠皆属于胃"；胃于五行属土，然无土不成世界，万物土中生，万物土中藏，万物土中灭，《素问·平人气象论》云"平人之常气禀于胃，胃者，平人之常气也。人无胃气曰逆，逆则死"。

胃气有广狭之分，广义乃指生命之本，亦即人身正气。故胃气乃平人之常气，人不可一刻无胃气，无胃气则逆，逆则死。阳明不衰，邪气断难深入三阴，阳明乃三阴之屏障，《伤寒论》[2]第270条云"伤寒三日，三阳为尽，三阴当受邪，其人反能食而不呕，此为三阴不受邪也"；第145条云"无犯胃气及上二焦，必自愈"；第332条云"食以索饼，不发热者，知胃气尚在，必愈"；第333条云"腹中应冷，当不能食，今反能食，此名除中，必死"。五脏六腑皆赖胃气以生，临证之时，宜不断扶正，故张仲景六经用药方方不离护胃之品，法不离护胃之旨。桂枝汤以生姜、大枣、炙甘草及啜粥，白虎汤以粳米，小柴胡汤以生姜、大枣、人参、炙甘草，理中汤为理中正局乃不易之法，四逆汤以炙甘草、干姜，乌梅丸蒸以五斗米下，皆意在顾护正气。然《伤寒论》中亦有"阳明三急下证"及"少阴三急下证"，皆旨在釜底抽薪，急下存阴，留得一分阴液便有一分生机，适时祛邪，亦即间接扶正。《灵枢·小针解》[1]云："神客者，正邪共会也。神者，正气也。客者，邪气也。邪循正气之所出入也。未睹其疾者，先知邪正何经之疾也。"故邪之来路亦邪之去路，阳明为诸脏腑有形之邪的出路，《灵枢·邪气脏腑病形》[1]云："邪之中人也，无有常，中于阴则溜于府，中于阳则溜于经。"邪入于经，若脏气实，邪气入而不能客，则还之于府，故三阳病皆有可下之证乃"邪气归府"，三阴病皆有自利之证乃"中阴溜府"。

在阴阳气血诸虚治疗中，仲景特别强调温补阳气是本于《黄帝内经》"阴阳之要，阳密乃固"的理论。虚劳之病，气化力弱，唯有建中汤，肾气丸等温补脾肾阳气，先后天之本才能生化不息，气血津液才能运行不滞。正如张景岳所说："人之大宝，只此一息真阳气。"李念莪更云："在于人者，亦唯此阳气为要。"

四、预防调护

早在2000多年前成书的《黄帝内经》中就提出"治未病"的理论，"治未病"包括两层意思：一是未病先防，此对预防而讲；二是既病防变，防止疾病向纵深发展及其变化。脓毒症发病急骤，病情危重，进展迅速，预后不良，预防多器官功能障碍综合征（MODS）与脓毒症休克的发生是降低死亡率的关键，所以应在脓毒症初期截断其病势，控制失控的炎症反应、阻断炎症介质产生的"瀑布样反应"，以防发生恶化，是脓毒症治疗的要旨。

（李 健 吴科锐）

参 考 文 献

[1] 王洪图. 内经讲义. 北京：人民卫生出版社，2002：11-189.

[2] 熊曼琪. 伤寒论. 北京：人民卫生出版社，2000：15-135.

[3] 李克光. 金匮要略讲义. 上海：上海科学技术出版社，1988：179-258.

第三节　现代中医学对脓毒症的研究进展

一、中医病名

虽然"脓毒症"一词在古老的中医发展过程中并未出现过，但是中医数千年的发展就是在很大程度上研究脓毒症的过程。自《黄帝内经》《伤寒论》，到明清时期的"温病"理论，都是关于治疗急性感染性疾病的论著，几千年来治疗了大量病人，积累了丰富的经验。根据脓毒症常见临床表现，其可分属"外感热病""温毒""走黄""内陷"的范畴。

二、病因病机

脓毒症的发生主要责之于正气虚弱，邪毒入侵，正邪相争，入里化热，热毒炽盛，耗气伤阴；正气不足，毒邪内蕴，内陷营血，络脉气血营卫运行不畅，导致毒热、瘀血、痰浊内阻，瘀滞脉络，进而令各脏器受邪而损伤，引发本病。其基本病机是正虚毒损，毒热、瘀血、痰浊瘀滞脉络，气机逆乱，脏腑功能失调[1]。

近年来，中医药在脓毒症治疗中日益受到重视，但是关于脓毒症辨证的理论探讨尚为数不多。对于中医学来说，"脓毒症"是一个全新的概念，对于脓毒症及 MODS，中医尚无现成的辨证体系可供套用。但从其临床症状和演变过程来看，脓毒症与《伤寒论》和温病著作中所论述的大量的温热病有诸多相似之处，脓毒症应属于中医学"热病"范畴，脓毒症休克和 MODS 则属于"厥证""脱证"。大多数学者认为脓毒症与卫气营血辨证各阶段证候的表现存在大致的对应关系：脓毒症或全身炎症反应综合征（SIRS）阶段主要表现类似气分证乃至营分证的一些特点，大体与温热病的中期或极期相当；主要病机为阳气来复，邪热炽盛，正邪交争，阴津耗损。若进展至代偿性抗炎症反应综合征（CARS）阶段，正气严重耗损，常表现为正虚邪盛[2-4]。

1. 正虚毒损、脉络瘀滞

刘清泉认为正虚毒损、脉络瘀滞为脓毒症的病机特点，认为脓毒症的辨证模式可以借鉴六经辨证和卫气营血辨证模式，脓毒症初期表现为太阳病、卫分证，以非特异性临床症候群为特点；气分证、阳明病、少阳病是脓毒症的失代偿期与明确的炎症病灶或明确的炎症特征的共同反应；营分、血分主要表现为三阴病，太阴病突出了胃肠功能的障碍，少阴病突出了循环系统、肾脏功能的障碍，血分证、三阴病是严重脓毒症、MODS 的重要特征，厥阴病突出了肝功能的障碍等[3]。

2. 毒邪互结

姜良铎认为邪盛正虚欲脱，气机逆乱，阴阳不相顺接，而毒邪互结为脓毒症病机，《古书医言》云"邪气者毒也""邪盛谓之毒"，一般认为毒是指有害于人体的外来致病因素。

姜良铎认为凡是对机体有不利影响的因素，无论这种因素来源于外界还是体内，均统称为毒，即在正常生命过程机体内不存在的物质，或原本适应机体生命活动的物质超过了生命机体的需要而对机体形成危害的，即是毒邪。脓毒症发病往往是由外来毒邪诱发启动，致内生毒邪大量蓄积，造成气血运行的失调和脏腑功能的紊乱，甚至发展成阴阳之气骤然不相顺接，气机严重逆乱的危重急症。正虚欲脱、阴阳离决是病情发展的必然趋势[5]。

3. 辨证分型

王金达认为诸多急危重症都与严重感染、出凝血机制障碍以及急性营养衰竭有关，故将脓毒症中医病因病机概括为邪毒入侵，导致正邪交争、正气耗伤、邪毒阻滞、正虚邪实；如出现热毒炽盛，即为毒热证；如出现败血阻滞，即为瘀血证；如出现脏腑虚损、阴阳逆乱，即为急性虚证。并根据此病因病机，提出脓毒症"三证三法"理论[6-7]。随着对脓毒症疾病认识的逐渐深入和对中医"肺与大肠相表里"理论的研究，在此基础上提出脓毒症、MODS 辨证论治的第四证法"腑气不通证——通里攻下法"[8]。

（1）毒热证：主要表现为壮热、烦躁、口干、口渴喜冷饮、小便短赤或癃闭、舌质红或红绛、苔黄、脉数等症状。

1）邪毒袭肺：发热，恶风，无汗，周身酸楚，气短乏力，喘促，口渴，咽干，舌边尖红苔薄黄，脉数有力，小便黄赤。

2）热毒炽盛：高热，大汗出，大渴饮冷，咽痛，头痛，喘息气粗，小便短赤，大便秘结，舌质红绛苔黄燥，脉沉数或沉伏。

3）热入心包：高热烦躁，神昏谵语，口渴唇焦，尿赤便秘，舌红苔黄垢腻，脉滑数。

4）血热动风：高热不退，烦闷躁扰，手足抽搐，发为痉厥，甚则神昏，舌质绛而干，或舌焦起刺，脉弦而细数。

（2）瘀血证：主要表现为鼻衄、齿衄、咳血、吐血、便血或黑便、尿血、紫斑、崩漏等各种部位出血，或肿块，或肢体某部位剧烈疼痛，痛如针刺，固定不移，舌质紫暗偶见瘀点、瘀斑，脉细涩或沉涩。

1）瘀毒内阻：高热，或神昏，疼痛如针刺刀割，痛处固定不移，常在夜间加重，肿块，舌质紫暗或有瘀斑，脉涩或沉迟或沉弦。

2）邪毒内蕴、败血损络：神昏谵语，神志障碍或淡漠；胸闷喘促，心胸刺痛，咳嗽气逆；腹痛，胁肋胀痛，泄泻或黄疸；小便短赤，涩痛不畅甚或癃闭；皮肤四肢瘀紫、表浅静脉萎陷，发热或有红斑结节；肢体麻木，疼痛，活动不利，甚则瘫痪。

3）热入营血：气促喘憋，紫绀，发热以夜晚尤甚，喘促烦躁，往往伴有意识症状，口干，汗出，气短无力，斑疹隐隐，舌质红绛，苔薄，脉细数。

（3）急性虚证

1）邪盛亡阴：短期内阴液大量丢失，呼吸气促，烦躁不宁，肌肤热，颧红，舌红少苔，脉细数无力。

2）邪盛亡阳：大汗淋漓，四肢厥冷，呼吸气微，舌淡苔白，脉微欲绝。

（4）腑气不通证：多表现腹胀、呕吐、无排便排气、肠鸣音减弱或消失等。

脘腹痞满，腹痛拒按，腹胀如鼓，按之硬，大便不通，频转矢气，甚或潮热谵语，舌苔黄燥起刺，或焦黑燥裂，脉沉实。

三、治　法

20 世纪 80 年代，王今达教授提出了著名的三证三法及四证四法，阐明了脓毒症的基本病机和治疗原则。

1. 清热解毒法

以祛除外来和内生的毒邪为目标，是脓毒症治疗的核心环节之一，将有助于祛除络脉受损后蓄积的病理产物，恢复机体营卫和谐、气血调畅的整体环境。

杨秀竹等[9]研究发现，清热解毒方由大黄、黄芩、白头翁、败酱草等组成，可以显著降低脓毒症大鼠 CD11b 和 CD54 的表达，显著升高 CD62L 的表达，而上述指标在无药物干预的脓毒症大鼠模型中表达相反的趋势，提示清热解毒方调整免疫细胞的功能状态可能是其抑制脓毒症急性炎症的部分机制。

清热解毒法方剂主要有热毒清、清解灵、虎杖制剂、双清注射液，主要药物有重楼、连翘、蒲公英、射干、黄芩、大青叶、板蓝根、虎杖、大黄、柴胡、黄芩、金银花、连翘、鱼腥草。研究表明，中药抗内毒素作用表现为直接降解内毒素，增强机体对自由基的清除能力，抑制脂质过氧化，稳定溶酶体膜，防止释放的蛋白水解酶对微粒体的自溶作用[10]。

内毒素是决定革兰氏阴性菌感染的主要致病因子[11]，实验研究证实，热毒清、清瘟败毒饮、黄连解毒汤等清热解毒的方药均具有拮抗内毒素的作用[12, 13]。

与内毒素拮抗剂和抗内毒素单克隆抗体相比，中药不仅可以通过对内毒素结构的直接破坏使其生物学活性及免疫原性减弱或消失，还可以通过增强机体免疫吞噬能力来提高对内毒素的清除能力，同时可拮抗多种炎性介质，从而减轻器官的损伤程度，具有更为广阔的研究和开发前景[14]。

有研究报道，柴胡、黄芩、金银花、连翘、鱼腥草等清热解毒中药有抗炎作用，并能调控炎症介质的释放，抑制内毒素介导的细胞因子及其他炎症介质引起的过度炎症反应，从而有效阻断病情进展，减轻炎症与组织损害。这种作用在感染性 MODS 的防治中显得尤为重要[10]。

2. 活血化瘀法

活血化瘀法即通络法，可以畅通络脉气血，减少毒邪的蕴积，改善各脏腑的温煦濡养，该法贯穿脓毒症治疗的全程。

活血化瘀中药可以改善微循环，减少血小板的黏附和聚集，增加血流量，减少炎性渗出，降低急性炎症毛细血管的通透性，改善局部血液循环，促进炎症吸收[15]。

活血化瘀的主要代表方剂为血必净，由红花、赤芍、川芎、丹参、三七、当归等中药提取而成，其有效成分为红花黄色素 A、川芎嗪、丹参素、阿魏酸、芍药苷、原儿茶醛等。

血必净可降低脓毒症患者血浆中血小板激活因子水平，降低脓毒症患者血清及组织中一氧化氮（NO）水平，减轻组织损伤，对血管内皮细胞有明显的保护作用。还可提升血浆活化蛋白 C 水平，改善脓毒症患者的凝血机制紊乱[16-18]。其中丹参具有抑制血液凝固，促进纤溶，降低血黏度，抑制血小板和中性粒细胞黏附、聚集及氧自由基的释放，改善微循环的作用。Guo 等[19]通过对丹参的研究发现，其有效成分能够减少白细胞与血管内皮的黏附、过氧化物的产生，降低黏附分子的表达，改善内毒素引发的大鼠肠系膜微循环障碍。

郭昌星等[20]证实血府逐瘀汤在一定程度上能提高机体细胞抗氧化酶的活性，减少脂质过氧化，从而阻止炎症反应进一步发展，对脓毒症治疗起到积极作用。

彭吾训等[21]研究发现云南红药胶囊具有止血镇痛、活血化瘀的作用。可以升高严重创伤和感染患者淋巴细胞计数和 CD14 单核细胞 HLA-DR 水平，从而改善免疫麻痹、降低 MODS 和脓毒症的发生率。

3. 扶正固本法

提高机体正气是治疗脓毒症的根本。补气通阳，可使阳气畅达，恢复络脉出入自由、充盈满溢的正常状态，有利于抗邪而出，防止内生毒邪的进一步损害。在脓毒症早期应顾及正气，在疾病进展中要注意回阳固脱、顾护正气，后期应养阴益气、保护脏真。

扶正法方剂主要有参附注射液、生脉散、参麦注射液，主要药物为人参、麦冬、党参、甘草、茯苓、附子。药理研究表明，人参、麦冬、党参、甘草、茯苓等能调节和促进核酸、糖、蛋白质、脂质等物质代谢，且能调节和促进能量代谢。党参能改善中老年人脑功能并可增强身体素质及生命活动功能。

参麦注射液其有效成分为人参皂苷、麦冬皂苷、麦冬黄酮及微量人参多糖和麦冬多糖等，可提高超氧化物歧化酶（SOD）、Na^+-K^+-ATP 酶和 Ca^{2+}-ATP 酶的活性，清除自由基，减轻脂质过氧化损伤，改善能量代谢和微循环，促进老化与损伤细胞超微结构的修复与保护，并能通过对下丘脑-垂体-肾上腺皮质轴的调节及遏制肿瘤坏死因子-α（TNF-α）的过度合成和释放等环节，提高机体的免疫功能，抑制感染扩散，防止 MODS 的发生发展[22, 23]。

明自强等[24]观察表明，脓毒症患者应用生脉注射液后，全血低切黏度、全血高切黏度、红细胞刚性指数均较治疗前下降，红细胞变形指数较治疗前升高，表明生脉注射液在促进机体血液循环、改善血液黏度、防止血细胞溶解、促进患者恢复等方面有积极作用。

李蓉等[25]观察到参麦注射液可以使脓毒症大鼠血清 TNF-α 水平下降，肝、肾、肺组织 SOD 活性增强，肝、肾功能得以保护。郭海雷等[26]还发现参麦注射液可显著降低早期脓毒症大鼠血清 C 反应蛋白（CRP）、白细胞介素-6（IL-6）和白细胞介素-8（IL-8）水平，提示参麦注射液对早期脓毒症的治疗在一定程度上起积极保护作用。

于大猛[27]通过脓毒症动物模型发现黄芪注射液能调节下丘脑-垂体-肾上腺皮质轴功能，抑制 TNF-α 的过度释放，减轻炎症反应。

4. 通里攻下法

其常用方剂为承气汤类，主要药物有大黄等。《神农本草经》谓："大黄可荡涤胃肠，攻下泻火清热解毒，推陈致新，安和五脏。"通里攻下中药能够改善腹腔内脏的血液循环，促进腹腔内炎性渗出物的吸收，对机体的重要组织器官具有保护作用。

治疗脓毒症多以大承气汤为主方，大黄为君。大承气汤在《伤寒论》中主治阳明腑实证，系由伤寒邪传阳明之腑，入里化热，与肠中燥粪相结，阻塞肠道，腑气不通所致。

研究发现大承气汤不仅可以改善胃肠道缺血、抑制菌群易位、减少内毒素的吸收，而且能够降低 SIRS 患者的内毒素水平[28]。肠道是人体最大的内毒素库，机体在严重的创伤或感染等情况下可导致肠黏膜屏障损坏，引起肠源性感染伴随脓毒症的加重。

于泳浩等[29]认为大承气颗粒可抑制严重脓毒状态下以皮质醇、促肾上腺皮质激素（ACTH）和β-内啡肽（B-EP）为代表的神经内分泌系统过度活化，促进肾上腺皮质功能恢复。

研究发现，大黄能够保护胃肠黏膜屏障，促进胃肠蠕动，排出细菌和毒素，防止细菌和毒素移位进入血循环，从而避免或减轻促进脓毒症发生发展的胃肠道机制。明自强等[30]在研究中发现，大黄还可明显提高脓毒症患者的动脉氧分压及血氧饱和度，降低乳酸浓度，具有改善组织氧含量，减少组织无氧代谢，改善机体氧合状态的作用，早期应用大黄能够提高患者脱机率，降低死亡率。

（李　健　吴科锐）

参 考 文 献

[1] 李志军，刘清泉，沈洪. 脓毒症中西医结合诊治专家共识[J]. 中华危重病急救医学，2013，25（4）：194-197.

[2] 胡森，高飞. 中医药防治多器官功能障碍综合征回顾与展望[J]. 中国中西医结合急救杂志，2001，（6）：323-325.

[3] 刘清泉. 中医对脓毒症的认识及辨证体系的研究[C]//2004 年全国危重病急救医学学术会议论文集. 成都：[出版者不详]，2004：64-66.

[4] 王庆，赖国祥，吴文燕. 中西医对脓毒症发病机制的研究进展[J]. 现代中西医结合杂志，2007，16（20）：2940-2942.

[5] 姜良铎，焦扬，王蕾. 从毒论理，从通论治，以调达平[J]. 中医杂志，2006，（3）：169-171.

[6] 王今达，李志军，李银平. 从"三证三法"辨证论治脓毒症[J]. 中国危重病急救医学，2006，（11）：643-644.

[7] 曹书华，王今达，李银平. 从"菌毒并治"到"四证四法"——关于中西医结合治疗多器官功能障碍综合征辨证思路的深入与完善[J]. 中国危重病急救医学，2005，17（11）：641-643.

[8] 李银平. 从"三证三法"看中西医结合治疗危重病的研究思路——王今达教授学术思想探讨[J]. 中国中西医结合急救杂志，2004，11：7-9.

[9] 杨秀竹，杨静，张艳萍，等. 清热解毒方对脓毒症大鼠静脉血细胞黏附分子的影响[J]. 中国实验方剂学杂志，2010，16：166-168.

[10] 高翠翠，鲁召新. 中医药在脓毒症治疗中的应用[J]. 中国中医急症，2010，19（4）：648，658.

[11] 董宁，姚咏明，于燕，等. 内毒素增敏系统与严重烧伤脓毒症的关系及其临床意义[J]. 解放军医学杂志，2011，36：21-23.

[12] 张艺平，韩鹏. 中药抗内毒素研究新进展[J]. 中国中西医结合急救杂志，2001，（2）：122-124.

[13] 戴锡珍，高淑娟."黄连解毒汤"体外抗内毒素作用的实验研究[J]. 中国中医基础医学杂志，2000，（5）：31-32.

[14] 姚咏明，盛志勇. 重视对脓毒症本质的探讨[J]. 中华急诊医学杂志，2005，14：185-186.

[15] 陈雪，姜树民，王哲. 脓毒症中医研究概括[J]. 实用中医内科杂志，2013，27（14）：166-168.

[16] 孙元莹，郭茂松，李志军，等. 血必净对家兔应激性溃疡防治作用的研究[J]. 辽宁中医杂志，2006，33：490-491.

[17] 高红梅，常文秀，曹书华. "血必净"注射液对内毒素刺激的内皮细胞的影响[J]. 中国急救医学，2005，25：437-438.

[18] 叶文，王锦权，陶晓根. 脓毒症与凝血功能紊乱[J]. 医学综述，2006，12：296-298.

[19] GUO J，SUN K，WANG C S，et al. Protective effects of dihydroxylphenyl lactic acid and salvianolic acid B on LPS-induced mesenteric microcirculatory disturbance in rats[J]. Shock，2008，29（2）：205-211.

[20] 郭昌星，杨兴易，林兆奋，等. 血府逐瘀汤对全身炎症反应综合征患者氧自由基的影响[J]. 中国中西医结合急救杂志，2002，9：228-229.

[21] 彭吾训，王蕾. 云南红药胶囊对严重创伤患者免疫功能的影响[J]. 当代医学（学术版），2008，14：158-159.

[22] 贺德，彭翔，甄作均，等. 参麦注射液预防大鼠化学性肝硬化作用及机制[J]. 中国现代医学杂志，2005，15：2929-2932.

[23] 李蓉，程建祥. 参麦注射液对盲肠结扎并穿孔致脓毒症大鼠的免疫调节作用[J]. 现代中西医结合杂志，2004，13：2135-2136.

[24] 明自强, 俞林明, 吕银祥, 等. 生脉注射液对脓毒症患者全血粘度的影响[J]. 浙江中医杂志, 2009, 44: 75.

[25] 李蓉, 黄培春, 陈文丽. 参麦注射液对脓毒症大鼠多器官损伤的保护作用[J]. 中国中医急症, 2005, 14: 1207-1208.

[26] 郭海雷, 赵遵江, 方林森, 等. 参麦注射液对早期盲肠结扎穿孔脓毒症大鼠血清 IL-6、IL-8 水平的影像[J]. 中国现代医学杂志, 2009, 19 (9): 1281-1283, 1289.

[27] 于大猛. 黄芪注射液对脓毒症大鼠 TNF-α、PMN 吞噬功能及胸腺指数影响的研究[J]. 临床和实验医学杂志, 2006, 5 (6): 663-664.

[28] 曹书华, 王今达. 大承气汤在多器官功能障碍综合征治疗过程中的免疫调节作用[J]. 中华创伤杂志, 2004, (12): 720-723.

[29] 于泳浩, 傅强, 任书琴, 等. 大承气颗粒对重型脓毒症神经内分泌功能的影响[J]. 中国中西医结合外科杂志, 2005, 11: 461-463.

[30] 明自强, 俞林明, 吕银祥, 等. 大黄对脓毒症患者氧合功能的影响[J]. 浙江中西医结合杂志, 2008, 18: 596-597, 614.

第二章　脓毒症中医医案的筛选

中医对于感染性疾病以及感染继发的脏器损伤的治疗，具有丰富的临床实践经验，其中便蕴含着"脓毒症"的救治经验。古代医案中主要为临床症状及体征的描述，无实验室检验指标，故无法实现脓毒症病例的筛选研究，导致对古代中医诊治脓毒症经验研究继承困难。随着2016年最新版的脓毒症诊断标准["Third International Consensus Definitions for Sepsis and Septic Shock（Sepsis 3.0）"]发布，以宏观症状体征为诊断要点的 qSOFA 诊断标准推出，使临床早期识别脓毒症更加方便的同时，对筛选古代医案中的脓毒症病例也提供了契机。Sepsis 3.0 推荐临床医生用 qSOFA 评分作为脓毒症的快速诊断标准，qSOFA 评分共有 3 项内容：①呼吸频率≥22 次/分；②意识状态改变；③收缩压≤100mmHg。只要满足其中 2 项或 2 项以上即可快速诊断脓毒症。上述内容在古代中医医案中被普遍记载，如对于呼吸频率增快的描述有喘促、喘逆、喘急等；对于意识改变的描述有谵语、郑声、躁狂、神识昏糊等；古代医案对于血压虽然无法记载，但医案中所记载的如脉微细、脉微欲绝、四肢厥逆等，均是血压显著降低的反应。中医急诊重症学者刘清泉教授团队，通过现代科学研究方法中的德尔菲法，制定了中医脓毒症医案的筛选标准。

刘清泉教授团队自 2019 年 8 月至 2019 年 12 月在全国范围内遴选 16 位中医急诊重症专家。遴选的原则是从事中医急诊重症专业的临床医师，副高级以上职称。基于德尔菲法的原则，进行"背靠背"式专家访谈，被访谈专家间的意见互不影响。第一轮问卷进行开放式的问题调查。第一轮问卷收回后，由研究组对专家意见进行汇总，合并同类意见。并结合专家意见，对于古代中医医案进行初步回溯研究。根据回溯研究和第一轮问卷结果，制定了第二轮专家问卷调查。专家分布情况及积极系数：遴选出的专家组由 16 名专家组成。年龄分布：涵盖了老年专家（≥60 岁）3 名、中年专家（45～59 岁）10 名、青年专家（<45 岁）3 名；地域分布：涵盖了 11 个省市，14 家三级甲等中医医院，所有专家均从事急诊重症专业，其中 12 名专家担任（或曾担任）省级及以上的中医或中西医结合学会的急诊、重症专业委员会主任委员或副主任委员。两轮问卷均发出 16 份，两轮问卷回收率均为 100%，两轮问卷调查的有效率均为 100%，两轮问卷调查专家积极系数均为 100%。对获取的访谈数据进行统计处理，制定了《中医古代脓毒症医案筛选标准专家共识》，主要内容如下：

（1）qSOFA 诊断标准可用于中医医案中脓毒症医案的筛选，对于感染相关的医案中，如出现以下 3 种症状及体征描述中的 2 种或 2 种以上描述，即可认为该医案是脓毒症医案：①呼吸频率≥22 次/分；②意识状态改变；③收缩压≤100mmHg。

（2）中医古代脓毒症医案主要分布于以下医案中：①伤寒温病类（含时疫、疫毒）医案；②肺病类医案；③厥脱证类医案；④皮外科骨科病类（含疮疡、疔疮走黄）医案；⑤肝胆病类医案；⑥血证类医案；⑦妇科病类医案；⑧儿科病类医案。

（3）qSOFA 诊断标准中的"呼吸频率≥22 次/分"的古代中医常见描述为：喘促、气促、气急、张口抬肩、喘逆气促、鼻翼煽动、喘脱、喘咳气急、暴喘、喘急、喘不得卧、喘息而不得卧、倚息不得卧。

（4）qSOFA 诊断标准中的"意识状态改变"的古代中医常见描述为：神昏、昏不识人、谵语、谵妄、神志不清、神昏谵语、神昧、不识人、昏蒙、昏愦不语、循衣摸床、厥脱、神志时清时昧、神志昏蒙、目合口开、目陷睛迷、不省人事、邪陷心包、昏愦、昏迷、昏厥、牙关紧闭。

（5）qSOFA 诊断标准中的"收缩压≤100mmHg"的古代中医常见描述为：脉微欲绝、脉微细、脉大无根、脉细数弱、脉沉、脉微细欲绝、六脉俱伏、脉细若游丝、脉虚细、脉微弱欲绝、无脉、脉细数无力、脉沉弱、四肢厥冷、四肢厥逆、手足逆冷、肢冷。

（6）伤寒温病类（含时疫、疫毒）医案和皮外科骨科病类（含疮疡、疔疮走黄）医案中，仅记录"意识状态改变"，无"呼吸频率≥22 次/分"和"收缩压≤100mmHg"相关描述者，仍可视为脓毒症医案。

（7）qSOFA 诊断标准不适宜于中医儿科类医案中的脓毒症医案筛选。

《中医古代脓毒症医案筛选标准专家共识》[1]的制定，为筛选中医传统医案中的脓毒症医案提供了标准，对进一步总结整理中医对脓毒症的救治经验具有重要的意义。本书遵循刘清泉教授制定的专家共识方法，从浩瀚的古代文献医案中，选取了一部分符合现代脓毒症理念的古代医案，结合现代医案及研究加以阐述，为脓毒症的中医救治提供思路和方法。

（陈腾飞）

参 考 文 献

[1] 陈腾飞，赵国桢，刘清泉，等. 中医古代脓毒症医案筛选标准专家共识[J]. 中国中医急症，2020，29（5）：761-764，787.

第三章 脓毒症中医医案精选

第一节 小青龙汤方

一、古 代 医 案

1. 古代医案一

式武族侄令眷徐氏，年将三十，平素嗜烟。因内热复生冷，性又畏热，夏初伤风，未经发散，肺脏寒热素伤，外风未散，郁而为肺痈，初不知服何药，痈已成。始迎诊视，则咳喘不能卧，寒热互作，项强不能转侧，脉浮大而数，此肺痈将溃矣，告曰："肺上生疽。"彼尚不信，用苡仁、贝母、甘、桔、葶苈、防风、桑、杏、瓜蒌等药，服三四日，大脓一出，皆粉红淡血有黄色稠脓，但腥不臭耳。他医谓非肺痈，果痈则隔幔犹臭，今不臭，非痈也。不知此痈因风因冷而伤肺，非火热刑金之证，乃肺疽，故不臭也。医治十余日，脓尽肿消，不甚咳，彼以为脱然而愈矣，遂畏热露卧檐阶，夜受风凉，次日大热大喘，犹秘不言。至第三日，手足抽搐，头痛如破，汗出不止，周身痛极，颈项后仰，角弓反张，昏厥下利，询之再三，始言其故。

余后知为破伤风也，外患疮病，破伤风寒，角弓反张，尚为不治，今内痈伤风，则更难治矣。已备棺衾，求余格外治之，遂以桂枝、细辛、赤芍、附子、炮姜、茯苓、甘、桔，先治风寒，仿小青龙治法，如此药不易方，服七日，身方柔软，汗泻稍宁，略有生机。忽又发喘，不能平卧腹胀如鼓，两足肿硬，又成水盅，此平素饮冷之故。遂朝服金匮肾气汤一剂，桂、附各一钱以治水，午用人参、白术、炮姜、茯苓、苡仁、五味子、甘、桔补中保肺。盖病者中寒，麦冬贝母清润之药，一片不能入剂，倘误用之，则泻不止故也。肿消喘定之后，肾气汤易为丸，参术煎药，计服百剂，然后痈完咳止。嗣后不能断烟食，冷饮肿病，每年必发，皆以温肺温胃而愈，此肺痈变证。治病必须图活，因病制方，不宜固执也[1]。

2. 古代医案二

愚初为人诊病时，亦不知用也。犹忆岁在乙酉，邻村李××，三十余，得外感痰喘证，求为延医。其人体丰，素有痰饮，偶因感冒风寒，遂致喘促不休，表里俱无大热，而精神不振，略一合目即昏昏如睡，胸膈又似满闷，不能饮食，舌苔白腻，其脉滑而濡，至数如常。投以散风清火利痰之剂，数次无效。继延他医数人延医，皆无效。迁延日久，势渐危险，复商治于愚。愚诒一老医皮××，年近八旬，隐居渤海之滨，为之介绍延至。诊视毕，曰："此易治，小青龙汤证也。"遂开小青龙汤原方，加杏仁三钱，仍用麻黄一钱。一剂喘定。继用苓桂术甘汤加天冬、浓朴，服两剂痊愈[2]。

二、现 代 医 案

某女，47岁，住院时间：2020年1月29日至2020年2月23日。因"咳嗽、咳痰6天，发热1天"入院。诊治经过：患者1月24日开始出现咳嗽，咳白色黏痰，伴胸闷，无呼吸困难，无发热，食欲不佳，无腹泻，全身乏力，先后在社区医院及东莞市大朗医院就诊，查胸片示"肺部炎症"，胸部CT示"双肺感染"，予抗感染、抗病毒、对症等治疗（具体不详），效果不佳。

2020年1月28日开始发热，测体温38℃，可自行恢复正常，29日查新型冠状病毒核酸阳性收住入院。查体：双肺叩诊呈清音，听诊双肺呼吸音清，未闻及干、湿啰音。入院诊断为：新型冠状病毒肺炎（普通型）。入院后查血常规：白细胞计数 11.86×10^9/L，中性粒细胞 10.08×10^9/L，血红蛋白 100.00g/L，CRP 25.76mg/L，超敏C反应蛋白（hs-CRP）>5.0mg/L，心肌酶、电解质、肾功能、降钙素原、肝功能无异常。予口服阿比多尔及洛匹那韦、利托那韦、莫西沙星，干扰素雾化治疗。

2020年2月2日出现气促，血气分析提示氧分压37.8mmHg，指氧波动于97%～99%。胸部CT提示肺部病灶较前增多。东莞市专家组会诊考虑重症趋向。予告病重，转重症监护治疗病房（ICU）监护治疗，予持续高流量氧疗（流量：40L/min，FiO_2：40%）。2020年2月5日专家会诊，刻下：稍气促，咳嗽，痰少，色白质黏，乏力，胃纳差，舌淡苔白浊，脉细滑。中医辨证考虑为疫毒内盛，寒饮停肺。方用破格救心汤合小青龙汤加减，拟方为：熟附子（先煎2小时）75g，干姜30g，炙甘草60g，生龙骨30g，生牡蛎30g，活磁石30g，生晒参（另炖）15g，生萸肉45g，桂枝30g，细辛45g，生半夏45g，苍术30g，茯苓45g，五味子10g，麻黄15g，杏仁15g，赤芍30g，葶苈30g，草果30g，生姜30g。每日1剂，加水2500ml，文火煎至450ml，分3次温服。

2020年2月11日仍乏力，查白细胞计数 8.49×10^9/L，淋巴细胞绝对值 0.59×10^9/L，中性粒细胞百分数91.10%。血压 91/59 mmHg，中药调整加黄芪120g及当归30g加强补益气血。患者症状逐渐好转。

2020年2月11日停告病重，改低流量吸氧。20日复查血常规白细胞计数 4.71×10^9/L，淋巴细胞绝对值 0.98×10^9/L，血红蛋白浓度98g/L，血小板计数 169×10^9/L。肝肾功能正常。23日咽拭子及肛拭子两次检测新冠病毒核酸阴性，肺部病灶明显吸收，予办理出院。

按 本案患者中年女性，平素久服清肝降火中成药，导致阳气不足，疫毒乘虚入，现又口服抗病毒及抗生素等苦寒之品，苦寒之品耗伤阳气，阳气虚衰，疫毒大盛，转为重型。此时患者虽未达阳脱情况，仍需及时救阳、护阳、散寒、化饮，邪去正安，转危为安。破格救心汤中，四逆汤温阳破冰，活磁石潜阳，以防虚阳外脱，人参补元气，扶正气，生萸肉固脱敛阴。小青龙汤温化寒饮，加葶苈化浊排痰，再加草果、苍术增强芳香化湿功效[3]。

三、古 代 研 究

（一）小青龙类方之源流

小青龙汤在东汉张仲景的《伤寒论》的太阳病篇与《金匮要略》中的痰饮病篇均有记载，是治疗外寒内饮证咳喘的经典名方，具有解表散寒、温肺化饮、止咳平喘的功效。青龙者，乃东方之兽，其色青，属木主风，主发育万物，通于厥阴肝。张秉成《成方便读》曰："名小青龙者，以龙为水族，大则可兴云致雨，飞腾于宇宙之间；小则亦能治水驱邪，潜隐于波涛之内耳。"小青龙汤有发汗逐饮之功，犹如青龙之兴云治水。《辅行诀》言："青龙者，宣发之方，以麻黄为之。"桂林古本《伤寒论·湿病脉证并治第九》云："湿气在内，与脾相搏，发为中满，胃寒相将，变为泄泻，中满……若上干肺，发为肺寒，宜小青龙汤。"可见小青龙汤证乃风木邪太过，克于脾，脾气虚运化失司而生湿生饮，风助湿饮邪犯肺所致。小青龙汤与厥阴之气相通，为厥阴风木祛风行水之药[3]。

（二）小青龙类方之病机

"伤寒表不解，心下有水气""伤寒，心下有水气"明确地指出了疾病的病机，其病理变化有两个方面，一是外感，即"伤寒表不解""伤寒"，明确地告诉我们有表证，即"发热而咳""咳而微喘，发热不渴"，除此之外，还当见恶寒等表证；二是内有寒饮，即"心下有水气"，"干呕""不渴""咳"或"咳而微喘"。诚如刘渡舟说："伤寒表不解，言有寒邪束表；心下有水气，言素有水饮之邪在于心下。外有表寒，内有水饮，即是本条病机所在。发热是表邪未解；干呕是水邪犯胃；外寒引动内饮，内外合邪，水寒上舍，迫使肺气不得宣降，则见咳嗽或喘息。"由此可知，小青龙汤证是表里同病，以里证为主，即以寒饮为主，寒饮射肺而兼表不解[4]。

（三）小青龙类方之方解

小青龙汤由麻黄、桂枝、芍药、细辛、干姜、五味子、半夏、炙甘草八味药组成。方中麻黄、桂枝共为君药，麻黄性温，味辛微苦，苦辛而温，宣达温通，内祛肺经寒邪，并能宣肺平喘；桂枝性温，味辛甘，辛甘化阳而助卫，使卫气强盛以抗邪，并有通阳化饮之用，所以可温化肺中饮邪。干姜、细辛共为臣药，干姜性热味辛，热能温阳散邪，辛能化饮开肺；细辛性温，味辛，辛能上行升散，祛散寒邪，温能助阳化气，善解寒饮郁肺的咳喘证。芍药、五味子、半夏共为佐药，芍药苦、酸、微寒，功能养血敛阴，桂枝配伍，调和营卫；五味子性温，味酸苦，酸能使肺气内收敛降，温能和肺气；半夏性温，味苦辛，辛能行气开结散邪，温能助阳散寒，燥湿化痰化饮。芍药配五味子意在"肺欲收，急食酸以收之"，起到敛肺平喘之功，同时制约麻黄、干姜、细辛过于辛温燥散可能伤津耗气之偏。炙甘草益气和中，调和药性，为使药。统观本方，主要功用为解表散寒、温肺化饮，用以治疗外感风寒、水饮内停（外寒内饮证）[5]。

四、现代研究

钟连江等[6]将 2015 年 1 月至 2017 年 10 月该院收治的 84 例老年慢性阻塞性肺疾病急性加重期（AECOPD）合并呼吸衰竭患者，采用随机数字表法分为对照组和观察组，每组 42 例，对照组给予西药联合无创呼吸机治疗，观察组在对照组基础上加用小青龙汤治疗，2 组疗程均为 2 周。观察 2 组患者的临床治疗效果，比较 2 组患者治疗前后降钙素原（PCT）、血气分析[动脉血氧分压（PaO_2）、动脉血二氧化碳分压（$PaCO_2$）]、呼吸功能[用力肺活量（FVC）、第 1 秒用力呼气量（FEV_1）、FEV_1/FVC]、中医证候积分等相关指标变化及不良反应发生情况。结果观察组总有效率为 95.24%（40/42），高于对照组的 76.19%（32/42），组间比较差异有统计学意义（$P<0.05$）；治疗前，2 组患者 PCT、PaO_2、$PaCO_2$、FVC、FEV_1/FVC、FEV_1、中医证候积分比较，差异均无统计学意义；治疗后，观察组 PCT 和 $PaCO_2$ 低于对照组，PaO_2 高于对照组（$P<0.05$）；观察组 FVC、FEV_1/FVC、FEV_1 均高于对照组（$P<0.05$）；观察组中医证候积分低于对照组（$P<0.05$）；2 组患者均无明显不良反应发生。结果表明老年 AECOPD 患者实施小青龙汤联合无创呼吸机治疗，促使 PCT 水平明显下降，可有效改善患者呼吸功能及血气分析指标，可显著减轻患者临床症状，值得推广。

（张　俭）

参 考 文 献

[1] 郑重光.《素圃医案》[M]. 张存悌，校注. 北京：人民军医出版社，2012：89-90.

[2] 张锡纯. 医学衷中参西录[M]. 于华芸，校注. 北京：中国医药科技出版社，2011：398-399.

[3] 谢炎烽，阮永队，刘晓茹.破格救心汤合小青龙汤治疗 3 例重型新型冠状病毒肺炎病案分析[J].实用中医内科杂志，2021，35（1）：97-100，144-145.

[4] 黄涛亮，胡丽雅. 李际强应用小青龙汤治疗咳嗽的经验[J]. 江西中医药，2020，51（7）：42-44.

[5] 顾武军. 关于小青龙汤证的诠释[J]. 南京中医药大学学报，2010，26（5）：331-332.

[6] 钟连江，张连生，顾春枫，等. 小青龙汤联合无创呼吸机治疗对老年 AECOPD 患者 PCT、血气分析及呼吸功能的影响及临床意义[J]. 中国中药杂志，2018，43（14）：3026-3030.

第二节　桂枝加厚朴杏子汤

一、古代医案

一武官，为寇执，置舟中艎板，数日得脱，乘饥恣食良久，解衣扪虱。次日遂伤寒，自汗而膈不利。一医作伤食而下之，一医作解衣中邪而汗之，杂治数日，渐觉昏困，上喘息高。许诊之，曰：太阳下之，表未解，微喘者，桂枝加厚朴杏仁汤，此仲景法也。指令医者急治药，一啜喘定，再啜则汗出，至晚身凉而脉已和矣。医曰：某平生未尝用仲景方，不知其神捷如此[1]。

二、现代医案

1. 现代医案一

患者，张某，男，76 岁，2018 年 11 月 13 日因 "反复咳嗽、咯痰、喘憋 20 余年，加重伴发热 2 个月" 就诊。20 余年前每因季节变化或者受凉引发咳嗽、咯痰、喘憋等症状，每年症状发作持续 1～2 个月。10 年前出现活动后气喘、心慌等症状。多次住院治疗，经抗感染、化痰平喘等治疗后症状均能好转。2 个月前再次出现类似症状，并伴有发热，体温最高 39℃，经抗感染治疗，仍持续发热。血常规：白细胞计数 $13.2×10^9$/L，中性粒细胞百分比 85.3%。行胸部 CT 示：考虑右肺肺癌，阻塞性炎症及阻塞性肺不张；慢性阻塞性肺疾病；纵隔内增大淋巴结。现症见：发热、恶寒，午后至夜间体温 37.5～38.5℃，汗出后体温渐下降，咳嗽，咯白痰，痰中偶有带血，口干，右侧胸胁部疼痛，食少，大便干，舌红，苔白，脉浮滑数。

处方：桂枝 9g，白芍 9g，苦杏仁 12g，厚朴 12g，枳实 12g，忍冬藤 30g，陈皮 9g，仙鹤草 30g，麦冬 30g，紫菀 12g，白前 12g，柴胡 12g，元胡 12g，甘草 6g。水煎服，3 剂，日 1 剂。

二诊（2018 年 11 月 16 日）：服用 3 剂后体温降至 37～37.5℃，睡眠可，咯白痰，量较多，无痰中带血，大便日 1 次，舌脉如前。前方加生地 30g，炒山药 30g。水煎服，5 剂，日 1 剂。

三诊（2018 年 11 月 21 日）：服用 5 剂后，体温降至正常，未再出现发热，偶有咳嗽、咯白痰、胁痛症状，原方继续服用 7 剂。随诊一般情况良好。

按 该患者为老年患者，发现肺癌时已处于中晚期。患者长期发热，但是表证并未解除，发热伴恶寒、汗出等症，属于桂枝汤证，并伴有咳、痰、喘等症状，因此给予桂枝加厚朴杏子汤，因方中仅一味杏仁，止咳化痰之力较弱，因此加入款冬花、紫菀、白前、陈皮。因患者发热，汗出日久，必损伤阴液，因此加入麦冬、生地及厚朴、山药，以滋阴益气，扶助正气，助邪外出[2]。

2. 现代医案二

患者胡某，女，31 岁。主诉劳累后心慌、气促 3 年，发热 2 日，呼吸困难、不能平卧 1 日于 1996 年 1 月 25 日入院。既往有风湿性心脏病病史 5 年。近日因外感风寒而症状加重。刻诊：喘促气急，难以平卧，心悸胸闷，时有阵咳，吐痰稀白，身热头痛，自汗恶风，食少便结，舌质暗红，苔薄白，脉浮数。查体：高枕卧位，二尖瓣面容，咽部充血，心尖区可闻及全收缩期吹风样杂音 4 级，向左腋传导，心率 126 次/分，偶有早搏，两肺底可闻湿啰音，呼吸音粗糙。心电图示：左心室肥厚兼劳损；胸片示：心脏向左下扩大，肺动脉段突出，两肺纹理增粗。体温 38.1℃。西医诊断：①风湿性心脏病，二尖瓣关闭不全，急性左心衰竭，心功能 4 级；②上呼吸道感染。中医诊断：喘证，证属营卫不和，肺气壅盛；治宜祛风和营，宣肺降气。

方选桂枝加厚朴杏子汤加味：桂枝 12g，白芍 12g，炙甘草 6g，大枣 6 枚，生姜 3g，厚朴 10g，杏子 12g，苏子 6g，水煎；葶苈子 3g 为末，随汤药即刻顿服。

1 小时后，喘促胸闷即减，尿量稍增。嘱上方于晚饭后再进 1 剂。第 2 天查房：热退汗减，喘闷亦轻，尿量增多，便调食增，已能平卧；仍咳吐少量白痰，动则心慌气短，舌脉同前，心率 108 次/分。效不更方，原方日 1 剂，早晚分服。

连服 5 日后，精神转佳，已能下地活动，喘促、心悸诸症基本消失。唯觉乏力，稍累即心慌短气。双肺呼吸音清晰，心率 92 次/分，二尖瓣区可闻收缩期杂音 3 级。舌淡红有齿痕，苔薄白，脉沉细。此乃邪去正虚之象，遂改用生脉散方加减调治 2 周出院。

按 桂枝加厚朴杏子汤本为太阳中风引发宿喘而设。本例患风湿性心脏病多年，常有喘促气急，是为宿疾。虽非一般宿喘，但其发病机理与之相同：感受风寒而致营卫不和，肺失清肃引发宿疾喘促。观其证候：头痛身热、汗出恶风为太阳中风，喘促气急、心悸胸闷、咳吐白痰、食少便结为肺气壅盛。故仿仲景之意，用桂枝加厚朴杏子汤调和营卫、宣肺降气，加苏子降气平喘，兼利胸膈；葶苈子泻肺利水，且为末吞服其效甚速。因此例属本虚标实之证，据中医标本缓急之则，先以桂枝加厚朴杏子汤为主解肌祛风、降气平喘，后用生脉散加减益气扶正，药证相合，病渐好转[3]。

3. 现代医案三

王某，男，53 岁。2004 年 1 月 5 日初诊。感冒并发肺炎。口服"先锋四号"，肌注青霉素，身热虽退，但干咳少痰。气促作喘，胸闷，伴头痛，汗出恶风，背部发凉，周身骨节酸痛，阴囊湿冷，舌苔薄白，脉来浮弦。证属太阳中风，寒邪迫肺，气逆作喘。法当解肌祛风，温肺理气，止咳。

处方：桂枝 10g，白芍 10g，生姜 10g，炙甘草 6g，大枣 12g，杏仁 10g，厚朴 15g。水煎服，日 1 剂。

服药 7 剂，咳喘缓解，仍有汗出恶风，晨起吐稀白痰，上方桂枝、白芍、生姜增至 12g，又服 7 剂，咳喘得平，诸症悉除。医院复查，肺炎完全消失。

按 本案为中风表虚兼肺失宣降之证。太阳中风，迫肺气逆，失于宣降，故见咳喘、胸闷、头痛、汗出恶风，为表虚之证。故治宜在解肌祛风之中，佐以降气平喘之法[4]。

三、古 代 研 究

1. 桂枝加厚朴杏子汤之源流

桂枝加厚朴杏子汤出自张仲景《伤寒论·辨太阳病脉证并治》。第 18 条："喘家作，桂枝汤，加厚朴、杏子佳。"第 43 条："太阳病，下之微喘者，表未解故也，桂枝加厚朴杏子汤主之。"18 条是新感引发宿喘，43 条为太阳病表证不解，误下邪陷，正气上逆致喘。用于治疗旧疾复发的喘证以及失治误治导致的新喘，是历代用于治疗喘证的名方。

自仲景以来被各代医家大量运用于桂枝汤证兼有喘息的肺系疾病的治疗。东洞翁所著《类聚方》指出桂枝加厚朴杏子汤证临床多见胸满，提出"桂枝汤证而胸满微喘者"为用方指征。至 20 世纪初,《皇汉医学·太阳病》在此基础上强调厚朴除胸满的功效,指出如有胸满兼腹满者,可加大厚朴用量。

2. 桂枝加厚朴杏子汤之方解

该方由桂枝汤加厚朴、杏仁组成,方中桂枝散寒降逆,白芍滋阴敛营,桂枝与白芍相须为用,充营血而解表寒,调和营卫;姜、草、枣,可补益中气,散邪解表;《神农本草经》记载厚朴"温中,消痰,下气",杏仁主咳逆上气雷鸣,喉痹,下气,产乳金疮,寒心奔豚。二者治喘之功显而易见。桂枝加厚朴杏子汤为名方桂枝汤的加减方,方中桂枝汤解表祛风、调和营卫,厚朴除满下气,杏仁解表清里。仲景治咳喘,注重发散风寒、疏利气机,桂枝加厚朴杏子汤就是其治疗思路的体现。临床治疗中依据仲景之法,灵活化裁加减,使热清、咳愈而喘消。

3. 桂枝加厚朴杏子汤之病机治法

《伤寒论》第 18 条中,外感风寒引发宿疾,故本证除具有太阳表证外,尚有喘逆胸闷之症,新感引发宿疾,外内相干。第 43 条则论太阳病当汗而反下,下后表证不解,同时又见微喘,此乃风寒之邪因下而陷,肺寒气逆,故而喘息。这 2 条条文喘证的来路虽有不同,而病机同为营卫不调,肺寒气逆,是以治法、方药相同。病证是一个动态发展的过程,正邪进退、阴阳消长的病机变化决定了病证的病性、治则、治法等,若切中病机,虽药少而精专,却能效如桴鼓,仲景之方不外如是[5]。

四、现代研究

(一)药理研究

现代药理学从单药、复方多角度研究本方,较明确地阐释了其作用机制,为临床应用提供了依据。桂枝加厚朴杏子汤加味能够抑制内皮素-1(ET-1)及 TNF-α 的水平,减少 TNF-α、ET-1 的分泌产生,可以减轻气道的炎症反应,降低气道高反应性。桂枝加厚朴杏子汤加味大剂量能明显抑制植物血凝素(PHA)、脂多糖(LPS)致小鼠淋巴细胞增殖反应,从而进一步证明本方对细胞和体液免疫有抑制作用,这种抑制作用可能是其治疗哮喘的重要机制之一。桂皮醛是桂枝的一种有效成分,其可使补体活性大幅度降低,抑制 IgE 诱发的肥大细胞的颗粒反应,消除过敏症状,其他作用包括抗菌、抗病毒、利尿、解热镇痛等。白芍有效成分白芍总苷具有止痛、抗炎、保肝的功效以及多途径抑制自身免疫反应等多种药理作用。厚朴煎剂具有广谱抗菌作用,其主要成分为厚朴酚,能抗病毒、抗肌肉松弛和抑制中枢,对气管痉挛有较强的抑制作用,同时具有抗氧化及抗感染、抗过敏的作用。杏仁的主要成分杏仁苷具有镇咳平喘的作用,能有效降低炎症时毛细血管的通透性,减少炎性渗出液的生成,改善血液循环,促进炎症吸收。

借助哮喘动物模型,通过检测大鼠肺组织中嗜酸性粒细胞浸润、凋亡及其调控基因 *Fas* 和 *Bcl-2* 的表达,探讨四个经方及其合方治疗哮喘的疗效机制,揭示四个经方的合方与单方之疗效的异同。结论:四个经方(小青龙汤组、射干麻黄汤组、桂枝加厚朴杏子汤组、小青龙汤与射干麻黄汤合方组）均对哮喘动物模型肺组织中的嗜酸性粒细胞浸润及凋亡有调节作用，其中以麻杏石甘汤疗效最为显著，经合方应用组合后，上述治疗作用均得到不同程度的加强，其疗效更为显著[6]。

（二）临床应用

1. 感染后咳嗽

脓毒症为感染性疾病，感染后咳嗽属于呼吸道最常见的一种疾病，当患者出现上呼吸道感染后，咳嗽仍迁延难愈。感染后咳嗽主要表现为阵发性的刺激性或咳少量的白色黏痰，胸部 X 线检查无异常，病程持续 3～8 周，病毒感染引起气道非特异性炎症是该病的主要病因。目前，在感染后咳嗽的临床治疗中，多采用止咳、解痉挛、抗过敏药物治疗，严重者可吸入激素。但常规用药治疗效果不佳，部分患者表现为迁延难愈，因此，寻找一种有效的治疗措施至关重要[5]。现代中医临床研究表明，感染后咳嗽患者多因营卫失调，体质虚弱，易于外感，当感受风寒之邪后，正气不足，难以抵抗外邪，当邪气侵犯肺，肺失宣降，咳逆上气后，引起头痛、咳嗽、鼻塞等症状。因此，在治疗中，应以调和营卫、降气止咳、疏散风寒为主要原则。目前，临床采用桂枝加厚朴杏子汤治疗感染后咳嗽，取得显著疗效。桂枝加厚朴杏子汤可温阳散寒，其中白芍调和营卫；芍药滋阴敛营；生姜止咳，散邪解表；杏仁微温，厚朴苦辛温，两者相配，可止咳、降气、平喘。全方可从根本上改善患者临床症状，提高治疗效果，促使患者尽快康复[7]。

2. 肺癌合并肺部感染

由于环境污染以及吸烟率居高不下，肺癌死亡率明显升高。肺癌早期采用手术治疗是获得治愈和远期疗效较可靠的手段，但临床上 86%的患者确诊时已是中晚期，错过了手术治疗的最佳时期，大部分患者只能进行放疗、化疗，但放疗、化疗的不良反应较大，5 年生存率不到 10%。中医药联合西药应用于肺癌晚期合并肺部感染患者，可提高患者的生存期和生存质量，并且增强西药的疗效，减少不良反应。历代文献虽无"肺癌"病名，但在中医学"肺积""咳嗽""咯血""胸痛"中有关于类似肺癌病因、病机等的相关论述。肺癌是一种全身属虚，局部属实的疾病，其病机的关键是因虚而病，因虚致实。肺癌的虚以阴虚、气阴两虚为多见，实则不外乎气滞、血瘀、痰凝、毒聚之病理变化。而发热不外乎外感和内伤所致。对于肺积病来说既有气郁血瘀、气血亏虚、阴阳亏虚等引起的内伤发热，更多患者则是内伤夹杂外感引起的发热，并且多存在阳浮阴弱的病理表现。临床发现肺积的患者，因体质虚弱，易于感受外邪，多伴有营卫不和的发热及咳、痰、喘等症状，应用桂枝加厚朴杏子汤加减化裁治疗肺癌合并肺部感染，多能收到良好的效果[8]。

现代各医家不再局限于喘证，在辨证论治的基础上广泛运用桂枝加厚朴杏子汤治疗肺、心、脾胃等方面疾病，如支气管哮喘、肺心病、虚痞、汗证、心衰等，此皆立足于同一病机，从而实现异病同治，极大地扩展了该方的适用范围。

（张　俭）

参 考 文 献

[1] 江瓘，魏之琇. 名医类案正续编[M]. 焦振廉，校注. 北京：中国医药科技出版社，2011：27.

[2] 李琳，张志国. 桂枝加厚朴杏子汤加味治疗肺积发热[J]. 河南中医，2019，39（3）：340-342.

[3] 段峻英. 桂枝加厚朴杏子汤治疗风心病左心衰竭一得[J]. 光明中医，2004，19（6）：34-35.

[4] 王祥生，李宗强. 桂枝加厚朴杏子汤临床运用举隅[J]. 中国中医药现代远程教育，2013，11（6）：23-24.

[5] 贾太谊. 对《伤寒论》桂枝加厚朴杏仁汤的探析[J]. 河南中医，1996，（2）：11-12.

[6] 陈红霞. 四个经方及其合方并用对大鼠哮喘模型嗜酸性粒细胞浸润、凋亡及 Fas 和 Bcl-2 表达的影响[D]. 青岛：青岛大学.

[7] 田远印. 桂枝加厚朴杏子汤治疗感染后咳嗽的临床效果[J]. 中国社区医师，2020，36（7）：116-118.

[8] 李琳. 桂枝加厚朴杏子汤加味治疗肺癌发热验案举隅[J]. 中国民族民间医药，2019，28（10）：56-57.

第三节　白虎汤类方

一、古 代 医 案

1. 古代医案一

赤关一医生病疫，恶寒发热，颈项强，头痛如割，脉洪数，心下痞塞，请余。余曰："是疫兼气，数日之后大便难通，须先吐。"医生心不服。于葛根汤方加枳实五分，日服五帖，汗出如流，不解，脉数，痞塞愈甚，完谷不下，日夜烦躁，不能睡。余曰："脉数，痞塞益甚，大便不通经数日，虽以大承气汤无益。今虽屎不定硬，须先其时下之。"医生可，乃作大承气汤与之，医生以为余言如此，恐难起，呼亲故嘱后事，苦思万端，气郁结，故经数刻药气不行；医生心又认为，虽行大承气汤便不下，病危甚，以白茶盏服新汲水五盏，猝然而厥。家人狂躁，频来呼余。余方食，吐饭行，既到其家，则厥浸愈。

它医生先到者三四辈，围绕而坐。医生视余心写承气汤与新汲水并行，大便下三行，最后见血少许。医生病数日，视听不正，以少许为许多，又以为血下如此，决不得起，恐惧发狂。它医生皆以为疫毒转传入里，余曰："疫已解，狂自狂而已。虽然狂依疫而发，愈必，勿惊。待数日之后腹气复，津液调，治之可也。"而旁议纷纷不止，别延一医生来，（医）生曰："是非疫，狂也，以大剂白虎汤，则一掷可治。"加石膏十二钱进之。余曰："腹候不正，攻之过峻，则恐变生，请待三五日进。"一医生心不服，余辞去。

其翌黎明，急来叩门，曰："服白虎汤二帖，卒厥而绝，请来急诊。"余直到诊，则四肢冷厥，机转悉绝，只心下一寸有微暖一块逼鸠尾。它医生先到者执熊胆灌之数次，益不可。余曰："是九脏失位置，开阖将绝，不堪熊胆之惨苦。"乃以手摩块，气息微宛宛，乃煎朝鲜人参五分灌之，顷刻苏，再作人参汤进二帖，每帖参五分，日暮省人事，数十日而痊愈[1]。

2. 古代医案二

癸丑年，故人王彦龙作毗陵仓官，季夏时胸项多汗，两足逆冷，且谵语。医者不晓，杂进药，已经旬日。诊之，其脉关前濡，关后数，曰：当作湿温治之。盖先暑后受湿，暑湿相搏，是名湿温。先以白虎加人参汤，次白虎加苍术汤，头痛渐退，足渐温，汗渐止，三日愈。此名贼邪，误用药，有死之理。有人难曰：何名贼邪？曰：《难经》云五邪有实邪、虚邪、正邪、微邪、贼邪。从后来者曰虚邪，从前来者曰实邪，从所不胜来者为贼邪，从所胜来者为微邪，自病者为正邪。假令心病，中暑为正邪，中湿得之为贼邪，五邪之中最逆也。《难经》曰：湿温之脉，阳濡而弱，阴小而急。濡弱见于阳部，湿气搏暑也；小急见于阴部，暑气蒸湿也。故《经》曰：暑湿相搏，名曰湿温，是谓贼邪也。不特此，予素有停饮之疾，往往至暑月汗，两足漐漐未尝干，每服此药二三盏，即愈[2]。

3. 古代医案三

缪仲淳治铨部章衡阳患热病，头痛壮热，渴甚且呕，鼻干燥，不得眠，其脉洪大而实。一医曰："阳明症也，当用葛根汤。"仲淳曰："阳明之药，表剂有二，一为葛根汤，一为白虎汤。不呕吐而解表，用葛根汤。今吐甚，是阳明之气逆升也。葛根升散，用之非宜。乃与大剂白虎汤加麦冬、竹叶。"医骇药太重。仲淳曰："庞荆非六十万人不可，李信二十万则奔还矣。"别后进药，天明遂瘥。或谓呕甚不用半夏，何也？仲淳曰："半夏有三禁，渴、汗家、血家是也，病人渴甚而呕，是阳明热邪炽盛，劫其津液，故渴邪火上升故呕。半夏辛苦温而燥，定非所宜。"又疑其不用甘草，何也？曰："呕家忌甘，仲景法也。"[3]

4. 古代医案四

陈瑞之七月间患时疫，初发独热无寒，或连热二三日，或暂可一日半日，热时烦渴无汗，热止则汗出如漉。自言房劳后乘凉所致，服过十味香薷、九味羌活、柴胡、枳、桔等十余剂，烦渴壮热愈甚。

张诊之，六脉皆洪盛搏指，舌苔焦枯，唇口剥裂，大便五六日不通。虽云病起于阴，实则热邪亢极，胃腑剥腐之象。急与凉膈加黄连、石膏、人中黄，得下三次，热势顿减。明晚，复发热烦渴，与白虎加人中黄、黄连，热渴俱止。

两日后，左颊发颐，一晬时即平，而气急神昏。此元气下陷之故，仍与白虎加人参、犀角、连翘。颐复焮发，与犀角、连翘、升、柴、甘、桔、牛蒡、马勃。二服，右颐又发一毒，高肿赤亮，疡医调治四十日而安。

同时患此者颇多，良由时师不明此为湿土之邪，初起失于攻下，概用发散和解，引邪泛滥而发颐毒。多有肿发绵延，以及膺胁肘臂，如流注溃腐者，纵用攻下解毒，皆不可救，不可以发颐为小症而忽之[4]。

5. 古代医案五

江篁南治给事中游让溪。嘉靖壬子正月，忽感大头风症，始自颈肿。时师以为外感而误表之，继以为内伤而误补之。面发赤，三阳俱肿，头顶如裂，身多汗，寐则谵语，绵延三日，喘咳势急。其亲汪子际以竹茹橘皮汤，继以川芎茶调散合白虎汤去人参，服一剂而减。次日用前方，去寒峻药，至晚渐定，耳轮发水泡数个，余肿渐消，独耳后及左颊久不散。又次日，以当归六黄汤为主，加散毒之药。

延及二旬，顶巅有块，如鸡子大，突起未平，及面颊余肿未消，时时头疼，大便稀溏。时二月中旬，江至，诊得左脉浮小而驶，右浮大近快，有勃勃之势。江按脉证，当从火治，以生黄芪八分，白术、薏苡各一钱半，茯苓、片芩各八分，生甘草三分，煎，加童便服。次日脉稍平，然两颊尚赤，早间或觉头痛，盖余火未全杀也，黄芪加作一钱二分，薏苡加作二钱，顶块渐消。以后加生芪二钱，更饮绿豆汤、童溲，五剂而愈[5]。

二、现代医案

1. 现代医案一

刘某，男，20岁，民工。受凉后出现高热，体温波动在38.5～40.5℃，同时伴有头痛、身痛、汗出、全身困乏、口渴欲饮，大便干，2日未解。先后服用感冒通、螺旋霉素片等药物，并在附近诊所用头孢曲松钠针、地塞米松针等治疗2日，诸症不解，夜间体温39.2℃而急诊求治。化验：白细胞计数 9.5×10^9/L，红细胞计数 5.0×10^{12}/L，血红蛋白150g/L，中性粒细胞百分比75%，淋巴细胞百分比21%。查体：意识清，心率96次/分，呼吸音粗，双肺未闻及明显干湿啰音，巴宾斯基征阴性，脑膜刺激征阴性。发热，体温39.2℃，头痛连及颈项，时有汗出，口渴欲饮，小便利，大便干，舌质红，苔白，脉洪大有力。脉症合参，辨属阳明气分热盛证，方用白虎汤加味：生石膏30g，知母9g，甘草3g，金银花20g，连翘20g，蔓荆子15g，粳米9g。1剂，水适量，武火急煎，以米烂为度，频服不拘时。服药后2小时，大便1次，4小时后体温渐降至37.8℃，6小时后恢复至正常体温，无反复，诸症若失。

按 本例高热，汗出，口渴欲饮，大便干，脉象洪大，是典型的阳明气分热盛之证。伤寒化热传阳明之经，邪从内传，里热正盛，故见壮热不恶寒；热灼津伤，乃见烦渴引饮；热蒸外越，故热汗自出。脉洪大，为热盛于经所致。本方君臣佐使，具有清热生津之功，使其热清烦除，津生渴止，诸症皆可顿挫。由于辨证精当，药专力宏，故效如桴鼓[6]。

2. 现代医案二

王某，男，36岁。建筑工人。1978年7月20日诊。酷夏烈日中作业，卒然昏不知人，高热气粗如喘，大汗而足冷，牙关紧闭，不抽搐，工友即予掐刺人中，15分钟后牙关紧闭已松，然高热不退，神志昏糊，不语，气息粗喘，汗出较多，口唇干燥，舌红、苔薄黄少津，脉数大而重按无力。此乃暑天炎热，在外作业，暑热内迫，燔灼阳明，闭窍耗液，正如《三时伏气外感篇》中云："夏令受热，昏迷若惊，此为暑厥，即热气闭塞孔窍所致。"故投白虎加人参汤以清暑泄热，益气生津。处方：西洋参10g，生石膏（先煎）80g，肥知母15g，粳米30g，甘草6g。水煎服。另灌服安宫牛黄丸1粒。1剂后身凉、脉静、汗止、神清，然频欲饮水，原方再投1剂而愈。

按 暑厥乃危候也。本例患者之症状显系暑热邪气内迫，燔灼阳明，闭窍耗液之证。证属暑厥无疑，热邪虽盛但气液已耗，此非白虎不足以撤其热、解其暑，非人参（方中用西洋参）不足以养其元气、复其阴津，正如明代周慎斋《慎斋遗书·热暑燥》中所云："中暑者，动而得之，因天时太热，致伤肺气，非形体受病也，人参白虎汤主之。"正是承此旨施以白虎加人参汤，加用安宫牛黄丸清热开窍，收效甚捷[6]。

3. 现代医案三

陈某，男，51 岁，农民。1987 年 4 月 24 日诊。劳作汗出，感受外邪，以致恶寒发热，未经治疗，3 日后，身热扬扬，无汗体痛，自服对乙酰氨基酚 3 日，药后大汗出，然汗出热不解，日晡热盛，且右侧胸痛，咯吐黄脓腥臭痰，气喘难卧。胸透示：右中肺脓疡。在当地医院西药抗感染治疗 5 日，咯痰见减，但其身热依然不退，大汗，动则尤甚，咳嗽较剧，口干渴，且言语低弱无力，便干溲黄。舌红苔无，脉大而无力。辨为表解里热炽盛，热迫津泄，肺失清肃。以白虎加人参汤增味，处方：石膏（先煎）、粳米各 100g，肥知母 12g，黄芩、南沙参、北沙参各 20g，桃仁 15g，杏仁 60g。另采鲜芦根，每日 0.5kg 煎水频服。及第 3 日，患者热解，汗顿减，胸痛亦除，语声已较前亮，原方续服 4 剂，诸症均已大减，后投麦冬汤清养结合以善后调理，周余痊愈。

按 本案乃因劳作汗出表虚，外邪犯肺，未治而邪郁成热，蒸淫于肺窍，"热之所过，血为之凝滞，蓄结痈脓"（《金匮要略·肺痿肺痈咳嗽上气病脉证治》）。本应清解排脓可愈，反犯：尤忌发汗伤其肺气之禁，后虽经西药抗感染治疗，然肺中气阴已伤，热毒未尽，尚可复作，"若痿发而痰秽转甚，脉形转疾者，终致不起也"（《张氏医通·肺痈》）。所以谨遵先贤之旨以大剂之白虎加人参汤添桃仁、杏仁、鲜芦根等，清养结合以培津，通络化癥以排脓，方证合拍，效如桴鼓[7]。

4. 现代医案四

患儿，男，3 岁。受凉后出现高热，体温 39～40℃，面红，哭闹不止，曾用抗生素静脉输液治疗，效果不佳。患者有呼吸急促、憋闷等症状。血常规检查及胸透未发现异常。查患儿舌质红，苔黄厚，脉数。中医辨证为外感表邪、内有秽阻的突热之证，白虎汤 100ml 灌肠治疗，约 1 小时大便出，大燥屎去、腑气通、汗出而体温逐渐下降，诸症渐消。

按 以白虎汤灌肠有相当于口服一样的疗效，少数患儿可有腹泻，停药后症状自行消失。应注意小儿稚阴稚阳之体，应严格掌握使用，中病即止，以免伤及正气[6]。

5. 现代医案五

李某，男，33 岁，丰润铁路工人。2005 年 1 月 20 日，由于高热曾在丰润某医院住院 7 日，因住院时各项理化检查均未见异常，且疗效不佳，一气之下不治回家。刻下：患者高热，体温 41.2℃，时汗出，喘息，面色白，心烦，燥渴，每日饮水约 5L 余。时感后背恶风恶寒，舌质淡红胖大少津，脉洪大而滑，重按无力。四诊合参，中医诊断：风温（阳明气分热盛、津气两伤）。西医诊断：高热原因待查。治法：清泻阳明邪热，益气生津，处方以白虎加人参汤加味。处方：石膏 45g，知母 15g，甘草 8g，粳米 15g，人参 8g，花粉 15g，麦冬 10g。3 剂水煎，频服。3 剂后患者体温降至 39.4℃。原方不变，共服 5 剂。患者体温正常，嘱愈后稀粥养胃。

按 《伤寒论》169 条："伤寒无大热，口燥渴，心烦，背微恶寒者，白虎加人参汤主之。"患者高热为邪入阳明，里热太盛，热极汗多，津液大伤，里热燥盛则心烦，背微恶寒是里热太盛，汗出肌肤所致，喘息为热邪迫肺所致，面色白，脉洪大而滑，为津气两伤表现。故用白虎加人参汤 5 剂而愈[8]。

6. 现代医案六

患者，女，38 岁，乐都县河川街大队人。平素体健，于 1978 年 5 月，产后患大便难，又感风寒，自服西药感冒药。头身疼痛虽然缓解，但汗流不止，不恶寒反恶热。于第 3 日下午高热，体温 40℃，口渴喜饮，乳汁全无，时有昏迷，醒则烦躁，西医用抗生素 3 个月乏效，延中医治疗。刻诊见面红，身热，苔黄厚燥，恶热，呼吸急促，昏迷，烦躁，大便不通，乳汁全无，喜饮不食，恶心呕吐，证属阳明气分热证，投以大剂白虎汤：生石膏 120g，知母 24g，粳米 60g，炙甘草 20g，水煎服。1 剂热退，汗止渴减，2 剂大便通，能进食，乳汁下，4 日而愈。

按 本病乃产后体虚感受风寒，肺卫受邪，兼有阳明脏腑之气本实，治应解表行气，服西药寒凉发汗之药，乃致发汗太过，营卫失和，邪气内传，表里俱热，久则结于阳明，遂热盛神昏，烦躁不安，病情危殆，投以大剂量白虎汤急清阳明之郁热，邪去正安[7]。

7. 现代医案七

又一婴儿，3 个月，第一胎，住乐都碾伯镇东关大队。于 1977 年 9 月 10 日因呕吐、发热、咳喘，请乡村医生诊治未效，遂转外医院，诊断为大叶性肺炎，以青霉素、链霉素等治疗，高热仍不退，咳喘不止，体温 40℃，2 日后又并发细菌性痢疾，下痢赤白，日十余次。14 日下午，突然大汗淋漓，角弓反张，四肢抽搐，有虚脱之状。当即进行抢救，给氧，输液，解痉，但诸症不减，体温高达 41℃。家长在转省儿童医院前，夜间急请余会诊。急投白虎加人参汤：人参 6g、生石膏 60g（研细）、知母 12g、粳米 30g（以大米、粳米各 15g 代）、生甘草 18g。水煎加冰糖少许频频饮下。婴儿高热喜饮，因势利导，日夜徐徐灌下。1 剂味尽，热势渐退，体温降到 38.8℃，咳喘减，痢疾轻，夜下 3 次，未再抽搐。次日婴儿睁目，开始吸奶。二煎继续喂服，诸症继续好转。第 3 日一切趋于正常，遂于 19 日痊愈出院。

按 余分析：婴儿发病之初，先以呕吐之症，乃胃家实也，发热为里邪成热，咳喘为邪热灼肺。并发细菌性痢疾，乃热迫大肠，汗出暴泻，津液外泄。阳明气分热盛，引动肝风，故角弓反张、四肢抽搐，心衰之象者，汗为心液，大汗势将亡阳。3 个月婴儿，阳明经热已达极期，指纹青紫透天，唇青大喘。证属阳明气分热极，气阴两虚[9]。

8. 现代医案八

王某，男，42 岁，干部，1989 年 7 月 5 日诊。患者近 2 月来发生排尿性晕厥 3 次，均系午后或夜间饱餐饮酒后入寝，熟睡中惊醒出现尿急，排尿时突感头晕、恶心，继则晕倒，四肢厥冷，汗出，不省人事，时间最长半小时，最短 2 分钟。醒后自感胸胁胀满，烦渴，全身疲乏。曾经 CT、脑电图、血液流变学等检查，均未发现异常，诊为"排尿性晕厥"。某院用低分子右旋糖酐 500ml、10% 葡萄糖 500ml 加能量合剂静脉滴注，每日 1 次，住院治疗 20 日痊愈。本次晕厥症状同前，照前法治疗罔效。诊见患者体质丰腴，面红唇燥，胸腹灼热，烦渴引饮，汗出神疲，不思饮食，小便短赤，舌红苔黄燥，脉滑数。此属热厥。治以辛寒清热，养阴生津。处以白虎汤加味：生石膏、知母、粳米、玄参各 30g，麦冬 15g，五味子、生甘草各 10g，3 剂急煎服。二诊：胸腹灼热及烦渴引饮已除，饮食增加，仍自汗出，舌红苔黄，脉细数，前方石膏减半，加党参 15g。继服 5 剂，诸症悉除，后未再发。

按　本案根据患者素体丰腴，饱食酒后就寝，发病正值暑气当令，晕厥伴有一派热盛之症，当属"热厥"范畴。《素问·厥论》云："热厥何如而然也？""酒入于胃，则络脉满而经脉虚；脾主为胃行其津液者也。阴气虚则阳气入，阳气入则胃不和，胃不和则精气竭，精气竭则不营其四肢也。"由此可见，炎夏之日，外热迫津，体阳偏亢，饱食酒后入睡，则是致厥之诱因；而精虚气竭，阴虚阳盛，阴阳二气不相顺接，则是致厥的病理所在。故遵循《伤寒论》"伤寒脉滑而厥者，里有热，白虎汤主之"，投用白虎汤辛寒清解里热，使阴阳二气相抱不脱。如是津回热清，厥乃复也[7]。

三、古 代 研 究

（一）白虎汤之源流

白虎汤最早见于汉代张仲景的《伤寒论·辨太阳病脉证并治下》第 176 条，是中医"清法"中著名的清热方剂之一。中医认为"白虎"为西方金神，对应秋季凉爽干燥之气，以白虎命名，比喻本方的解热作用迅速，犹如秋季凉爽干燥的气息降临大地，一扫炎暑湿热之气。全方由石膏、知母、甘草、粳米四味中药组成，主要功效是清热生津，适用于阳明气分热盛证、阳明表里俱热证、热邪郁遏于里或三阳合病证、邪热偏重阳明证等。

（二）白虎汤之病机

阳明胃经属于"燥"土，外感之邪传入阳明必然化燥伤津，向上逼迫肺金，肺主皮毛，胃主四肢及肌肉，所以阳明热证见四肢及全身大汗出，导致肺之化源断绝，亟需饮水自救，此是阳明热证发病的主要机理。白虎汤在《伤寒论》中共见于 4 则条文，分别是《伤寒论·辨太阳病脉证并治下》中 170 条"伤寒脉浮，发热无汗，其表不解，不可与白虎汤"、176 条"伤寒脉浮滑，此以表有热、里有寒，白虎汤主之"，《伤寒论·辨阳明病脉证并治》中 219 条"三阳合病，腹满身重，难以转侧，口不仁，面垢，谵语，遗尿。发汗，则谵语；下之，则额上生汗、手足逆冷；若自汗出者，白虎汤主之"，《伤寒论·辨厥阴病脉证治》中 350 条"伤寒脉滑而厥者，里有热，白虎汤主之"[10]。由此可以总结白虎汤所治疗的脉证有腹满身重，难以转侧，口不仁，面垢，谵语遗尿，自汗出，四肢厥冷，脉滑或脉浮滑。

（三）白虎汤之方解

白虎汤为《伤寒论》中辛寒清气的代表方，虽然仅由四味中药组成，但配伍却极其精湛。方中石膏辛甘大寒，主入肺胃气分，善清阳明气分大热，清热而不伤阴，并能止渴除烦，用为君药；臣以知母苦寒质润，既助石膏清肺胃之热，又滋阴润燥，救已伤之阴津，止渴除烦；石膏与知母相须为用，清热除烦生津之力尤强，为阳明气分大热之最佳配伍。粳米、甘草益胃生津，亦可防大寒伤中之弊，均为佐药；炙甘草兼以调和诸药。四药合用，使里热得清，津伤得益，共奏清热生津、止渴除烦之功。张锡纯曾评价本方："石膏、知母、甘草、粳米相助为理，俾猛悍之剂归于和平，任人放胆用之，以挽回人命于垂危之际，真无尚良方也。"后世医家对本方之君药有不同看法，成无己[11]认为欲撤表热，必以苦为主，故以知母为君，甘寒之石膏为臣；汪昂[12]亦认为热淫于内，以苦发之，故知母苦寒为君，同时指出本方为手太阴之药，善治胃热，亦属新见；张锡纯[13]则认为本方重用石膏，取其辛凉之性，故为主药，张锡纯本身也以善用石膏著称，对本方的临床运用颇有心得，多有可取之处。

（四）白虎汤类方

白虎汤类方包括白虎汤、白虎加人参汤、竹叶石膏汤等方。

1. 白虎加人参汤

《伤寒论》中白虎加人参汤条文主要包括属阳明证治的第 26 条，白虎加人参汤证治的第 168 条和第 169 条，白虎加人参汤的证治及白虎汤的禁例第 170 条，热盛津伤的证治第 222 条。

《伤寒论》第 26 条曰："大汗出后，大烦渴不解，脉洪大者，白虎加人参汤主之。"成无己注曰："大汗出，脉洪大而不渴，邪气犹在表也，可更与桂枝汤。若大汗出，脉洪大而烦渴不解者，表里有热，不可更与桂枝汤，可与白虎加人参汤，生津止渴，和表散热。"[11]尤在泾注曰："桂枝汤后，大汗出，脉洪大，与上条同，而大烦渴不解，则其邪去表而之里，不在太阳之经，而入阳明之腑矣。阳明者，两阳之交，而津液之腑也。邪气入之，足以增热气而耗津液，是以大烦渴不解。方用石膏，辛甘大寒，直清胃热而为君，而以知母之咸寒佐之，人参、甘草、粳米之甘，则以之救津液之虚，抑以制石膏之悍也。曰白虎者，盖取金气彻热之义云耳。"[14]

《伤寒论》第 168 条曰："若吐若下后，七八日不解，热结在里，表里俱热，时时恶风，大渴，舌上干燥而烦，欲饮水数升者，白虎加人参汤主之。"成无己注曰："若吐，若下后，七八日则当解，复不解而热结在里。表热者，身热也，里热者，内热也。本因吐下后，邪气乘虚内陷为结热，若无表热而纯为里热，则邪热结而为实，此以表热未罢，时时恶风。若邪气纯在表，则恶风无时。若邪气纯在里，则更不恶风。以时时恶风，知表里俱有热也。邪热结而为实者，则无大渴。邪热散漫，则渴。今虽热结在里，表里俱热，未为结实，邪气散漫，熏蒸焦膈，故大渴。舌上干燥而烦，欲饮水数升，与白虎加人参汤，散热生津。"[11]钱天来[15]注曰："但言吐下，不言发汗，明是失于解表，故七八日不解。又因吐下之误，邪气乘虚陷入，故热邪内结于里，表里俱热。时时恶风，是邪未尽入，当以表里两解为是。若大渴，舌上干燥而烦，欲饮水数升，则里热甚于表热矣。谓之表热者，乃邪热已结于里，非尚有表邪也。因里热太甚，其气腾达于外，故表间亦热，即阳明篇所谓蒸蒸发热，自内达外之热也，时时恶风者，言失常恶风也，若邪气在表，只称恶风而不曰时时也，即所谓热则生风，及内热生外寒之义，故不必解表，而以白虎汤急解胃热。更加人参者，所以收其津液，而补其汗下之虚也。"《伤寒论》第 169 条曰："伤寒无大热、口燥渴、心烦、背微恶寒者，白虎加人参汤主之。"成无己注曰："无大热者，为身无大热也。口燥渴，心烦者，当作阳明病。然以背微恶寒，为表未全罢，所以属太阳也。背为阳，背恶寒，口中和者，少阴病也，当与附子汤。今口燥而渴，背虽恶寒，此里热也，则恶寒亦不至甚，故云微恶寒，与白虎汤，和表散热，加人参止渴生津。"《医宗金鉴》[16]注曰："无大热，不烦不渴，口中和，背恶寒，附子汤主之者，属少阴也。今伤寒身无大热，知热渐去入里也。口燥渴，心烦，知热已入阳明也。虽有背微恶寒一证，似乎少阴，但少阴证口中和，今口燥渴，是口中不和也。背恶寒非阳虚恶寒，乃阳明内热熏蒸于背，汗出肌疏，故微恶寒之也。主白虎汤以直走阳明，大清其热。加人参者，盖有意以顾肌疏也。"《伤寒论》第170条曰："伤寒脉浮、发热、无汗，其表不解，不可与白虎汤。渴欲饮水，无表证者，白虎加人参汤主之。"成无己[11]注曰："伤寒，脉浮，发热，无汗，其表不解。不渴者，宜麻黄汤，渴者，宜五苓散，非白虎所宜。大渴欲水，无表证者，乃可与白虎加人参汤，以散里热，临病之工，大宜精别。"

《伤寒论》第222条曰："若渴欲饮水，口干舌燥者，白虎加人参汤主之。"成无己注曰："若下后，邪热客于上焦者，为虚烦。此下后邪热不客于上焦，而客于中焦者，是为干燥，烦渴，与白虎加人参汤，散热润燥。"《医宗金鉴》[16]解曰："若脉浮不紧，证无懊憹，惟发热，渴欲饮水，口干舌燥者，为太阳表邪势衰，阳明燥热正甚，宜白虎加人参汤，滋液以生津。"

白虎加人参汤组成：知母六两，石膏（碎，绵裹）一斤，甘草（炙）二两，粳米六合，人参三两。上五味，以水一斗，煮米熟汤成，去滓，温服一升，日三服。

方有执[17]论曰："白虎两解表里之热，加人参润其燥而消其渴也。"王晋三论云："热病化燥，用白虎加人参汤，何也？石膏辛寒，仅能散表热，知母甘苦，仅能降里热，甘草粳米仅能载药留于中焦，若胃经热久伤气，气虚不能生津者，必须人参，养正回津，而后白虎汤乃能清热化燥。"

白虎加人参汤运用方歌：服桂烦渴大汗倾，液亡肌腠涸阳明，膏斤知六参三两，二草六粳米熟成。

临床证型：热盛津伤。

辨证要点：白虎汤证见烦渴者。白虎加人参汤及其加减方主要治疗内分泌、营养和代谢疾病，如糖尿病；白虎加人参汤及其加减方主要治疗某些中医病证，如发热。

2. 竹叶石膏汤

竹叶石膏汤原文主要包括，胃虚津伤，余热未尽证治的第397条。《伤寒论》第397条曰："伤寒解后，虚羸少气，气逆欲吐，竹叶石膏汤主之。"成无己[11]注曰："伤寒解后，津液不足而虚羸，余热未尽，热则伤气，故少气。气逆欲吐，与竹叶石膏汤，调胃散热。"《医宗金鉴》[16]注云："解后虚羸，寒伤形也，少气，热伤气也，气逆欲吐，余邪夹饮犯胃也。"

竹叶石膏汤组成：竹叶（二把），石膏（一斤），半夏（半升，洗），麦门冬（一升，去心），人参（一两），甘草（二两，炙），粳米（半升）。上七味，以水一斗，煮取六升，去滓，内粳米，煮米熟汤成，去米。温服一升，日三服。成无己[11]论："辛甘发散而除热，竹叶、石膏、甘草之甘辛，以发散余热。甘缓脾而益气，麦门冬、人参、粳米之甘，以补不足。辛者，散也，气逆者欲其散，半夏之辛以散逆气。"尤在泾[14]论曰："竹叶石膏汤乃白虎汤之变法，以其少气，故加麦冬之甘以益气，以其气逆有饮，故加半夏之辛以下气蠲饮，且去知母之咸寒，加竹叶之甘凉，尤于胃虚有热者，为有当耳。"《医宗金鉴》[16]曰："是方也，即白虎汤去知母，加人参、麦冬、半夏、竹叶也。以大寒之剂，易为清补之方，此仲景白虎变方也。"

竹叶石膏汤运用方歌：三参二草一斤膏，病后虚羸呕逆叨，粳夏半升叶二把，麦门还配一升熬。

临床证型：津气两伤。

辨证要点：虚羸少气、烦渴者。竹叶石膏汤及其加减方主要治疗消化系统疾病、某些传染病和寄生虫疾病，如小儿口疮、伤寒、流行性出血热、复发性口疮等病症。

3. 化斑汤

化斑汤出自清代吴鞠通所著《温病条辨》[18]卷一，"太阴温病，不可发汗，发汗而汗不出者，必发斑疹；汗出过多者，必神昏谵语，发斑者，化斑汤主之"。化斑汤是在《伤寒论》白虎汤的基础上加清营凉血之品（玄参、犀角）而成，方中以白虎汤清热生津，清气分之热而守津液，加入玄参以清热凉血，泻火解毒而滋阴，犀角以清热凉血并解血分之热毒。故而善于清气血之热，解毒而化斑，主治温热病，气血两燔之发斑，发热，或身热夜甚，外透斑疹，心烦不安，口渴或不渴，脉数等。

4. 清暑益气汤

此处所言清暑益气汤出自清代王孟英所著的《温热经纬》[19]，其言"暑伤气阴，以清暑热而益元气，无不应手取效"。主治暑热气津两伤，症见身热汗多，心烦口渴，体倦少气，舌红少苔，脉虚数。因而在白虎加人参汤的基础上，以甘凉之西洋参代替人参加强清热养阴生津之用，兼以补益元气；虽然暑热未解，然而重在气阴两伤，故去除大寒之石膏，以防损及阴液；加入甘凉之西瓜翠衣以清热解暑，生津止渴，与西洋参共奏清热养阴之效；加入荷梗助西瓜翠衣清热解暑，石斛、麦冬甘寒质润助以养阴生津，黄连清热泻火以助清热祛暑之力，竹叶清热除烦、生津止渴。若暑热不除，则益气养阴无效，若重于清解暑热，则又气津难复，而本方诸药合用，既清热祛暑又养阴益气，方能奏效。

其他类方：白虎加桂枝汤出自《金匮要略》，温疟篇有言"温疟者，其脉如平，身无寒但热，骨节烦疼时呕，白虎加桂枝汤主之"。于白虎汤清解里热之时加入桂枝以散表邪，因而主治里热炽盛，表有寒邪证。柴胡白虎汤在白虎汤基础上加入川柴胡、天花粉、青子芩、鲜荷叶而成，出自《重订通俗伤寒论》[20]。此方是徐荣斋先生在清代俞根初所著的《通俗伤寒论》基础上，予以重订而成，何秀山先生称其"为和解少阳阳明，寒轻热重，火来就燥之良方"。白虎加苍术汤出自《类证活人书》[21]，由白虎汤加苍术而成，主治湿温病症见壮热口渴，自汗身重，胸痞，舌红，苔腻者。《重订通俗伤寒论》葱豉白虎汤，其组成为白虎汤加细辛、葱白、豆豉，治温病内热，风寒外束之证，方中白虎汤加豆豉清阳明内热，细辛、葱白辛温解外束之风寒。《重订通俗伤寒论》白虎承气汤，其组成为白虎汤加大黄、芒硝，治温毒发斑，烦热错乱之证。方中白虎汤清阳明热盛，大黄、芒硝通腑以泻热。《成方切用》[22]柴胡石膏汤，其组成为白虎汤加柴胡、黄芩、半夏，主治阳明与少阳合病发热而致暑热喘渴证。方中白虎汤清阳明热盛，柴胡、黄芩、半夏和解少阳之热。

《医学衷中参西录》[13]中称白虎汤"药止四味,而若此相助为理,伸猛悍之剂,归于和平,任人放胆用之,以挽回人命于垂危之际,真无尚之良方也"。古今医家临证遵仲景之法,多有变通,衍化诸多白虎汤类方,运用于临床屡见奇效。

四、现代研究

1. 白虎汤的药理作用研究

(1)抗炎、退热:吴佳霖等[23]通过研究白虎汤对干酵母和脂多糖致热大鼠模型的作用机制,发现白虎汤对干酵母组的退热效果与阿司匹林相当,对脂多糖组的退热效果虽不及阿司匹林,但是退热后的效果持续更为平稳。并且白虎汤可明显降低大鼠的炎症因子,提示白虎汤有良好的抗炎退热效果。吴永丽等[24]研究发现,高剂量的白虎汤可以降低干酵母导致的大鼠发热,可以明显降低炎症因子。杨星君等观察白虎汤治疗发热家兔,发现白虎汤能通过减少 TNF、IL-1、IL-6 及多种促炎性细胞因子的释放而调节人体免疫功能,从而发挥解热作用。胡星星等治疗脓毒症患者时,在常规治疗基础上加用白虎汤,发现白虎汤对脓毒症患者器官功能有保护作用,这可能与其降低炎症因子水平、减轻全身炎症反应有关。周友红等[25]用白虎汤去粳米加羚羊角粉制成白虎羚退热散,并通过平皿法和试管内药液稀释法观察其抑菌作用,结果发现白虎羚退热散对肺炎球菌及金黄色葡萄球菌最敏感。

(2)降低血糖:孙亚丽等[26]通过优化后的提取工艺提取白虎汤中的多糖成分,通过将这种多糖用于治疗糖尿病大鼠,发现中低剂量的白虎汤多糖具有很好的降糖效果。游莉等[27]用白虎汤联合胰岛素治疗 2 型糖尿病患者,结果发现白虎汤联合胰岛素可以明显地降低血糖和糖尿病相关细胞因子,其降血糖的效果优于单纯使用胰岛素治疗。赵保胜等[28]对2 型糖尿病模型大鼠采用白虎汤灌胃治疗,结果显示白虎汤能够增强大鼠的胰岛素敏感性,在降血糖、降血脂和改善糖耐量方面具有显著优势。

(3)增强免疫力:胡星星等[29]研究白虎汤对脓毒症患者的免疫调节作用,发现白虎汤对脓毒症"毒热内盛证"患者具有器官保护和增强免疫的双重功效。张世栋等[30]研究白虎汤对气分证家兔 T 细胞亚群和细胞因子的影响,发现白虎汤可以使 CD8+T 细胞数量上升,CD4+/CD8+值恢复正常水平,使细胞免疫功能增强。此外,白虎汤还可以恢复 Th2 细胞因子水平,提高体液免疫功能。

(4)保护肺组织:郑兴珍等[31]通过研究白虎汤和糖皮质激素对全身炎症反应综合征患者的肺组织的影响,发现白虎汤组可以有效地降低炎症损伤,其在全身炎症反应的过程中,降低肺组织损伤的效果优于糖皮质激素组。

(5)抑制皮脂腺增生:刘晶等[32]通过对比研究丹参酮与白虎汤对金黄地鼠的皮脂腺斑的形态影响,发现中高剂量的白虎汤可以明显抑制皮脂腺的增生,其效果优于丹参酮组。

(6)降低肿瘤治疗副作用:姜恩平等[33]用白虎汤治疗光动力治疗肿瘤所引起的副作用,结果发现白虎汤可以有效地降低发热、光过敏性皮炎等副作用。

(7)降低雌激素:刘晶等[34]通过研究不同药物对金黄地鼠的雌激素水平的影响,发现白虎汤可以很好地降低地鼠的雌激素和促黄体生成素水平,且可以很好地调节地鼠体内雌雄激素的比例。

2. 白虎汤的现代临床应用

（1）热病

1）病毒感染性发热：李勇[35]用白虎汤加减治疗病毒性感冒高热 43 例（观察组），与治疗组采用更昔洛韦冻干粉针剂和乙酰氨基酚治疗的 43 例进行比较,结果观察组体温恢复时间为（1.4±0.5）天，明显少于对照组的（3.8±1.6）天，差异有统计学意义（$P<0.05$）。李智娅在治疗儿童急性化脓性扁桃体炎时，观察组采用抗生素＋银翘白虎汤加减治疗，对照组采用抗生素治疗，结果观察组总有效率为 90.0%，对照组总有效率为 72.9%。车德亚等[36]运用银翘白虎汤治疗小儿外感发热，李晓峰[37]运用银翘白虎汤治疗流感高热，均取得较好疗效。玉溪市中医医院范德斌教授[38]在白虎汤方的基础上加黄芩、葛根、金银花、连翘、紫丹参、赤芍、柴胡、板蓝根、玄参、枳实、陈皮。以生石膏为君药，自拟白虎清热活血汤治疗小儿疖腮，辅助大黄粉醋调外敷，经治 3 天而痊愈，2 周后随访无复发，效果明显好于用克林霉素、炎琥宁等消炎抗菌药物。

2）肺炎伴发热：韩健[39]对 38 例重症肺炎伴高热患者予还原型谷胱甘肽联合白虎汤治疗，在对照组与观察组基础治疗条件相同的情况下，观察组加用白虎汤煎剂后的有效率高于对照组，临床症状改善优于对照组。而龚丽[40]使用白虎汤联合西药治疗 30 例肺炎伴高热患者的结果显示：白虎汤组的有效率及治愈率虽与对照组无明显差异，但是白虎汤组的不良反应发生率却低于对照组。所以，可以肯定的是在治疗重症肺炎伴高热方面，白虎汤可以降低不良反应，有利于疾病的预后。

3）外感发热：冯永红[41]用白虎汤原方无加减配合炎琥宁治疗 40 例诊断为外感发热的患者，结果显示，实验组总有效率高于对照组。

4）恶性疾病发热：杨波[42]对 42 例确诊为肿瘤并伴随发热症状的患者，以白虎汤为基础随证加减。结果显示较单纯的应用解热镇痛类药物，使用白虎汤治疗此类癌性发热，可以明显提高有效率及减少副作用。贾建昌等[43]用加味白虎汤治疗肿瘤长期发热者，其总有效率达 88.89%。胡侠等[44]用白虎汤加黄芪治疗 35 例肝癌癌性发热患者，结果显示，使用白虎汤加黄芪的治疗组与使用吲哚美辛栓的对照组相比，治疗组的有效率高于对照组，停药后 7 天和 14 天的复发率明显低于对照组。

（2）发热伴血小板减少症：陈汉玉[45]在蜱虫感染引起的发热伴血小板减少症的高热阶段，用白虎汤加减配合西药抗感染进行治疗，取得良好的退热效果。

（3）儿科疾病：王玉君等[46]在用西药联合白虎汤治疗儿童川崎病的研究中，发现联合白虎汤后，可明显缓解临床症状、抑制炎症反应、缩短病程、减少冠状动脉瘤及血栓的形成，同时可减少西药的用量、疗程及副作用。赫军等[47]对 1 例确诊为斯蒂尔病的患儿，在使用甲泼尼龙治疗的基础上，加用桂枝汤合白虎汤治疗 3 个月后，复查诸指标正常，病情稳定，服中药治疗期间，甲泼尼龙的用量亦逐渐减少。长春中医药大学金东明教授[48]认为肝胃郁热为小儿多动症的一个重要原因，因此使用白虎汤合芍药汤加减予以治疗，临床效果显著。陈子昂[49]用白虎汤加味治疗 15 例小儿夏季热结果有效率为 86.6%。刘丽娟[50]对 100 例小儿发热患者采取西药合白虎汤随证加减治疗，结果加用白虎汤的治疗组有效率及降温效果均优于对照组。魏少艳等[51]报道在西医治疗基础上，配合使用白虎汤合黄连解毒汤，对小儿难治性支原体肺炎有良好的效果。

（4）内分泌科：仝小林教授[52]用白虎汤治疗糖尿病及糖尿病酮症酸中毒见大热、大渴者，临床效果显著，且在使用该方时，石膏的用量往往突破常规剂量而多达 120～150g。广州中医药大学李赛美教授[53]认为，甲状腺功能亢进初期的患者有明显的阳明气分热盛之症，且认为火热与郁往往有密切关系，因此在治疗时喜欢用白虎汤和白虎加人参汤来解热散郁热治疗甲状腺功能亢进，临床效果显著。刘晓晗[54]用乌头白虎汤随证加减治疗痛风性关节炎，总有效率达 100%。李文花等[55]治疗 2 型糖尿病，对照组 27 例予西药常规治疗，实验组 27 例在对照组的基础上加服白虎汤，3 个疗程后，实验组有效率为 88.9%，对照组有效率为 55.6%。汪艳茹[56]治疗 2 型糖尿病急性高血糖，对照组 60 例仅给予胰岛素治疗，研究组 60 例在胰岛素基础上加用白虎汤治疗，研究组有效 57 例，对照组有效 50 例。

（5）风湿免疫性疾病：秦志仁等[57]用白虎汤合小柴胡汤、四妙散加清热解毒药物治疗 1 例成人斯蒂尔病，经三诊治疗后，患者病情痊愈，未再复发。冯晓东[58]用白虎汤加桂枝汤合二妙散治疗热痹患者，结果显示疗效显著。洪时清等[59]治疗急性痛风性关节炎 32 例，予四妙散合白虎汤内服，加味四妙散外敷，治疗 3 个疗程后，临床治愈 24 例，显效 6 例，有效 2 例，并且在服药和外治过程中未发现明显不良反应。何冠[60]运用加味白虎汤治疗急性痛风性关节炎 46 例，4 个疗程后，痊愈 10 例，显效 25 例，有效 9 例，总有效率为 95.65%。韩庆龙等[61]治疗湿热夹瘀型急性痛风性关节炎，采用白虎加桂枝汤加味合金黄膏，取得显著疗效。

（6）神经痛：靳耀生等[62]以白虎汤加全蝎、菊花、蔓荆子、钩藤、赭石粉为基本方，随证加入引经药治疗 260 例三叉神经痛患者，治愈率为 49.2%，总有效率为 98.8%，1 年、2 年、3 年复发率平均为 33%，但复发病例症状皆比初发症状轻且继续服上述药方均有效果，总体治疗效果满意。王晖等[63]用白虎汤加减方口服加煎药后药渣湿敷患处治疗尺神经痛、桡神经痛、正中神经痛、股外侧皮神经病、臂上皮神经痛、肋间神经痛等各类神经痛 30 例，结果显示总有效率达 90%，不良反应较使用非甾体抗炎药小。

（7）各类颅脑疾病：河北名中医郭纪生[64]从温病的角度入手，以白虎汤为基础，根据临床症状灵活加减治疗病毒性脑炎，能有效地达到退热、减轻症状、缩短病程、减少后遗症的目的。何红玲[65]用白虎汤加大黄、菖蒲、远志治疗脑出血急性期合并中枢性高热，同时给予脑出血常规治疗。结果显示，用中药进行辨证治疗可以减少解热镇痛类西药的不良反应，降低患者急性期的死亡率，有效保护中枢神经及脑组织。马建波[66]通过观察白虎汤加大黄、菖蒲、远志治疗脑出血急性期中枢性高热患者的相关炎症指标，发现用白虎汤加味治疗，可以明显下调 IL-6 和 TNF-α 的水平，从而控制体温，保护中枢神经。刘绛云等[67]治疗 60 例火热型急性脑梗死患者，对照组给予西医传统治疗，治疗组在对照组基础上加用白虎汤，结果治疗组改善情况明显优于对照组。通过观察白虎汤加减方治疗火热型急性脑梗死患者炎症因子的变化发现，白虎汤方可明显延缓 3 日内 IL-6、hs-CRP 的升高趋势，延缓急性期炎症反应的趋势，随着病程延长，炎症反应减轻，又可显著降低上述两炎症因子水平，说明白虎汤对脑梗死急性期患者有确切的临床疗效。此外，白虎汤对脑出血、阿尔茨海默病也有一定疗效。

（8）急性重症感染性疾病：胡星星等[68]用白虎汤联合西药治疗脓毒症，结果发现白虎汤组的相关炎症因子下降更明显，其在抗炎、调节免疫、保护器官功能方面优于激素组。郑国祥等[69]通过对使用白虎汤治疗全身炎症反应综合征大鼠的研究，发现白虎汤可以明显退热，降低炎症因子水平，提高抗炎因子水平。

（9）药物中毒后的急救：陈五一[70]在抢救急性氯氮平中毒合并多脏器功能障碍综合征中发现，当患者出现体温升高，大汗出，口大渴，脉洪大，心率增快，肝功能受损，心肌酶继续升高时使用白虎汤口服，能起到很好的退热及保护重要器官的作用。

（10）五官科疾病：张隽[71]报道使用白虎汤加减治疗急性结膜炎 1 例，服药 6 剂后痊愈。赵晓明等[72]对 620 例病毒性结角膜炎采用局部抗病毒抗感染加白虎汤合元麦甘桔汤治疗，有效率达 99.7%。才仔全等[73]运用白虎汤联合西药治疗急性化脓性扁桃体炎，结果显示白虎汤联合青霉素治疗效果明显优于单纯使用西药的效果。高琼[74]使用白虎汤煎剂对昏迷患者进行口腔护理，结果显示使用白虎汤可以有效预防口臭及口腔炎，效果优于生理盐水组。潘湘清等[75]用白虎清胃汤治疗口腔颌面部牙源性感染，将患者随机分为西医治疗组、中医治疗组、中西医结合治疗组，治疗 3 天后，西医治疗组痊愈率为 40%，中医治疗组痊愈率为 58%，中西医结合治疗组痊愈率为 80%。

（11）老年病：全战旗[76]使用白虎汤加沙参、麦冬、扁豆治疗老年脑出血缓解期肌肉震颤、发热、大汗患者，取得了良好效果。治愈后随访 3 个月无复发。周荣根[77]使用白虎汤，随证加祛痰、活血、益髓等药物治疗老年痴呆，发现白虎汤对老年痴呆患者在认知、记忆力、读写等方面有很好的疗效。

（12）皮肤科：王宝玲[78]用白虎汤加减治疗银屑病 40 例，总有效率达 91.6%。宁锡海[79]采用清解透表汤合白虎汤治疗 32 例麻疹逆证，在麻疹出疹初期，发现任何逆证征兆时，即用此方而不加任何西药，结果麻疹均按病程阶段痊愈，有效地减少了麻疹的严重并发症。陈伟栋等[80]报道以清浊阳明法，以白虎汤合五味消毒饮为基本方，治疗寻常型痤疮，结果显示效果明显优于丹参酮组及维 A 酸类乳膏组。王连祥[81]治疗寻常型银屑病 132 例，给予加味白虎汤联合阿维 A 胶囊口服，结果显示优于单纯西药治疗。

（13）妇科疾病：马大正[82]报道用栀子豉汤合白虎汤治疗因血热所致的月经经期延长，取得良好疗效。巴东娇等[83]用白虎汤加解毒、燥湿、祛风等药物治疗子宫内膜癌术后合并湿疹、月经量少合并湿疹等妇科疾病合并湿疹均取得满意疗效。

（14）男科疾病：顾勇刚等[84]用白虎汤合抵当汤、大承气汤治疗 1 例睾丸炎患者，服药 7 剂后，阴囊及睾丸肿胀皆消，治疗效果满意。

（15）其他疾病：耿小英等[85]报道用白虎汤加减治疗抗精神病类药物引起的各类并发症，如迟发性运动障碍、流涎、闭经综合征、药疹、药物性肝损害、性功能障碍等均可收到良好的效果。谭文玺等[86]用白虎汤口服对 40 例 II 度烧伤患者进行治疗，发现在使用外涂治疗的同时，配合白虎汤内服，可减少烧伤创面的渗出，促进创面愈合。

五、体会与总结

《伤寒论》中的白虎汤以神煞命名，意义深刻。如白虎汤药物剂量的选择看似随意，却暗含深意。原方生石膏一斤，知母六两，甘草二两，粳米六合。生石膏一斤，为君药，汉代一斤为十六两，十六在洛书中代表夏天和秋天的阳气总和，寓意使用生石膏的目的是把夏、秋季节的热气平衡掉。知母的六两和粳米的六合都是代表西北的六，西北是洛书系统的乾金，代表肺和大肠。甘草的二两，是西南坤土之数，与入阳明脾胃的功能相匹配。四味药物的剂量数字相加正好是三十，而三十是河图系统中所有阴数的总和，象征着白虎汤是辛寒折热的方剂。虽然只是简单的四味药，却充分体现了中医学强调阴阳平衡的观点，显示出中医学与古代传统哲学的密切关系。

白虎汤的临床应用常根据病机变通，更换组方药物，使方药更符合病机。最常见的就是用山药代替粳米。山药与粳米均为药食同源之物，山药汁较为黏稠，可促进胃肠道对石膏的吸收利用。同时，粳米以调和脾胃之气为主，山药兼可固摄下焦元气，使元气虚弱者不会因服石膏等寒凉之品而出现泄泻。山药药性平和，善滋阴液，白虎汤中加入山药，既可清泻火热，又能滋养耗伤之阴，外感内伤，皆可同愈。白虎汤的退热作用在于石膏、知母这一药对，二药伍用，相互促进，清泄肺、胃实热之力增强。但产后寒温者，以玄参代知母；寒温兼下利者，以芍药代知母；寒温兼阴虚者，以生地黄代知母。

白虎汤作为仲景名方，一直被历代医家所尊崇，尤其在现代，此方被广泛用于内、外、妇、儿、皮肤、烧伤、男科、肿瘤、急诊等多个学科。从本方所治疗的症状来看，尤其多用于"发热"症状。而若从所涉及的科室来看，白虎汤在内科具有明显的应用优势，其所涉及的疾病包括呼吸、内分泌、风湿免疫、神经等诸多系统。在以上对白虎汤的现代临床应用进行研究时，我们也发现，作为中医方剂，无论用于哪个科室、哪种疾病都必须遵从中医基本的"辨证论治"原则，即基本遵从仲景制方时所对应的证候以及吴鞠通在温病领域应用该方时的原则。本着中医方剂必须以证为准的原则及应用思路，相信随着对经方白虎汤的药理和临床的进一步研究，以及广大中医临床工作者的不断实践，未来对白虎汤的临床应用会更加合理和广泛。

（张　军）

参 考 文 献

[1] 藤原凤. 漫游杂记[M]. 日本明和元年（1764）：北田清龙卫门刻本.

[2] 江瓘，魏之琇. 名医类案正续编[M]. 焦振廉，校注. 北京：中国医药科技出版社，2011：339-340.

[3] 缪希雍，王新华. 先醒斋医学广笔记[M]. 南京：江苏科学技术出版社，1983：258.

[4] 江瓘，魏之琇. 名医类案正续编[M]. 焦振廉，校注. 北京：中国医药科技出版社，2011：358.

[5] 江瓘，魏之琇. 名医类案正续编[M]. 焦振廉，校注. 北京：中国医药科技出版社，2011：40.

[6] 郭志生. 白虎汤治疗高热验案[J]. 河南中医，2009，29（11）：1058-1059.

[7] 张卉秋. 李鸿翔运用白虎加人参汤验案举隅[J]. 浙江中医杂志，2001（10）：40-41.

[8] 张国江. 白虎汤治疗高热重症验案[J]. 中国中医药现代远程教育，2009，7（9）：155.

[9] 李承道. 白虎汤与白虎加人参汤治验[J]. 青海医药杂志，1991，（3）：46.

[10] 刘渡舟. 伤寒论校注[M]. 北京：人民卫生出版社，2013：49，109-110，113，126-127，160，173.

[11] 成无己. 注解伤寒论[M]. 北京：学苑出版社，2009：83，140，143-144，157-158，193，205-206.

[12] 汪昂. 医方集解[M]. 北京：人民卫生出版社，2006.

[13] 张锡纯. 医学衷中参西录[M]. 王云凯，等重校. 石家庄：河北科学技术出版社，2002：793.

[14] 尤在泾. 伤寒贯珠集[M]. 北京：中国中医药出版社，2008：33，194-195.

[15] 钱天来. 伤寒溯源集[M]. 上海：上海卫生出版社，1957：70.

[16] 吴谦. 医宗金鉴[M]. 北京：人民卫生出版社，1992：109，130，149，285，294.

[17] 方有执. 伤寒论条辨[M]. 北京：学苑出版社，2009：85-86.

[18] 吴瑭. 温病条辨[M]. 北京：人民卫生出版社，1963：6.

[19] 王士雄. 温热经纬[M]. 何永，李秋，校注. 北京：中国医药科技出版社，2011：108-109.

[20] 徐荣斋. 重订通俗伤寒论[M]. 杭州：新华书局，1956.

[21] 朱肱. 类证活人书[M]. 唐迎雪，等点校. 天津：天津科学技术出版社，2003：195.

[22] 吴仪洛. 成方切用[M]. 天津：天津科学技术出版社，2003：43.

[23] 吴佳霖，吕邵娃，孙亚丽. 白虎汤对不同大鼠发热模型解热机制的研究[J]. 中南医学，2018，16（4）：492-495.

[24] 吴永丽，徐道修，崔振强，等. 加减白虎汤对酵母引起大鼠发热的解热作用[J]. 吉林农业大学学报，2016，38（3）：341-345.

[25] 周友红，苗明三. 白虎羚退热散抑菌作用研究[J]. 中华中医药学刊，2007，25（5）：1016-1017.

[26] 孙亚丽，吕邵娃，吴佳霖，等. 白虎汤中多糖的提取工艺优化及其降血糖活性研究[J]. 中南药学，2018，16（4）：495-499.

[27] 游莉，彭莉，胡晓琳，等. 白虎汤联合胰岛素对2型糖尿病急性高血糖患者的临床疗效及相关指标的影响[J]. 中国生化药物杂志，2016，36（6）：118-120.

[28] 赵保胜，高晓燕，刘洋，等. 人参白虎汤对2型糖尿病大鼠血糖、血脂及其胰岛素耐量的影响[J]. 中国实验方剂学杂志，2012，18（12）：251-254.

[29] 胡星星，刘绛云，刘克琴，等. 白虎汤对脓毒症患者的免疫调理作用[J]. 中国中医急症，2016，25（2）：251-254.

[30] 张世栋，王东升，李世宏. 芩连液与白虎汤对气分证家兔胃肠黏膜的病理影响比较[J]. 中国畜牧兽医文摘，2012，28（11）：135.

[31] 郑兴珍，于强，郑国祥. 白虎汤对全身炎症反应综合征大鼠肺组织损伤的影响及机制探讨[J]. 山东医药，2015，55（42）：20-22.

[32] 刘晶，陈伟栋，唐昌敏，等. 白虎汤加减方对金黄地鼠皮脂腺斑组织形态的影响研究[J]. 时珍国医国药，2018，29（11）：2644-2645.

[33] 姜恩平，王卓. 白虎汤降低光动力抑制恶性肿瘤副作用的研究[J]. 现代诊断与治疗，2015，26（1）：45-46.

[34] 刘晶，陈伟栋. 白虎汤加减方对金黄地鼠血清性激素表达的影响[J]. 时珍国医国药，2018，29（6）：1329-1331.

[35] 李勇. 白虎汤加减治疗病毒性感冒高热43例临床观察[J]. 云南中医中药杂志，2014，35（6）：45-46.

[36] 车德亚，陈新，李雪梅，等. 银翘白虎汤治疗小儿外感发热136例疗效观察[J]. 贵阳中医学院学报，2010，32（4）：35-37.

[37] 李晓峰. 银翘白虎汤治疗流感高热50例[J]. 天津中医药，2010，27（3）：239.

[38] 付良，徐金柱. 范德斌教授应用白虎汤经验[J]. 贵阳中医学院学报，2014，36（6）：124-125.

[39] 韩健. 白虎汤联合还原型谷胱甘肽治疗重症肺炎伴高热临床研究[J]. 中医学报，2017，32（2）：201-205.

[40] 龚丽. 白虎汤联合西药治疗肺炎高热不退随机平行对照研究[J]. 实用中医内科杂志，2017，31（3）：60-62.

[41] 冯永红. 白虎汤配合炎琥宁注射液治疗外感高热临床疗效观察[J]. 内蒙古中医药，2015，34（6）：6.

[42] 杨波. 白虎汤治疗癌性发热42例[J]. 广东医学，2004，25（11）：1262.

[43] 贾建昌，王惠，王丽娟. 加味白虎汤治疗肿瘤低热18例疗效观察[J]. 湖南中医杂志，2014，30（6）：68-69.

[44] 胡侠，周岳进，胡操寒，等. 白虎汤加生黄芪治疗顽固性肝癌癌性发热35例[J]. 上海中医药杂志，2009，43（12）：29-30.

[45] 陈汉玉. 中西医结合治愈发热伴血小板减少症1例[J]. 中医药导报，2011，17（10）：80-81.

[46] 王玉君，周莹. 白虎汤治疗川崎病32例[J]. 陕西中医，2011，32（11）：1458-1459.

[47] 赫军，赫辉，孙捷. 桂枝汤类方治疗风湿免疫病应用举隅[J]. 新中医，2014，46（7）：226-227.

[48] 丁利忠，李春娟，金东明，等. 中医药治疗小儿多动症经验分析[J]. 中国中西医结合儿科学，2015，7（5）：502-503.

[49] 陈子昂. 白虎汤加味治疗小儿夏季热15例[J]. 新中医，2000，32（1）：45-46.

[50] 刘丽娟. 白虎汤治疗小儿发热的疗效观察[J]. 内蒙古中医药，2014，33（10）：8-9.

[51] 魏少艳，杨建秀，赵亚娟. 中西医结合治疗小儿难治性支原体肺炎1例[J]. 中医药导报，2017，23（17）：115-116.

[52] 周强，赵锡艳，彭智平. 仝小林教授运用白虎汤治疗糖尿病酮症酸中毒验案[J]. 中国中医急症，2012，21（12）：1929.

[53] 简小兵. 李赛美治疗甲状腺功能亢进症经验[J]. 四川中医，2006，24（11）：1-2.

[54] 刘晓晗. 乌头白虎汤加味治疗痛风性关节炎20例[J]. 中国民间疗法，2007，15（11）：31.

[55] 李文花. 白虎汤治疗2型糖尿病的临床疗效[J]. 医学理论与实践，2014，27（2）：194.

[56] 汪艳茹. 白虎汤联合胰岛素治疗2型糖尿病急性高血糖的临床疗效分析[J]. 糖尿病新世界，2016，11（4）：1-2.

[57] 秦志仁，包竹绮，乔羽. 白虎汤合小柴胡汤、四妙散治疗成人still病1例及治疗机理分析[J]. 中成药，2013，35（7）：1583-1584.

[58] 冯晓东. 白虎加桂枝汤合二妙散治疗热痹 75 例[J]. 陕西中医, 2010, 31（11）: 1480-1481.

[59] 洪时清, 洪小灵, 洪涛, 等. 四妙白虎汤治疗急性痛风性关节炎的临床观察[J]. 中医正骨, 2009, 21（2）: 55-56.

[60] 何冠. 加味白虎汤治疗急性痛风关节炎 46 例[J]. 中国中医急症, 2008,（3）: 400.

[61] 韩庆龙, 张高锋, 徐峰, 等. 白虎加桂枝汤加味合金黄膏治疗湿热夹瘀型急性痛风性关节炎临床研究[J]. 新中医, 2013, 45（3）: 63-64.

[62] 靳耀生, 靳旭东, 庞玉玲, 等. "白虎汤加味"治疗三叉神经痛[J]. 中国厂矿医学, 2001, 14（3）: 241.

[63] 王晖, 韩立军, 胡业华. 白虎汤加减治疗周围神经性痛 30 例疗效观察[J]. 河北中医药学报, 2013, 28（2）: 23-24.

[64] 张学林, 王素平. 郭纪生教授治疗病毒性脑炎经验[J]. 中国中医药现代远程教育, 2011, 9（15）: 13-14.

[65] 何红玲. 白虎汤加味治疗脑出血急性期合并中枢性高热 36 例临床观察[J]. 江苏中医药, 2013, 45（3）: 35-36.

[66] 马建波. 白虎汤加味联合通腑合剂治疗脑出血急性期合并中枢性高热疗效及对机体细胞因子水平影响[J]. 现代中西医结合杂志, 2017, 26（22）: 2475-2476.

[67] 刘绛云, 胡星星. 白虎汤加减对火热型急性脑梗死患者炎症因子影响及疗效观察[J]. 中国中医急诊, 2016,25（7）:1399-1400.

[68] 胡星星, 刘绛云, 郭静生, 等. 白虎汤治疗脓毒症的临床观察[J]. 中国中医急诊, 2017, 26（12）: 2192-2194.

[69] 郑国祥, 于强. 白虎汤对全身炎症反应综合征大鼠炎症因子的影响[J]. 四川中医, 2015, 33（1）: 51-53.

[70] 陈五一. 急性氯氮平中毒合并多脏器功能障碍综合征抢救成功 1 例[J]. 中国中医急诊, 2008, 17（5）: 708.

[71] 张隽. 白虎汤加减治疗急性结膜炎 1 例[J]. 中国中医药现代远程教育, 2008, 6（5）: 446.

[72] 赵晓明, 宋丽华, 全警安. 白虎汤合元麦甘桔汤治疗病毒性结角膜炎临床观察[J]. 吉林中医药, 2009, 29（7）: 594-595.

[73] 才仔全, 杨永良. 白虎汤加味治疗急性鼻窦炎 26 例[J]. 中国临床医生杂志, 2017, 45（11）: 110-111.

[74] 高琼. 白虎汤对昏迷患者口臭及口腔炎的预防效果[J]. 河南中医, 2013, 33（8）: 1216-1217.

[75] 潘湘清, 汤利芳. 白虎清胃汤治疗口腔颌面部牙源性感染疗效观察[J]. 浙江中医杂志, 2014,（4）: 264.

[76] 全战旗. 古方治疗老年疑难病症验案剖析[J]. 中国临床医师, 2004, 32（1）: 55-56.

[77] 周荣根. 白虎汤加减治疗老年性痴呆 23 例[J]. 陕西中医, 2003, 23（8）: 700.

[78] 王宝玲. 白虎汤加减治疗银屑病 40 例[J]. 陕西中医, 2006, 27（5）: 550-551.

[79] 宁锡海. 清解透表汤合白虎汤治疗麻疹逆证 32 例体会[J]. 海南医学, 2002, 13（5）: 90.

[80] 陈伟栋, 刘晶. 白虎汤加减方治疗痤疮的临床观察[J]. 湖北中医药大学学报, 2017, 19（2）: 75-77.

[81] 王连祥. 加味白虎汤联合阿维 A 胶囊治疗寻常型银屑病 132 例临床观察[J]. 世界中西医结合杂志, 2015, 10（6）: 825-827.

[82] 马大正. 经方治疗妇科血证举隅[J]. 浙江中医杂志, 2006, 41（8）: 447.

[83] 巴东娇, 付金荣, 蔡玲玲. 白虎汤治疗妇科疾病合并慢性湿疹 2 例[J]. 中医临床研究, 2017, 9（27）: 84-85.

[84] 顾勇刚, 顾文忠. 急性睾丸炎治验 1 例[J]. 实用中医药杂志, 2004, 20（3）: 150.

[85] 耿小英, 王彦. 白虎汤加减治疗抗精神病药物所致副反应性病证临床体会[J]. 中国医药学报, 1997, 12（4）: 43-44.

[86] 谭文玺, 王权胜, 唐乾利, 等. 加用白虎汤治疗小面积Ⅱ°烧伤 40 例[J]. 广西中医药, 2006, 29（5）: 24.

第四节　承气汤类方

一、古 代 医 案

1. 古代医案一

泰兴太平洲王姓妇, 始而发热不甚, 脉来浮数, 舌薄白, 因其初热, 投以二陈、苏叶等其舌即红而燥。改投川贝、桑叶等, 其舌又白。吾师兰泉见其舌质易变, 曰: 此证大有变端, 使其另请高明。

王姓以为病无所苦, 起居如常, 谅无大患。后延一屠姓医诊之, 以为气血两虚, 即服补中益气两三剂, 愈服愈危, 至六七剂, 即奄奄一息, 脉伏气绝。时正酷暑, 已备入木。吾师曰: 王氏与吾世交, 何忍袖手, 即往视之, 见病人仰卧正寝, 梳头换衣, 备入木矣。

吾师偕余细看，面不变色，目睛上反，唇色尚红，其形似未至死。后将薄纸一张，盖其口鼻，又不见鼓动，气息已绝，按脉亦绝。吾师左右踌躇，曰：未有面色不变，手足尚温而死者。后再按其足上太冲、太溪，其脉尚存。曰：未有见足脉尚存，而手脉已绝者，必另有别情。即将其衣解开，按其脘中，石硬而板，重力按之，见病人眉间皮肉微动，似有痛苦之状。吾师曰：得矣，此乃大结胸证也。非水非痰，是补药与热邪搏结而成，医书所未载也。

即书大黄一两、厚朴三钱、枳实三钱、莱菔子一两、芒硝三钱、瓜皮一两。先煎枳、朴、莱、蒌，后纳大黄，滤汁，再纳芒硝，滤清，将病人牙关撬开，用竹箸两只插入齿中，将药汁渐渐灌入，自午至戌，方能尽剂。至四更时，病人已有气息，至天明，稍能言语，忽觉腹中大痛。吾师曰：病至少腹矣，当服原方，再半剂，腹大痛不堪，下燥矢三十余枚，而痛即止。后调以甘凉养胃。

因胃气不旺，病家又邀屠姓医诊之，曰：被苦寒伤胃，即进以姜、附等温补之品，又鼻衄如注。仍邀吾师诊之。曰：吾虽不能起死回生，治之转机，亦大不易，尔何听信他人乎。即婉言谢之而去。嗟乎，有功受谗，亦医家之恨事耳[1]。

按 本案为太阳病误治之案，与多见的误下、误吐，或者当汗不汗、汗不得法的太阳病变证不同，反而是由于"误补"致大结胸证，较为少见，故值得细品。案中王姓妇人病初太阳病浅，虽未得汗解，但仍不至于表邪入里。待其服用温药后，"其舌即红而燥"，可见已有向阳明经传变的趋向，再用川贝、桑叶等清热润燥之品，虽一时掩盖热象，如文中所述"其舌又白"，但毕竟药轻力薄，不能实质上改变太阳阳明合病的病势。偏偏就在此时，遇屠姓医家未仔细分析患者发病以来的来龙去脉，被舌象蒙骗，误用补益之药，导致"愈服愈危"，最终"奄奄一息，脉伏气绝"，乃至"已备入木"。

本案患者急性起病，除发热以外，其他症状语焉不详，但见病危之时"按其脘中，石硬而板，重力按之，见病人眉间皮肉微动，似有痛苦之状"、服药得解后"腹中大痛"、原方再服半剂后"腹大痛不堪，下燥矢三十余枚，而痛即止"，据此推断，患者起初为感染性发热，早期失治后导致脓毒症（"奄奄一息"——神志昏迷、"脉伏气绝"——呼吸衰竭、休克），并且出现胃肠功能衰竭，乃至急性肠梗阻、腹膜炎（"按其脘中，石硬而板"）。

大结胸证即《伤寒论》中之大陷胸汤证，常是太阳表证未罢而误用下法，表现为膈内剧痛，心下痛，按之石硬，甚至从心下至少腹硬满而痛，不可近，间有如柔痉状。此证因胃肠燥热，素有水饮内停，致燥热与水饮互结于心下胸膈成实，气机闭塞不通所致。此案患者则是因太阳经受邪日渐未得治，病进体衰，气血趋表抗邪的同时，内里空虚，脾胃运化失司，气血更加不足，误服温补，热非但不能解，反而补药与热邪互结形成大结胸。典型的大结胸证治则是"泻热逐水破结"，常用方药则是大陷胸汤（大黄、芒硝、甘遂）或是大陷胸丸（大黄、炒葶苈子、芒硝、杏仁、甘遂），《余听鸿医案》书中亦有类似的"伤风转结胸证"。但是对于此案特殊病机的大结胸证来说，单纯大陷胸汤或是大陷胸丸效果均不如大承气汤力大专衡，并且根据上述病情分析，病位不在肺、胸胁而在胃肠。方中大黄苦寒，涤荡肠胃；芒硝咸寒，润燥软坚；枳实苦寒消痞，厚朴苦温消满，二药同用，通达肠胃之气，加强大黄芒硝泻下之力；莱菔子消食除胀，降气化痰，瓜蒌宽胸散结，润燥滑肠，二药合用，有宣通气机，加强润肠通便之效。此方泻下之力峻猛，运用得当，如本案所述可截断病势，挽救危急之症，有起死回生之效。但患者后期胃气未复，因恐苦寒之药伤胃，进以姜、附等温补之品，又致病再生变，令人扼腕。

此案给我们带来的启示，除了"误补"所致大结胸证这一特殊类型太阳病变证以外，包括大承气汤在大结胸证、危重热证、重症感染当中使用的时机和疗效，还有更多的应该是要求我们临证过程中，必须认真收集患者病史资料，仔细进行四诊，准确分析病因病机，分清寒热虚实，把握遣方用药一瞬即逝的"战机"，才能效如桴鼓。

另《余听鸿医案》此书所述"吾师"，即是"晚清苏北三大名医"余无言（1900—1963），乃近代"治疫大家"，长于经治疑难重病和伤寒、温病，善用石膏、大黄，在辨证精审的基础上，用量大而效验卓著，坊称"石膏、大黄先生"。其遗著《医方经验汇编》中多为疫病，每病均有精要之阐论，并附医案，对于经方也多有发挥，如上述论治大结胸证中，喜合承气汤之意，联用葶苈子、瓜蒌，耐人寻味，值得关注。

2. 古代医案二

张令韶治一妇人，患伤寒十余日，手足躁扰，口目瞤动，面白身冷，谵语发狂，不知人事，势甚危笃。其家以为风，缚其手足，或以为痰迷心窍，或以为虚，或以为寒，或辞不治。张诊之，切其脉全无，问其证不知，按其身不热。张曰：此非人参、附子证，即是大黄、芒硝证，出此入彼，死生立判。因坐视良久，聆其声重而且长（亦有中焦停食，而奄奄似不属者亦下之而愈。见缪仲淳治姚平之案），曰：若是虚寒证，到脉脱之时，气沉沉将绝，那得有如许气力大呼疾声，久而不绝？即作大承气汤，牙关紧闭，挖开去齿，药始下咽，黄昏即解黑粪半床。次早脉出身热，人事亦知，舌能伸出而器，又服小陷胸汤二剂而愈[2]。

按　此案为太阳病失治、邪陷厥阴之案。案中张姓妇人太阳中病后，十余日未有得治，开始传变，正如《伤寒论》中所云"伤寒一日，太阳受之，脉若静者，为不传。颇欲吐，若躁烦，脉数急者，为传也"[3]，患者出现"手足躁扰，口目瞤动，面白身冷，谵语发狂，不知人事"的临床表现可印证。案中描述"或以为痰迷心窍，或以为虚，或以为寒，或辞不治"，这反映患者在病情加重的过程中，可能已经数番诊治，或治以清热豁痰，或治以温补散寒，乃至认为"不治"，所以文中临案一开始分析时才会提及"此非人参、附子证"。

本案患者急性起病，病危之时见"手足躁扰""谵语发狂，不知人事"，并且有"面白身冷""切其脉全无""按其身不热"，据此推断，患者为感染性发热早期失治后导致脓毒症脑病、休克病情。

根据《素问·热论》的"计日受邪传经说"，伤寒发病，外邪传入顺序通常是太阳、阳明、少阳、太阴、少阴、厥阴，但不管发病时日或短或长，判断疾病传变与否，不能拘泥于发病的日数或六经的顺序，而应根据其脉证，动态对比观察，才能做出准确的判断。本案患者发病加重后，未见"渴欲饮水""心烦喜呕""下利不止"等，而如《伤寒论》第338条中云："伤寒，脉微而厥，至七八日肤冷，其人躁无暂安时者，此为脏厥，非蛔厥也。"与本案患者所见的"手足躁扰，口目瞤动，面白身冷，谵语发狂"相符，可知患者太阳迁延失治，邪气逐渐入里化热，又兼用辛温大热之品，导致邪热伏郁，阻遏气机，内陷厥阴，以致阴阳气不相顺接而发为厥阴病。而《伤寒论》里厥证可分为寒厥、热厥、蛔厥、痰厥、血厥、脏厥、血虚寒郁而厥、水厥等，治法用药各不相同，如何进行鉴别诊断？此案精要之处即在于此。医者通过观察患者声息（"因坐视良久，聆其声重而且长"），认为"若到脉脱之时，气沉沉将绝"的话，则不会有患者那样"气力大呼疾声，久而不绝"的表现，并非"虚寒证（寒厥）"，而是存在里热证。热厥病见于《伤寒论》第335条："伤寒，一二日至四五日，厥者必发热，前热者后必厥，厥深者热亦深，厥微者热亦微。厥应下之，而反发汗者，必口伤烂舌。"可见，热厥虽然表现为手足厥冷，但同时有里热征象，所以才可以采用下法。

关于热厥的治法，《伤寒论》第350条有云："伤寒脉滑而厥者，里有热，白虎汤主之。"故一般之热厥伴见阳明肠腑燥实的，治以攻下，方用小承气汤，内泄肠腑热结、外解厥阴气滞；若腑实未见，而是无形邪热内郁，阳气郁遏不能通达四肢，则治以甘寒清热，方用白虎汤，则里热得清，阳气得通，肢厥可愈。但是白虎汤主要治疗阳明经证，或是温病卫气营血辨证中的气分热盛证，而如本案患者病势垂危，里有大热，热极厥深，治疗上更要把握战机，方用白虎汤、小承气汤明显力有不逮，予承气汤类方中的大承气汤峻下泻热，方能釜底抽薪，药到病除。本案中更有意思的是，用大承气汤后患者最终"解黑粪半床""脉出身热，人事亦知，舌能伸出而器"，医者予之小陷胸汤而愈。《伤寒论》第138条："小结胸病，正在心下，按之则痛，脉浮滑者，小陷胸汤主之。"本案中虽然并未明确描述"脉出"及"器舌"的情况，但用小陷胸汤反推可知，医者应该是通过舌脉的依据，判断内陷厥阴的邪热，邪出心下。"心下"指胃脘，故结胸病是水热互结于胃脘附近的胸腹部的疾病，而从六经辨证来说，位于少阳（半表半里）及太阴之属。小陷胸汤方中黄连清热散结，轻于大黄之泻热破结；半夏化痰祛饮，缓于甘遂之涤痰逐饮；瓜蒌清热涤痰，逊于芒硝、枳实之泄实破坚。通过全方通透宣降之法，（脾胃）中枢大气得以恢复斡旋。

此外，从"六经病欲解时"方面探讨此案用药后病势转变。《伤寒论》第328条"厥阴病欲解时，从丑至卯上"，当中丑时太阴湿土司令，寅时少阳相火司令，卯时阳明燥金司令，患者厥阴病得解，自少阳、太阴出，反映病势趋愈，为善变，是否体现在具体时辰上，值得我们日后在临床上仔细观察。

此案给我们带来的启示，主要是厥证的寒热之辨，以及热厥病势轻重的用方之异。临证者，尤不可执一端以为准的，《名医类案正续编》中与此类似的案例为"杨乘六族弟患热症"案，两案可相参。

3. 古代医案三

一人病伤寒，大便不利，自发潮热，手循衣缝，两手撮空，直视喘急。更数医矣，见之皆走。此诚恶候，得此者十中九死。仲景虽有症而无治法，但云脉弦者生，涩者死。已经吐下，难于用药，谩且救。若大便得通而脉弦者，庶可治也。与小承气汤一服而大便利，诸疾渐退，脉且微弦，半月愈。

或问曰：下之而脉弦者生，此何谓也？许曰：《金匮玉函》云，循衣妄撮，怵惕不安，微喘直视，脉弦者生，涩者死。微者但发热谵语，承气汤主之。予尝观钱仲阳《小儿直诀》云，手循衣领及捻物者，肝热也。此证在《玉函》列于阳明部，盖阳明者胃也，肝有热邪，淫于胃经，故以承气泻之，且得弦脉，则肝平而胃不受克，所以有生之理。读仲景论，不能博通诸医书，以发明其隐奥，专守一书，吾未见其能也[4]。

按 此案所载的病证可归为《伤寒论》里面的"厥证"。厥证病名最早源于《黄帝内经》，概括起来可分为两类表现：一种是指突然昏倒，不知人事，如《素问·大奇论》曰："暴厥者，不知与人言。"另一种是指肢体和手足逆冷，如《素问·厥论》曰："寒厥之为寒热也，必从五指而上于膝。"而《伤寒论》中厥证的论述继承了《黄帝内经》中"手足逆冷为厥"的论点，重点在于论述感受外邪而发厥。《伤寒论》里厥证可分为寒厥、热厥、蛔厥、痰厥、血厥、脏厥、血虚寒郁而厥、水厥等。热厥病总论见于《伤寒论》第335条："伤寒，一二日至四五日，厥者必发热，前热者后必厥，厥深者热亦深，厥微者热亦微。厥应下之，而反发汗者，必口伤烂舌。"热厥的病因病机为热邪内陷厥阴，阻隔阳气，致阴阳不相顺接，而形成厥，所以热厥为内真热而外假寒之证。热厥虽然表现为手足厥冷，但同时有里热征象。

脓毒症休克是由细菌、病毒引起的严重感染性疾病，可由急性感染发病或原本局灶性感染急性加重引起。故热厥与脓毒症休克都是由外界微生物引起的急性感染性疾病，两者病因相同。另外从病情变化及进展方面，两者均属于急性感染性疾病后发展为急危重症。从临床症状方面，热厥和脓毒症休克有类似之处[5]。热厥病主要症状为发热、肢厥，可伴有烦渴、小便不利或下利等，如《伤寒论》第375条："下利后更烦，按之心下濡者，为虚烦也，宜栀子豉汤。"而脓毒症休克临床发作时，可见有烦躁、高热、呼吸急促、心慌、呕吐，四肢皮温降低，尿量减少等症状，类似于热厥病证所论述的病证表现。

治疗上，《伤寒论》中论述热厥治法为"厥应下之"，有文曰"伤寒脉滑而厥者，里有热，白虎汤主之"，若热厥伴见阳明肠腑燥实的，治宜以攻下，方以小承气汤，内泄肠腑热结、外解厥阴气滞。而在治疗过程中，通过脉象评估病情及预后，则是此案的亮点。弦脉是我们临床常见脉象之一，《脉经》这样描述："弦脉，举之无有，按之如弓弦状。"在《中医诊断学》中，其主病多为肝胆病、疼痛、痰饮等。关于涩脉脉象特征的描述，文献中则有较大的出入。如《脉经》曰："涩脉，细而迟，往来难且散，或一止复来。"从脉的宽度、脉率以及流利度、节律等定义了涩脉的脉象特征。而《素问·三部九候论》论述涩脉为"参伍不调者"，则单从脉的节律来定义涩脉的特征。《脉诀》言"指下寻之似有，举之全无"，则是从脉的位置来描述涩脉特征。涩脉的临床意义，主病多为瘀血为患。临床上之所以会出现弦脉，大部分是肝胆之气疏泄异常导致的，有的是疏泄不及，有的则为疏泄太过。而临床上发现肝胆之气疏泄不及导致的弦脉又有肝胆之气自郁、饮停焦膜阻滞肝胆之气、寒邪或湿浊的凝聚太盛而引起肝胆之气疏泄不及所致者；疏泄太过所致的弦脉则多是肝风内动导致。临床上之所以会出现涩脉，则是气血流动受阻所致，其临床诊断意义有五，按临床发生的概率由高到低依次是：①湿滞气机；②饮郁气机；③瘀血凝滞；④阴血枯竭；⑤气结于内。从上面不难发现，伤寒发病，若出现脉象呈涩脉，提示病程已至瘀血凝滞、阴血枯竭。若肝热不得泻下而解，未能呈现肝脏之候所应配对的"弦"脉脉象，而提示预后不佳，所以说"脉弦者生，涩者死"。此时不能仅仅使用栀子豉汤、白虎汤等轻剂，而是应使用小承气汤这类攻下之剂。

4. 古代医案四

先生之媳钱世嫂怀妊五月，病暑邪，壮热烦躁，扬手掷足，神识昏糊，目定直视，热时身如炭炙，赤身卧地者累日。不热则身冷如冰；面色青灰，人中掀起，舌苔黄揩而腻，腹中作痛，号呼不已。请诸道长诊视，均不敢立方。先生嘱极热时用井底泥贴其胸腹，泥为热沸，先服西瓜与薄荷绞汁数碗，继服川连、佩兰叶、黑山栀、连翘、子芩、郁金、菖蒲、鲜荷叶蒂、薄荷及牛黄清心丸，前后共透红白痦九次，枯皮满榻，西瓜汁共服二十余个，热势稍衰，尚难把握。先生子亦苏世兄私与服枳实槟榔丸三钱，恐病不起，而胎在腹中也。从此妊未足七月而呱呱堕地，产后又变为五色痢，日夜无度，七日不减。先生以为生机绝望矣。与服桃仁承气略见小效，并以鸦片灰泡汤服之，而痢渐稀，调理月余始安[6]。

按 此案所载的是孕产妇患脓毒症用桃核承气汤经治的病案。《伤寒论》中原文："太阳病不解，热结膀胱，其人如狂，血自下，下者愈。其外不解者尚未可攻，当先解外。外解已，但少腹急结者，乃可攻之，宜桃核承气汤。"如文所述，桃核承气汤一般治疗下焦蓄血证。如少腹急结，小便自利，神志如狂，甚则烦躁谵语，至夜发热；以及血瘀经闭，痛经，脉沉实而涩者，但因本方为破血下瘀之剂，故孕妇禁用。案中妇人产前已出现严重脓毒症休克，明显热厥征象，已是太阳膀胱蓄血证。但即便如此，还是不敢直接采用攻下的常规方法，是因担心用后"恐病不起，而胎在腹中也"，最终导致母子皆亡。所以先予服清热解毒之品，又特意用西瓜、薄荷榨汁配送，取的是减少清热太过，伤及本气之意。待胎儿呱呱坠地后，方用桃核承气汤，此时，用大黄为君取之走而不守者，以行其逆气；甘草之甘平者，以调和其正气；血结而不行，故用芒硝之咸以软之；桂枝之辛以散之；桃仁之苦以泄之。当气行血濡，则小腹自舒，神气自安矣，自是调胃承气汤之变剂，故最后能"痢渐稀，调理月余始安"。

此案提醒我们，在使用经方时，还是需要严格遵循适应证、禁忌证之辨，准确判断用药时机，方能效如桴鼓。

上述五则医案均符合《中医古代脓毒症医案筛选标准专家共识》[7]的纳入标准，属于承气汤类方治疗古代脓毒症的医案，具有一定代表性。承气汤最早见于《伤寒杂病论》阳明病篇，其中有大承气汤、小承气汤、调胃承气汤和桃核承气汤4首方剂，历代医家以承气汤类方治疗各类实证急危重症，并根据临床辨证，在这4首承气汤的基础上进行发挥如柴芩承气汤、柴芍承气汤、清胰承气汤等，屡见奇效。

二、现 代 医 案

患者，男，56岁，2012年11月9日初诊，患者慢性阻塞性肺疾病病史5年，此次因受凉后出现咳嗽加重，黄痰难出，气喘胸憋，夜晚不能平卧，动则喘甚，不思饮食，腹胀如鼓，大便7日未解。舌红，苔黄、少津，脉弦。

西医诊断：慢性阻塞性肺疾病急性加重。中医诊断：肺胀。辨证：肺气失宣，痰浊内阻，腑实内结。治法：宣肺平喘，止咳化痰，泻下通便。

方药组成：生大黄（后下）12g，芒硝（冲服）3g，甘草10g，紫菀15g，杏仁10g，枇杷叶 10g，瓜蒌 30g，鱼腥草 30g，橘红 10g，牛蒡子 10g，炙麻黄 5g，石膏（先煎）15g，苏子 10g，莱菔子 10g。

共 5 剂，日 1 剂，水煎取 400ml，分 2 次口服。嘱患者大便通则大黄减至 3g 或停服，芒硝停服。5 日后复诊，患者咳嗽明显减轻，喘憋缓解，腹胀减轻，服药后大便已通，大便每日 1 行。

本例为应用承气汤类方治疗肺源性脓毒症的病案。本案正是基于"肺与大肠相表里"的中医理论基础，在化痰平喘基础上配合泻下通便。因为在肺系疾病急危重症时刻，纯用止咳化痰、宣肺平喘之品，攻伐力弱恐难以速效；然邪盛正衰，若以大承气汤峻下热结，则易攻伐太过，误伤中气。方中以止咳化痰、宣肺平喘药为主，辅以调胃承气汤、宣白承气汤之意，在缓下热结的同时，既蕴含调和承顺胃气之义，又无伤上焦虚无氤氲之元气，达至"脏腑合治"。

三、古代研究

1. 承气汤之源流

承气汤类方最早记载于《伤寒论》的阳明篇，主要包括大承气汤、小承气汤、调味承气汤以及桃核承气汤 4 首方剂。

2. 承气汤之病机

《伤寒论》中提及"伤寒六七日，目中不了了，睛不和，无表里证，大便难，身微热者，此为实也，急下之，宜大承气汤""阳明病，发热汗多者，急下之，宜大承气汤""发汗不解，腹满痛者，急下之，宜大承气汤""腹满不减，减不足言，当须下之"。以上条文都表明当阳明病，腑实已成，燥热内盛，耗伤津液，病势快，病情急，急需承气汤下之。临床上适合运用承气汤的急危重症均围绕以腹满、腹痛、高热为特征的阳明腑实急证，故用"下法"治疗。

3. 承气汤类方之方解

《医方考》中有云："伤寒阳邪入里，痞满燥实坚全具者，急以此方[大承气汤]主之。调胃承气汤不用枳、朴者，以其不作燥满，用之恐伤上焦虚无氤氲之元气也。小承气汤不用芒硝者，以其实而未坚，用之恐伤下焦血分之真阴，谓不伐其根也。此则上中下三焦皆病，痞满燥实坚皆全，故以此方以治之。厚朴苦温以去痞，枳实苦寒以泄满，芒硝咸寒以润燥软坚，大黄苦寒以泄实去热。"后世多遵此径直以枳实、厚朴、大黄、芒硝四味药是否应用区分三承气：大承气汤四药全用，其证痞、满、燥、实、坚；小承气汤不用芒硝，其证痞满甚而不燥坚；调胃承气汤去枳、朴用甘草，其证燥实甚而痞满轻。

大承气汤硝、黄并用，大黄后下，且加枳、朴，故攻下之力颇峻，为"峻下剂"，主治痞、满、燥、实四症俱全之阴阳热结重证，还可用治热结旁流，下利纯清臭秽清水，以及里热实证之热厥、痉病或发狂。

小承气汤不用芒硝，且三物同煎，枳、朴用量亦减，故攻下之力较轻，称为"轻下之剂"，主治痞、满、实而燥证不明显之阳明热结轻证；或痢疾初起者。

调胃承气汤不用枳、朴，虽后纳芒硝，但大黄与甘草同煎，故泻下之力较前二方缓和，称为"缓下之剂"，主治阳明燥热内结，有燥、实而痞、满不甚之证，以及胃肠热盛而致发斑吐衄，口齿咽喉肿痛者。

四、现代研究

（一）临床研究

1. 肺保护作用

胡星星等[8]通过对脓毒症肺损伤患者鼻饲大承气汤进行临床观察，观察指标包括肺静态顺应性、氧合指数、肺泡动脉氧分压差、超声肺水评分及血清 TNF-α、IL-1β、IL-6、CRP 水平，以及患者机械通气时间、住 ICU 时间、住院时间、28 天病死率，治疗 5 天后结果发现患者肺静态顺应性、氧合指数均明显升高，肺泡动脉氧分压差、超声肺水评分及血清 CRP、IL-1β、TNF-α、IL-6 水平均明显降低，提示大承气汤可减轻脓毒症合并肺损伤患者全身炎症反应，减轻肺部水肿渗出情况，改善患者肺功能。亦有其他研究[9]表明，在大承气汤基础上遣方通过灌肠治疗，同样能促进脓毒症休克患者血乳酸（LAC）、PCT 水平下降，改善患者 SOFA、APACHE Ⅱ 评分，缩短呼吸机辅助呼吸患者气管插管时间及 ICU 住院天数，提高临床疗效。张先进等[10]也通过临床研究发现，重症肺炎机械通气患者口服或鼻饲调味承气汤，有助于减轻重症肺炎患者的炎症反应，提高临床疗效，有助于早期脱机，缩短 ICU 入住时间。

宣白承气汤是明代名医吴鞠通在"伤寒"承气汤类方基础上首创的，见于《温病条辨·中焦》，其云："喘促不宁，痰涎壅滞，右寸实大，肺气不降者，宜宣白承气汤主之。"全方由大黄、石膏、苦杏仁、瓜蒌皮 4 味药组成，具有清肺定喘、泻热通便的功效。当代临床诊治脓毒症急性呼吸窘迫综合征（ARDS）中，宣白承气汤被广泛选用，临床研究表明[11]在西医常规治疗的基础上联合宣白承气汤加减治疗 ARDS 的临床疗效显著，目前已有多项围绕此法进行临床随机对照试验（RCT）的研究，同时也有相关的 Meta 分析[12]得以佐证。

2. 胃肠功能保护作用

有临床研究[13]观察使用大承气汤治疗的危重症患者胃肠功能情况，结果表明大承气汤治疗，能有效预防和治疗胃肠功能衰竭。而对于脓毒症诱发的腹腔间隔室综合征（IAH）来说，国内相关研究表明[14-15]，服用大承气汤治疗脓毒症并 IAH 有效，其药理作用可能与抑制促炎因子释放、促进抑炎因子释放有关。

3. 脓毒症脑病改善作用

脓毒症脑病（sepsis encephalopathy，SE）是脓毒症患者常易出现的并发症之一，是一个排他性诊断。SE 可发生在脓毒症的发展过程中，表现为运动迟缓、注意力不集中、定向障碍、谵妄或昏迷等多种临床表现[16]。牛黄承气汤是吴鞠通首创的并记录在《温病条辨》中应用于神昏病证，而在临床诊治严重脓毒症时，确是多数患者伴有谵妄甚至昏迷的神经系统症状。《温病条辨》原文指出："牛黄丸开手少阴之闭，以承气急泻阳明，救足少阴之消，此两少阴合治法也。"其实就是当脓毒症之毒邪邪闭心包，又兼腑实而致神昏舌短，饮不解渴，予以牛黄承气汤的话，一方面以牛黄丸开少阴之窍，另一方面大黄泻阳明之火热，两少阴合治法，也就是阳明心包合治之法，有临床观察亦提示疗效明确[17]。

4. 急性传染病的治疗

（1）流行性出血热：当代中国科学院院士仝小林教授善用桃核承气汤治疗流行性出血热（EHF）[18]。EHF 又称肾综合征出血热，临床以发热、休克、充血、出血和急性肾衰竭为主要表现，同样属于脓毒症范畴。从疾病越期传变特征看，EHF 患者在发病初期表现为头痛、身痛、骨节疼痛等太阳经证的同时合并少尿甚至是无尿、烦躁、谵妄等膀胱蓄血证，仝教授认为这种疾病进展表现特征与仲景"伤寒"膀胱蓄血证演变的规律高度一致。桃核承气汤出自《伤寒论》第 106 条，原文："太阳病不解，热结膀胱，其人如狂，血自下，下者愈。其外不解者，尚未可攻，当先解其外。外解已，但少腹急结者，乃可攻之，宜桃核承气汤。"主治膀胱蓄血证。根据仝教授临床经验，EHF 急性肾衰竭时桃仁、大黄、芒硝、厚朴可大剂量使用，从而一击而中。一般桃仁 30～60g，生大黄 30～60g，芒硝 15～30g，厚朴 30g，枳实 30g。而使用大剂量的攻邪通下药时，为防止人体拒药不受，服法上一定要多次服用，单剂药物分 4～6 次服，从而保证峻药安全有效。若患者敏感，服 1/6 的剂量，即腑气通畅，症状大减，此时中病即止或中病即减。而不敏感的患者，开始效果不明显，以后每小时可再服 1/6 的剂量，药量、药力连续累加，保障临床安全性，需特别关注肠鸣音，若肠鸣音活跃，可放心使用；若肠鸣音消失，属于麻痹性肠梗阻，不可盲目服之，否则有并发肠穿孔、泛发性腹膜炎的风险。

（2）新型冠状病毒肺炎：王世豪等[19]基于网络药理学、文献筛选及分子对接探讨宣白承气汤治疗重型 COVID-19 的主要活性成分、作用靶点和相关通路，发现宣白承气汤所含的活性成分可能通过抗炎、抗病毒、调节免疫、抗凝等作用，对重型 COVID-19 引发的炎症、免疫损伤、凝血异常等具有潜在的预防与治疗作用。

（二）基础研究

1. 肺保护作用

宣白承气汤作为肺肠同治代表方被广泛应用于临床，特别是肺系脓毒症、痰热壅肺型肺炎、急性肺损伤、急性呼吸窘迫综合征等肺系疾病[20]。王顺华团队[21]通过 Wistar 大鼠进行动物实验，观察宣白承气汤预处理对开胸术后肺缺血再灌注损伤大鼠的肺内氧自由基的影响，从而探讨宣白承气汤的肺保护作用机制，结果发现宣白承气汤预处理可有效减少开胸手术肺缺血再灌注损伤大鼠肺内氧自由基，抑制氧化应激反应，从而起到了一定的肺保护作用。葛瑜团队[22]利用清洁级 SD 大鼠造模，以不同剂量宣白承气汤及地塞米松进行对照实验，通过 HE 染色法观察肺组织病理变化、检测肺泡灌洗液蛋白含量、血清 TNF-α 及 NO 水平、检测肺组织 sirt1/FOXO1 通路相关蛋白表达，结果表明宣白承气汤可能通过激活 sirt1 表达抑制 FOXO1 转录，进而降低炎症反应，减轻 LPS 诱导的大鼠急性肺损伤。

2. 免疫功能

孙晓龙等[23]通过SD大鼠进行动物实验探讨大承气汤对肠源性内毒素血症的疗效机制，发现大承气汤可通过降低 IETM 大鼠血中内毒素水平，抑制 TNF-α、IL-1、IL-6 等炎症介质的生成，减轻内毒素对机体的损伤。孙必强等[24]也利用 SD 大鼠进行动物实验，结果表明大承气汤能提高外周血血清 IgA、IgG、IgM 水平，提高模型动物胸腺指数和脾脏指数，提示大承气汤对脓毒血症大鼠可有免疫调节和免疫保护作用。

五、心得与体会

历代以来，影响临床医家对热病急症使用承气汤类方的原因无非有二：一是痞、满、燥、实四证悉俱方可使用大承气汤的迟下观点，二是《伤寒论》中急下存阴的记录。但后世杂气学说中已提出"贵乎早下"的观点，近代著名经方派医家曹颖甫也是善用诸承气汤的医家，有"曹一帖"之尊称，复有"曹承气"之雅号。其专著《经方实验录》载大承气汤证 5 篇，录经方医案 9 则，涉及病证也包括高热、腹痛、头痛等[25]。其中如大承气汤证其三："患者病五六日，壮热，头汗出，脉大，便闭，七日未行，惟满头剧痛，不言语，眼张，瞳神不能瞬，人过其前，亦不能辨。"曹氏谓此即《伤寒论》所谓阳明篇三急下证之"目中不了了，睛不和"，与大承气汤一剂而愈。其病之根源亦是阳明燥气上冲巅顶，以承气汤去其胃热，则上冲之燥气下无所继，故而病瘥[26]。

本团队纵观脓毒症古代医案，自近代明清时期起，医家对承气汤类方的应用逐渐增多，其适应证也不断扩大。成都中医药大学张琦等[27]通过查阅 2010 年前出版的医案及临床经验集，收集大承气汤古今医案 500 例，建立医案信息数据库，采用数据挖掘技术加以分析，总结古今医家运用大承气汤的选方思路，发现感染性疾病约占 13.6%，其中第一位是细菌性痢疾，其他依次是急性胰腺炎、胆囊炎、肺炎、急性阑尾炎，上海中医药大学孙文杰团队亦通过文本挖掘知识图谱分析得出相近结论[28]。

张琦研究团队[27]指出，大便秘结、腹痛、发热是选用大承气汤的常见主症；发热可见壮热、潮热、低热，其中，以壮热（体温一般 39℃以上），持续不退，不恶寒最常见，脉象以滑数、弦数、弦滑最为多见，颇合该证热实内结的病机，此法同样应用在脓毒症治疗当中。

（黄 竞）

参 考 文 献

[1] 余听鸿. 诊余集[M]. 北京：学苑出版社，2008：189-190.

[2] 江瓘. 魏之琇. 名医类案正续编[M]. 焦振廉，校注. 北京：中国医药科技出版社，2011：288.

[3] 熊曼琪. 伤寒学[M]. 北京：中国中医药出版社，2003.

[4] 江瓘. 魏之琇. 名医类案正续编[M]. 焦振廉，校注. 北京：中国医药科技出版社，2011：26.

[5] 容勋，吴思慧，陈伟泰，等. 从《伤寒论》热厥论治脓毒症休克[J]. 中医学报，2021，36（3）：490-493.

[6] 裴吉生. 三三医书[M]. 杭州：三三医社，1924：26-27.

[7] 陈腾飞，胡仕祥，李俊，等. 中医古代脓毒症医案筛选标准专家共识[J]. 中国中医急症，2020，29（5）：761-764，787.

[8] 胡星星, 刘绛云, 朱瑾, 等. 大承气汤对脓毒症肺损伤患者肺保护作用的研究[J]. 现代中西医结合杂志, 2020, (5): 463-467, 488.

[9] 郑佩秋, 姜云峰, 刘谦, 等. 加味大承气汤保留灌肠对 ICU 脓毒症休克患者疗效观察[J]. 国际感染杂志 (电子版), 2019, 8 (2): 124-125.

[10] 张先进, 刘敏, 赵锋利, 等. 基于"肺与大肠相表里"探讨调味承气汤对重症肺炎机械通气患者临床疗效[J]. 辽宁中医药大学学报, 2021, 2: 106-110.

[11] 李娥, 陈荣, 吕佳杰. 宣白承气汤治疗痰热壅肺型重症肺炎的效果及对患者 PCT、IL-13 的变化研究[J]. 中华中医药学刊, 2021, 39 (8): 242-244.

[12] 梁立新, 王晓鹏, 郭玉红, 等. 宣白承气汤治疗成人急性呼吸窘迫综合征的 Meta 分析[J]. 中国中医急症, 2021, 30 (2): 213-217.

[13] 张强. 大承气汤对危重症脓毒症患者胃肠功能衰竭的防治作用分析[J]. 黑龙江医药, 2018, 31 (5): 68-70.

[14] 李长辉, 袁硕, 白雪松, 等. 大承气汤对严重脓毒症并腹腔间隔室综合征患者抑炎因子的影响[J]. 辽宁中医药大学学报, 2019, (8): 118-121.

[15] 白雪松, 李长辉, 袁硕, 等. 大承气汤对严重脓毒症并腹腔间隔室综合征患者促炎因子的影响[J]. 时珍国医国药, 2019, 30 (11): 2673-2675.

[16] MAZERAUD A, BOZZA F A, SHARSHAR T. Sepsis-associated encephalopathy is septic[J]. Am J Respir Crit Care Med, 2018, 197 (6): 698-699.

[17] 戴春钦, 林巧燕. 牛黄承气汤治疗脓毒症脑病临床疗效的观察[J]. 中医临床研究, 2020, 27 (12), 98-100.

[18] 魏秀秀, 丁齐又, 王新苗, 等. 仝小林桃核承气汤加减辨治流行性出血热经验[J]. 北京中医药, 2020, 39 (7): 695-697.

[19] 王世豪, 李彩霞, 王至婉. 基于网络药理学和文献筛选分析宣白承气汤治疗重型 COVID-19 的作用机制[J]. 世界科学技术-中医药现代化, 2020, 22 (10): 3472-3484.

[20] 包春秀, 姜永红. 宣白承气汤治疗肺系疾病研究进展[J]. 山东中医药大学学报, 2021, 45 (2): 280-284.

[21] 王顺华, 王久荣, 孙维俭, 等. 宣白承气汤对肺缺血再灌注大鼠肺内氧自由基的影响[J]. 医学理论与实践, 2018, 31 (20): 3005-3006, 3011.

[22] 葛瑜, 缪华. 宣白承气汤调控 sirt1/FOXO1 通路对脂多糖致大鼠急性肺损伤的影响[J]. 四川中医, 2020, 38 (7): 52-56.

[23] 孙晓龙, 李承, 赵振宇, 等. 大承气汤对多器官功能障碍综合征大鼠肠源性内毒素血症的疗效机制[J]. 中医药学报, 2017, 45 (3): 45-47.

[24] 孙必强, 李美珍, 李果丽, 等. 大承气汤对肠源性脓毒血症大鼠免疫功能的影响[J]. 中国民族民间医药, 2019, 28 (15): 13-15.

[25] 关忠影, 王军. 曹颖甫运用大承气汤治验分析[J]. 江苏中医药, 2020, 52 (5): 71-72.

[26] 宋志伟, 王兴华. 《经方实验录》大承气汤证医案探析[J]. 安徽中医药大学学报, 2013, 32 (6): 13-14.

[27] 张琦, 黄蕊, 高燕, 等. 大承气汤主治病证数据分析研究[J]. 河南中医, 2014, 34 (10): 1861-1864.

[28] 孙文杰, 陈亚峰, 高磊, 等. 近 10 年"大承气汤"相关研究知识图谱分析[J]. 上海中医药杂志, 2019, (9): 22-26.

第五节 柴胡汤类方

一、小柴胡汤

（一）古代医案

1. 古代医案一

甄复先恶寒发热，呕哕心烦，服他药昏迷不醒，或谓阴虚而然。余诊之，六脉沉微，手足大热，唇舌鲜红，身体重痛。余曰："痧毒冲心，入于血分，痧滞故尔。"不信，连易三医，莫任，复求余治。呼之不应，扶之不起，用晚蚕沙煎汤，微冷服。次以宝花散煎砂仁汤，微冷送下，稍醒，然后扶起，放痧数十针未愈。用桃仁、延胡索、苏木、乌药、红花、香附、山楂一剂，始能转侧。后服小柴胡汤，寒热俱除，调补两月而痊[1]。

2. 古代医案二

张致和治一人，病阴证伤寒，先因感寒湿，既而发热不食，数日后不省人事，语多错乱、神思昏迷，面青齿露，人谓其必死。张诊之，两手脉沉细，先以小柴胡汤与之，继以四君子汤加炮附子数片，煎成药，置盆中，以水制其热性，少时令温与服，其脉渐回，神思亦爽，更用药调理而愈[2]。

3. 古代医案三

辛酉仲夏，予迁郡城之次年，其时疫气盛行。因看一贫人斗室之内，病方出汗，旋即大便，就床诊视，染其臭汗之气，此时遂觉身麻，而犹应酬如常。

至第三日病发，头眩欲仆，身痛呕哕外，无大热，即腹痛下利，脉沉细而紧。盖本质孱弱，初病邪气即入少阴，脉证如斯，不得不用姜、附、人参以温里。

如此六七日，里温利止而疫气遂彰，谵言狂妄，胸发赤斑数点，舌苔淡黄而生绿点，耳聋神昏，脉转弦数。此由阴而出阳，必须汗解之证也。

病剧回真州，诸医束手不治，适山紫家叔来探问，数当不死。余忽清爽，细道病源，谓："非正伤寒，乃染时疫。缘本质虚寒，邪气直入少阴，服参、附里气得温，逼邪外发，但正气甚弱，不能作汗。今脉弦耳聋，邪在少阳，乞用小柴胡汤本方加人参三钱，必然取效。"山紫家叔遂照古方，一味不加增减，而入人参三钱，一剂得寐，再剂又熟寐，夜又进一剂，中夜遂大汗至五更，次日即然矣。继服人参半斤始健[3]。

（二）现代医案

1. 现代医案一

李某，男，91岁。因"气促半月余，加重伴发热2日"于2021年4月22日入院，既往高血压2级（很高危组）、心律失常（双源室性早搏，偶发房性早搏，短阵房性心动过速）、肺大疱（双侧）、前列腺恶性肿瘤（伴骨转移）等病史。家属代诉半个月前无明显诱因出现气促，伴恶寒，心悸，胸闷，腰痛，右下肢疼痛，因患者前列腺癌伴骨转移2年余，平素疼痛明显，家属考虑癌痛加重引起，予口服曲马多缓释片，腰痛减轻，但气促无明显缓解。4月22日患者气促加重，伴发热，最高体温37.5℃，恶寒，胸闷。至我院急诊就诊，查血气：pH 7.548，氧分压（PO_2）47.1mmHg，二氧化碳分压（PCO_2）29.1mmHg，血乳酸（LAC）2.10mmol/L，标准碱剩余（SB）27.6mmol/L。血常规：白细胞计数7.16×10⁹/L，中性粒细胞百分比82.4%，血红蛋白147g/L，血小板计数218×10⁹/L。CRP 312.50mg/L，胸部CT示双肺新增多发片状阴影，考虑感染，以"呼吸衰竭（Ⅰ型）、肺部感染"收入急诊留观，予高流量湿化仪改善低氧，头孢哌酮钠舒巴坦钠抗感染等对症处理，气促少许缓解。4月22日下午考虑患者肺部感染严重，出现呼吸衰竭，由急诊拟"脓毒症、重症肺炎、呼吸衰竭（Ⅰ型）"收入重症医学科。

转入后查炎症指标：血常规：白细胞计数17×10⁹/L，中性粒细胞百分比86.1%。PCT

3.35ng/ml；CRP 105mg/L。血气：pH 7.448，PO$_2$ 67.2mmHg，PCO$_2$ 29.1mmHg，LAC 2.10mmol/L，SB 27.6mmol/L。治疗上，维持高流量湿化给氧，头孢哌酮钠舒巴坦钠联合阿奇霉素抗感染、化痰、补液对症支持等对症处理。夜间03：20患者维持无创呼吸辅助通气下出现气促加重，床边监测：血压124/65mmHg，心率106次/分，呼吸25次/分，经皮血氧饱和度（SpO$_2$）88%，查血气分析提示氧合继续下降，呼吸衰竭加重，予床边行经鼻纤支镜引导下气管插管术，经右侧鼻腔进镜顺利插管后接有创呼吸机辅助通气。并予床边行纤维支气管镜检查及吸痰治疗。

4月28日因患者氧合情况仍欠佳，予行俯卧位通气。治疗上，以抗感染、器官功能支持、减轻炎症反应为治疗原则。①感染方面：先后予头孢哌酮钠舒巴坦钠（4月22日至4月23日）、阿奇霉素（4月22日至4月24日）、美罗培南（4月23日至4月28日）、复方磺胺甲噁唑片（0.72g，每日4次，4月25日至今）、伏立康唑（0.2g，每12小时1次，4月25日至今）、万古霉素（500mg，每12小时1次，4月28日至今）、哌拉西林钠他唑巴坦钠（4.5g，每8小时1次，4月28日至今）抗感染，4月28日予甲泼尼龙减轻炎症反应。目前抗感染方案：复方磺胺甲噁唑片（0.72g，每日4次）＋伏立康唑（2g，每12小时1次）＋万古霉素（500mg，每12小时1次）＋哌拉西林钠他唑巴坦钠（4.5g，每8小时1次）。②呼吸方面：4月23日予行气管插管，定期予纤维支气管镜治疗改善气道，氨溴索化痰。③其他方面：阿托伐他汀降脂稳斑，氯吡格雷抗聚，雷贝拉唑护胃，乌司他丁静脉滴注加强抗炎，免疫球蛋白补充免疫力，白蛋白补充胶体渗透压，双歧杆菌三联活菌调节肠道菌群，开塞露灌肠通便。④中医方面：辨证为肺痹（痰浊壅肺证），以清热化痰，宣肺止咳为法，目前予麻黄杏仁甘草石膏汤加减。

经治疗，患者氧合情况不佳，反复发热，遂组织中医病例讨论。

主要症见：嗜睡状态，呼之可睁眼，维持气管插管接呼吸机辅助通气，低热，无呕吐，经气管插管可吸出中量黄黏痰，大便难解，胃管、尿管固定在位，平素胃管可抽出约50ml胃内容物，尿管可引流出淡黄色尿液。舌暗红，苔薄黄，脉弦。床边检测：体温37.5℃，呼吸20次/分，心率88次/分，血压108/56mmHg，中心静脉压（CVP）10mmHg，SpO$_2$99%。查体：身体黑瘦，肌容减少，双肺可闻及散在湿啰音。辨证为肺痹（少阳病），以和解少阳，辅以宣肺止咳为法，中药汤剂以小柴胡汤加麻黄杏仁甘草石膏汤加味。处方：柴胡25g，黄芩10g，人参8g，甘草10g，半夏10g，生姜10g，大枣15g，石膏30g，麻黄10g，杏仁10g，熟大黄5g。水煎内服，每日1剂，分2次温服，连服3剂后患者热退，神志转清，仍有咳嗽痰多。复查各项炎症指标，血常规示：白细胞计数17×10^9/L，中性粒细胞百分比86.1%。PCT 3.35ng/ml。CRP 105mg/L。血气：pH 7.408，PO$_2$ 80.2mmHg，PCO$_2$ 36.2mmHg，LAC 1.10mmol/L，SB 27.6mmol/L。后患者未再发热，继续以扶正祛邪为则，以健脾化痰止咳为法，继续治疗，后患者顺利拔管并转入普通病房继续治疗。

按 本案患者为ICU里经典的患者类型之一，更加考验临床中医师的辨证论治水平。患者为老年男性，本次因重症肺炎导致急性呼吸衰竭，并出现神志改变等神经系统病变，符合脓毒症的诊断，按照脓毒症治疗相关指南，予气管插管接呼吸机辅助通气、抗感染、补液扩容、浅镇痛镇静等西医常规处理。但目前脓毒症的死亡率仍然高居不下，中医药在脓毒症的防治中起着重要的作用。中医强调望闻问切，收集患者的整体信息，以做出正确的中医证候诊断。但在 ICU 住院患者中往往因为严重的原发病，患者意识改变，不能对答或不能正确交流，缺失"问诊"的内容，所以在治疗 ICU 患者时，更注重的是中医望诊、闻诊、切诊，以收集患者的证候信息。

小柴胡汤证，脉是有力的，腹壁是紧张的。另外，汤本求真在《皇汉医学》里面写到："胸胁苦满"的腹诊触诊觉肋骨弓里面有抵抗物，具体查体方法，即"使病者仰卧，医以指头自肋骨弓下沿前胸壁里面向胸腔按抚压上之际，触知一种之抵抗物，并同时有压痛，是即胸胁苦满证也"。本例患者正是这种体质，形体偏瘦，虽然高龄，但腹壁肌肉拘谨，脉弦但有力。因此，选用了小柴胡汤加减。另外，患者因大便难解，考虑为少阳内传阳明之象，因此，加入了熟大黄以阻断内传阳明。那读者可能有疑问，如果是少阳阳明合病，为什么不直接用大柴胡汤呢？因为这还是注重从体质出发，也就是注重望诊，患者是小柴胡汤筋骨体质，就用小柴胡汤。大柴胡汤的体质在大柴胡汤的篇章有讲到，不再赘述。

小柴胡汤证还有"默默不欲饮食"的情况，那在 ICU 患者当中，如何辨认呢？如果是正常能交流的患者，往往会说，食欲减退或者恶心欲呕。在我们的观察中发现，小柴胡汤证患者胃潴留往往并不多，本案患者胃潴留一般在 50ml 左右，说明消化能力有下降，但胃潴留量并不多。

本例患者的发热特点中，"寒热往来"表现得并不明显，因为现代医学对重症患者体温的管理相对严格，降温的对症措施也很多，比如冰敷、冰机（一种降温的机器，病人身体下面铺一层降温毯，机器给予循环冷水降温）等物理降温，或解热镇痛类药物口服等，干扰了医师对患者发热的特征的观察。

另外，为什么用石膏呢？石膏，在《中药学》中的描述：甘、辛，大寒，归肺、胃经。生用：清热泻火，除烦止渴；煅用：敛疮生肌，收湿，止血。但在《伤寒论》中是用于清热生津除烦的，以口干烦躁的为辨证要点。本例患者发热时，往往表现为需要更多的镇痛镇静药才能维持浅昏迷的状态，说明患者是有烦躁的表现的。而口干只能通过观察患者的口唇、口腔黏膜及可吸出唾液的量而进行推测，本例患者口腔无明显唾液分泌，可以推测为口干。

在使用中药 3 日后，患者病情迎来了转折点。体温下降了，炎症指标也在进行性下降，最后顺利拔除气管插管，并顺利转到普通病房继续后续的治疗。

2. 现代医案二

陈某，男，73 岁，以"发现肌酐升高 2 年余，气促 1 个月，意识障碍 1 周"于 2021 年 5 月 8 日收入院，5 月 9 日病情恶化转入重症监护室。

发病及入院后主要诊疗经过：

2019 年 3 月出现活动后气促，伴双下肢浮肿，在重症监护室住院治疗，考虑慢性肾脏病 4 期、心力衰竭（心功能Ⅳ级）、肺部感染、冠心病，后规律复查肌酐波动于 224～312μmol/L。

2020 年 1 月 25 日患者再次出现肢体浮肿伴气促，考虑慢性心衰急性发作，予利尿、降压、控制心室率、抗聚、调脂稳斑、控制血糖等治疗后症状好转。

2020 年 3 月患者因心力衰竭入住心内科，后于 2020 年 4 月 10 日行左下肢动脉闭塞球囊扩张术，经积极治疗患者病情稳定好转后出院。

2020 年 10 月患者出现周身乏力严重，左下肢为甚，由门诊拟"慢性肾脏病 4 期"收住我院肾内科，2020 年 10 月 13 日患者因突发意识不清转入神经五科，排除相关禁忌，于 2020 年 10 月 15 日行脑血管造影，术中提示基底动脉中度狭窄、右侧椎动脉 V₄ 段中度狭窄。后因患者肺部感染合并呼吸衰竭、急性左心衰，病情危重转 ICU 治疗，经治疗患者生命体征稳定转肾内科继续专科治疗。

于 2021 年 3 月 18 日至广东省第二中医院针灸科行康复治疗，4 月份患者出现气促予转广东省中医院大学城医院 ICU 监护治疗。完善胸部 CT 提示双肺感染、胸腔积液，予气管插管接呼吸机辅助通气，留置血透管行血液透析，留置胸腔引流管、奥氮平镇静、抗感染等对症治疗。病情稳定后予转肾内科治疗，先后予哌拉西林他唑巴坦、亚胺培南西司他丁＋万古霉素（5 月 6 日至 5 月 8 日）抗感染。

入院前 1 周患者出现意识障碍，伴有发热、气促，5 月 8 日拟"昏迷查因"收入我院普通病房。予美罗培南 0.5g，每 8 小时 1 次抗感染、补充蛋白、利尿等治疗。

5 月 9 日患者意识状态为昏睡，面罩吸氧情况下血氧饱和度可维持 99%～100%，血压低，波动在（80～100）/（55～60）mmHg，转入重症医学科进一步治疗。

转入后，行血流动力学监测：心排下降、外周阻力不足，考虑肺部感染、感染性休克，予以美罗培南 2g，每 8 小时 1 次抗感染，更换相关管路，去甲肾上腺素、多巴胺升压。

5 月 10 日患者意识进一步变差，予行气管插管呼吸机辅助通气，镜下少量痰。肢肿明显、血氧低，行连续性肾脏替代治疗（CRRT）。

5 月 12 日痰培养：碳青霉烯类耐药肠杆菌科细菌（CRE）阳性。PCT 下降，暂未调整抗生素。

5 月 13 日上午 8 点患者心搏骤停，行心肺复苏，治疗上予以替加环素＋美罗培南抗感染治疗，17 炎症指标仍上升，予以多黏菌素＋美罗培南抗感染，后炎症指标逐渐下降。

期间患者严重渗漏，出现肢肿、双侧胸腔积液（17 日、24 日穿刺），每日需大量白蛋白维持，间中肾脏替代治疗。

5 月 18 日出现腹泻，最大量为每日 1000ml，予以调整营养支持，加用蒙脱石散、洛哌丁胺后逐步改善。

癫痫方面：13 日后，患者出现持续性癫痫，脑电图重度异常。予以持续泵入咪达唑仑控制。后经癫痫科会诊调整口服用药，患者癫痫暂未发作。

既往史：高血压病 10 余年，收缩压最高达 210mmHg，糖尿病 10 余年，既往我院住院期诊断为糖尿病肾病（5 期）、糖尿病足、2 型糖尿病伴有眼的并发症、2 型糖尿病伴有周围循环并发症，后监测血糖情况偏低已停用降糖药物。2019 年 1 月 4 日因伪膜性肠炎于外院行粪菌移植治疗，现排便正常。2020 年 1 月至 3 月在我院住院治疗期间诊断为：心脏瓣膜病（主动脉瓣少量反流，二尖瓣中量反流，三尖瓣少量反流）、肺动脉高压中度、下肢动脉狭窄（双下肢胫前及足背动脉）、大隐静脉曲张（右侧）、高脂血症、胆囊结石不伴有胆囊炎、前列腺钙化灶、骨质增生（腰椎）。2019 年 8 月因一过性肢体抽搐伴意识不清在癫痫科住院，诊断为癫痫样发作，予控制血压、血糖、调整肾功能以及抗聚稳斑等治疗后症状好转出院，维持左乙拉西坦 0.5g，每 12 小时 1 次＋丙戊酸钠 0.5g，每 12 小时 1 次，未再发作。2020 年 4 月 10 日行左下肢动脉闭塞球囊扩张术，术程顺利，现无特殊。

2020 年 10 月 10 日至 2020 年 12 月 31 日在我院住院治疗，诊断为：①慢性肾脏病 4 期，②糖尿病肾病（5 期），③糖尿病足，④下肢动脉硬化闭塞症（左下肢血管腔内成形术后），⑤肺部感染，⑥心力衰竭（心功能Ⅳ级），⑦高血压性心脏病，⑧高血压 3 级（很高危组）。经治疗症状好转出院。2021 年 3 月广东省第一人民医院住院期间诊断为肺部感染、急性脑梗死（左枕叶），脑梗死方面予二级预防治疗。

诊断：中医诊断：①肺痹（痰瘀阻络证），②昏迷（痰瘀阻络证），③厥脱类证（痰瘀阻络证）。西医诊断：①脓毒症（肺部感染），②昏迷（脑血管病、持续癫痫），③心跳呼吸骤停（心肺复苏术后），④冠状动脉粥样硬化性心脏病（急性心肌梗死可能性大，心功能Ⅲ级），⑤感染性 MODS（循环、凝血、胃肠），⑥感染性休克，⑦弥散性血管内凝血，⑧胃肠功能紊乱（AGI），⑨持续性癫痫，⑩高血压 3 级（极高危组、高血压性心脏病），⑪阵发性心房颤动，⑫2 型糖尿病伴有并发症（伴有肾、足、眼、周围神经的并发症），⑬慢性肾脏病 5 期（肾性贫血），⑭脑梗死恢复期（左枕叶），⑮肺动脉高压中度，⑯胆囊结石不伴有胆囊炎，⑰颈动脉硬化（双侧，并斑块形成），⑱神经源性膀胱，⑲下肢动脉硬化闭塞症（左下肢血管腔内成形术后），⑳大隐静脉曲张，㉑胸腔积液（双侧）。

诊疗措施：

1）呼吸支持、间中 CRRT。

2）药物方面：①抗感染：多黏菌素＋美罗培南。②抗癫痫：左乙拉西坦、卡马西平、丙戊酸钠。③心脏方面：氯吡格雷、阿托伐他汀、曲美他嗪。④肾脏：罗沙司他。⑤胃肠：多潘立酮＋双歧杆菌。⑥抗凝：低分子肝素。

3）营养支持。

4）餐鼻饲＋百普力（1500kcal）。

5）中医方面：缓则治其本：温补脾肾，利水渗湿。

存在的临床问题：①反复发热，炎症指标仍未见下降趋势；②阵发性房颤处理。

症见：患者浅昏迷状态，疼痛刺激可见肢体收缩，维持气管插管接呼吸机辅助通气，发热，无呕吐，经气管插管可吸出中量黄黏痰，大便稀烂，每日 3～4 次，质稀，胃管、尿管固定在位，平素胃内潴留约 80ml，尿管可引流出淡黄色尿液。舌淡暗，脉沉弦。床边检测：体温 38.1℃，呼吸 16 次/分，心率 96 次/分，血压 108/66mmHg，SpO_2 100%。查体：身体黑瘦，肌容减少，下肢肌肤甲错。双肺呼吸音粗，双肺可闻及散在湿啰音。心律暂齐，各瓣膜听诊未闻及明显杂音。双侧瞳孔等大等圆，直径约 2mm，对光反射灵敏，四肢肌张力基本正常，肌力不能配合，右下肢巴宾斯基征阳性。腹部平坦，腹壁稍紧张。四肢末梢冰凉、瘀黑。治疗上，继续维持目前西医治疗，中医方面，辨证为少阳、少阴合病，夹瘀，治以和解少阳，辅以温阳活血，中药汤剂以小柴胡汤、四逆汤、桂枝茯苓丸加减。处方：柴胡 25g，黄芩 10g，人参 5g，甘草 10g，法半夏 10g，生姜 10g，大枣 15g，熟附子（先煎）10g，干姜 5g，茯苓 25g，丹皮 15g，桃仁 10g，赤芍 10g。水煎内服，每日 1 剂，分 2 次温服，连服 3 剂后患者热峰较前下降，炎症治疗也出现转折，期间未见房颤心律。后继续以扶正祛邪为则，患者未再发热，并于 5 月 31 日两次痰培养 CRE 阴性，嗜麦芽单胞菌阴性，炎症指标持续低值，停用多黏菌素，6 月 1 日停用美罗培南，余治疗继续。虽然，患者最终因为感染性 MODS 而死亡，但本次的治疗也取得了阶段性的胜利。

按　本例患者为老年男性患者，以"发现肌酐升高 2 年余，气促 1 个月，意识障碍 1 周"入院，既往有慢性肾脏病 5 期（维持血液透析）、慢性心衰的病史，推测本次因肺部感染未及时控制，感染导致急性呼吸衰竭，进而并发急性心衰，诱发心房颤动，最终演变为呼吸、心搏骤停，经及时的心肺复苏后，脑功能部分恢复，但出现脑损伤的表现，因而出现癫痫样发作，后经药物控制未见发作。但由于患者基础疾病多，感染多重耐药菌，感染控制不佳，并发脓毒症休克、急性胃肠损伤、凝血功能障碍等多器官功能衰竭。经治疗，患者仍反复发热、炎症指标未见明显好转。后予小柴胡汤、四逆汤、桂枝茯苓丸合方治疗，出现病情的转机。

患者双下肢肌肤甲错、四肢末端瘀黑，有瘀血的证据，故合用了桂枝茯苓丸。而患者有小柴胡汤的筋骨质，而房颤也有"发作有时"的特点，所以有使用小柴胡汤的机会。《伤寒论》中已经明言："有柴胡证，但见一证便是，不必悉具。"但临床上，仍然需要严格把握小柴胡汤的病机，正气不足，邪热纷争于半表半里。临床上，遇见发热患者，在难以准确辨证为少阳病时，也可采用排除法以反推是否为少阳病之发热。本例案例中，患者出现四肢末端肤冷，脉沉，提示患者有陷于阴证的表现，因此，在小柴胡汤和解少阳热的同时，予四逆汤回阳救逆。这就是"有是证，用是方"的体现。

在 ICU 患者中，患者往往出现合并多个系统的疾病，因此，辨证更加复杂。在临床上，我们应用六经八纲进行辨证论治，从患者的整体出发，往往能够化繁为简。在临床上，患者的病机也相对复杂，单一的方剂往往不能恰中病机，往往需要合方治疗。

在本案中，由于患者处于浅昏迷状态，因此，更加考验临床中医师望诊和切诊的水平。本例更多的都是考虑到患者符合小柴胡汤和桂枝茯苓丸的体质，因此，合用方。另外，切诊得知患者四肢末端肤温低，脉沉弦，可知患者陷于阴证，符合四逆汤证的表现。经治疗后，患者复杂且危重的病情出现了转机。

经过这些案例，不禁也让笔者思考，中药中并无针对耐药菌的药物但仍能产生作用的原因。我们的治病过程，通过改善患者的体质，激发人体的正气，修复人体抗御能力，从而杀灭致病菌，应该是中医整体观念的应用。而现代医学，通过抗菌药物精准抑制或者杀灭病原菌，也确实起到了不可代替的治疗作用。因此，特别是在危急重症的患者中，应该充分发挥中西医结合的优势。

（三）古代研究

1. 小柴胡汤之源流

小柴胡汤出自张仲景《伤寒杂病论》，在该书中有 20 条条文直接描述了小柴胡汤的应用。现列举经典条文如下。

《伤寒论》第 96 条："伤寒五六日中风，往来寒热，胸胁苦满、默默不欲饮食、心烦喜呕，或胸中烦而不呕，或渴，或腹中痛，或胁下痞硬，或心下悸、小便不利，或不渴、身有微热，或咳者，小柴胡汤主之。"第 97 条："血弱气尽，腠理开，邪气因入，与正气相搏，结于胁下，正邪分争，往来寒热，休作有时，默默不欲饮食，脏腑相连，其痛必下，邪高痛下，故使呕也，小柴胡汤主之。"第 101 条："伤寒中风，有柴胡证，但见一证便是，不必悉具。凡柴胡汤病证而下之，若柴胡证不罢者，复与柴胡汤，必蒸蒸而振，却复发热汗出而解。"第 144 条："妇人中风七八日，续得寒热发作有时。经水适断者，此为热入血室，其血必结，故使如疟状，发作有时，小柴胡汤主之。"第 149 条："伤寒五六日，呕而发热者，柴胡汤证具，而以他药下之，柴胡证仍在者，复与柴胡汤，此虽已下之，不为逆，必蒸蒸而振，却发热汗出而解。若心下满而硬痛者，此为结胸也，大陷胸汤主之；但满而不痛者，此为痞，柴胡不中与之，宜半夏泻心汤。"《金匮要略·妇人产后病脉证治》第 1 条："问曰，新产妇人有三病，一者病痉，二者病郁冒，三者大便难，何谓也……所以产妇喜汗出者，亡阴血虚，阳气独盛，故当汗出，阴阳乃复，大便坚，呕不能食，小柴胡汤主之。"

此方是医圣张仲景治疗少阳病的代表方，具有和解少阳的功用，为太阳病传少阳病的主方，但不限于治疗外感疾病，也可以治疗内伤杂病，但凡其证符合，即可用之。所治之症如下。

1）往来寒热、胸胁苦满、默默不欲饮食、心烦喜呕，或胸中烦而不呕，或渴，或腹中痛，或胁下痞硬，或心下悸、小便不利，或不渴、身有微热，或咳者。

2）无论伤寒还是中风，有柴胡证者，但见一证便是，不必悉具。

3）妇人伤寒，热入血室。经水适断，使如疟状，发作有时者。

4）新产妇人、病痉、郁冒、大便难，呕不能食者。

2. 小柴胡汤之病机

《伤寒论》第 97 条："血弱气尽，腠理开，邪气因入，与正气相搏，结于胁下，正邪分争，往来寒热，休作有时，默默不欲饮食，脏腑相连，其痛必下，邪高痛下，故使呕也，小柴胡汤主之。"即描述了小柴胡汤的病机。所谓"血弱气尽，腠理开"，说明病传入少阳，正是因为体表的气血不足，邪气已经突破太阳表之藩篱，但正气尚不至于太过虚衰，因此，正气奋起与邪气抗争，结于胁下，即半表半里之少阳的位置，即称为少阳证。徐灵胎指出"小柴胡汤之妙在人参"，一语中的，道出了小柴胡汤的关键病机。那么临证时如何才能抓住小柴胡汤方的关键病机呢？

抓住"小柴胡汤四大主证"是抓住小柴胡汤方病机的关键。《伤寒论》96 条："伤寒五六日中风，往来寒热，胸胁苦满，默默不欲饮食，心烦喜呕，或胸中烦而不呕，或渴，或腹中痛，或胁下痞硬，或心下悸、小便不利，或不渴、身有微热，或咳者，小柴胡汤主之。"提出了小柴胡汤的四大主证：即"往来寒热，胸胁苦满，默默不欲饮食，心烦喜呕"。

往来寒热，即恶寒与发热交替发作之证，即恶寒去则发热现，发热去则恶寒现。正邪相争，正进病退，病近于表则恶寒；邪进正退，病近于里则恶热。而临床典型的往来寒热并不多见。常见的是患者先出现恶寒，甚至寒战，即使增添衣被也不能缓解，但随着疾病的发展，原本正常的体温出现缓慢的上升，最后出现较高的体温，而这时恶寒已经消失，取而代之的是恶热感觉，而不需要衣被，如此反复发作。临床上也有其他类型的往来寒热，比如顽固性的低热不退或周期性发作性的低热者。然而，"往来寒热"即恶寒和发热交替出现之表现，需要与恶寒发热同时存在的太阳表证相鉴别。

胸胁苦满，即胸胁部甚满之意。具体内容在小柴胡汤现代医案案语中有讲到，不再赘述。

"默默不欲饮食"，即精神抑郁或情绪低落，默默不喜饮食，胃口差的样子。因为正邪纷争在肋骨弓下，这里是胸腹腔间的位置，是膈肌的部位，这里是会影响食欲的。

"心烦喜呕"，即因内热，而心胸苦闷、烦躁而时时欲呕。

抓住"小柴胡汤四大主证"，则辨证不难矣。然而，应用小柴胡汤时是不是要四证皆具有呢？答案是否定的。《伤寒论》第 101 条："伤寒中风，有柴胡证，但见一证便是，不必悉具。"即无论伤寒还是中风，只见"小柴胡汤四大主证"中的一证，即可据此应用小柴胡汤，不必诸证悉具。

"或胸中烦而不呕，或渴，或腹中痛，或胁下痞硬，或心下悸、小便不利，或不渴、身有微热，或咳者"，以上简称为小柴胡汤的七个或然证，胸中烦而不呕，说明邪热较轻而胸中烦躁而无心烦，胃中无饮邪而不作呕。

3. 小柴胡汤之方解

小柴胡汤方组成：柴胡（半斤）、黄芩（三两）、人参（三两）、甘草（三两）、半夏（半斤洗）、生姜（三两切）、大枣十二枚。

以上七味，以水一斗二升，煮取六升，去滓，再煎取三升，温服一升，日三服。

此方乃和解少阳的代表方。少阳病的病机在于津液亏虚，气血不足，邪传少阳经。少阳为相火，"手少阳以相火主令，足少阳胆以甲木而化气于相火"。足少阳胆经起于目外眦，从头走足，邪入少阳，结于胁下，致足少阳胆经经气不降，相火不降，郁结于上，以致口苦、咽干、目眩。柴胡苦平辛散，疏达少阳经气，透邪热外出，为君药。黄芩苦寒，清少阳邪热。两药合用，清疏并用，达邪外出，以除往来寒热及胸胁苦满、心烦、口苦、咽干、目眩。脾胃素虚，气血不足，或太阳病、阳明病不解，消耗脾胃津液，津液不足则血虚，则用人参、炙甘草、大枣补气生津养血。少阳经郁，相火偏旺，脾胃不足，木旺土虚，胆胃不和，胃气上逆，故用半夏、生姜降逆和胃，同时生姜、大枣、炙甘草、人参补脾开胃，除默默不欲饮食。

4. 小柴胡汤在脓毒症中的应用心得

本方在脓毒症中应用广泛，常常用于脓毒症发热的阶段，疗效确切，包括病毒、细菌等病原学感染引起的脓毒症发热，都有辨证使用的机会。在辨证论治的过程中，要抓住小柴胡汤的病机，最主要的辨证要点即为以上的小柴胡汤四大主证——"往来寒热、心烦喜呕、胸胁苦满、默默不欲饮食"，另外还有"舌上白苔""脉弦细"等。

另外，小柴胡汤的加减在脓毒症治疗中也非常重要。《伤寒论》第 16 条云："太阳病三日，已发汗，若吐、若下、若温针，仍不解者，此为坏病，桂枝不中与之也。观其脉证，知犯何逆，随证治之。"

若与太阳合病，出现无汗的表实症状，需要根据脉象以及四肢冷热程度，辨别太阳表实证与太阴表实证。比如，脉浮紧有力、四肢尚温，可合用葛根汤。在临床上，小柴胡汤合用葛根汤的机会比合用麻黄汤的机会更多。麻黄汤证往往出现的时间较为短暂，往往在

ICU 的患者中比较少见。如果出现脉沉、紧，无力，四肢冰凉，考虑少阴表实证，可与麻黄附子细辛汤合用。

若出现有汗，需要根据汗的黏滞程度、出汗量、脉象以及四肢的冷热程度，鉴别汗是太阳中风卫强营弱的汗，还是阳明气分热盛，迫津外泄的汗，还要鉴别少阴表虚证的气虚不摄的汗，以上三种情况，可分别与桂枝汤、白虎汤、桂枝加附子汤合方使用。

若传入阳明，出现口干烦躁，加入石膏；若出现大便秘结，可加入大黄，或根据"痞满燥实"的偏重，辨证与调胃承气汤或小承气汤合方；若出现大便秘结伴精神狂乱等脓毒症脑病的表现，可与桃核承气汤合方；若出现身目黄染等湿热内蕴的表现，可与茵陈蒿汤合方。

若兼有腹泻，便质稀烂，味薄等太阴病表现，可与理中汤合用；若同时出现四肢逆冷、脉沉微等陷于少阴里证，可与附子理中汤、四逆辈类方合用。若上述腹泻又出现舌苔黄腻时，考虑为上热下寒的厥阴病，可与半夏泻心汤、生姜泻心汤、甘草泻心汤等厥阴病方合用。

另外，根据合并不同的病理产物，与不同的方剂合用。如果具有舌头胖大，舌质湿润等水湿的表现，应该进一步辨认水邪的部位，与不同的方剂合用，比如水邪在胃，与苓桂术甘汤合用；水邪在膀胱，与五苓散合用；水邪与阴虚同时存在，与猪苓汤合用；水邪伴有阳虚，与真武汤合用。若有肌肤甲错、肌肤瘀斑、下肢静脉曲张或口唇暗紫等瘀血内阻的表现，可以与桂枝茯苓丸或当归芍药散合用。桂枝茯苓丸与当归芍药散可根据患者皮肤来辨别，一般皮肤粗糙多用桂枝茯苓丸，皮肤细嫩多用当归芍药散。若出现舌苔白腻难化，考虑为湿气顽固，可与藿香正气散合用芳香化湿，达到湿热退的效果。若出现舌苔黄腻难化，考虑为湿热内蕴，可辨证与三仁汤、藿朴夏苓汤或甘露消毒丹合用，起清热化湿之效。

（四）现代研究

目前尚无小柴胡汤方治疗脓毒症的相关报道，但现代药理学研究表明，小柴胡汤具有抗炎和调节免疫的作用，特别是对机体免疫反应具有双向调节性，这为小柴胡汤治疗脓毒症提供了一个契合点。

小柴胡汤是治疗少阳病的代表方，"小柴胡汤四大主证"之一即为往来寒热，因此，小柴胡汤广泛应用于治疗发热性的疾病，而发热也是脓毒症最常见的临床症状之一，因此，小柴胡汤用于治疗脓毒症有较大的机会。目前已经有较多的文献报道小柴胡汤治疗发热性疾病，包括感染性发热（如上呼吸感染、细菌性肝脓肿等）和非感染性发热（如癌性发热、风湿性发热等），还有不明原因的发热也有应用的机会[4-8]。另外，非常有趣的是，小柴胡汤也能有效地调节机体的免疫功能。有研究发现，小柴胡汤能够通过逆转晚期食管癌患者外周血中免疫耐受，激活免疫应答发挥作用[9]。而小柴胡汤对炎症和对免疫的调节作用，与脓毒症的炎症与免疫抑制失衡的发生机制不谋而合。因此，小柴胡汤抗脓毒症也具有一定的理论依据。

现有的证据表明，小柴胡颗粒对重度全身性感染患者急性肾损伤效果较好，不仅降低炎症介质水平，也改善组织器官灌注[10]。

然而，小柴胡汤抗脓毒症的有效性及作用机制仍需进一步的临床试验及基础实验来证实。

（李 健 许 健）

二、大柴胡汤

（一）古代医案

1. 古代医案一

乡里豪子得伤寒，身热，目痛，鼻干，不眠，大便不通，尺寸俱大，已数日矣。自昨夕，汗大出。予曰：速以大柴胡下之。众医骇然，曰：阳明自汗，津液已竭，当用蜜兑，何故用大柴胡汤？予曰：此仲景不传妙处，诸公安知之。予力争，竟用大柴胡，两服而愈[11]。

2. 古代医案二

一人患伤寒，目痛鼻干，不得卧，大便不利，尺寸脉俱大，已数日。一夕汗出，许谓速以大柴胡下之。医骇曰：阳明自汗出，津液已漏，法当用蜜兑（果然稳当），何须用大黄药？许谓曰：子只知把稳。若用大柴胡，此仲景不传之妙，子殆未知也。乃竟用大柴胡，二帖而愈。仲景论阳明之病多汗者，急下之。人多谓已是自汗，若下之，岂不表里俱虚？又如论少阴云：少阴病一二日，口干燥者，急下之。人多谓病发于阴，得之日浅，但见干燥，若更下之，岂不阴气愈盛？举斯二者，则其疑惑者不可胜数。此仲景之书世人罕读也。予谓不然。仲景称急下之者，亦犹急当救表，急当救里耳。凡称急者有三处，谓才觉汗，未至津液干燥，便速下之，则为捷径，免致用蜜兑也。若胸中识得了了，自无可疑。若未能了了，误用之，反不若蜜兑为稳也[12]。

3. 古代医案三

孙文垣治张二官，发热头痛，口渴，大便秘结三日未行，脉洪大，曰：此阳明少阳二经之症。用大柴胡汤行三五次，所下皆黑粪，夜出臭汗。次日清爽，惟额上（阳明部位）仍热，用白虎汤加葛根、天花粉。因食粥太早，复发热咳嗽，口渴殊甚，且恶心（食复），用小柴胡加枳实、山栀、麦芽。次日渴不可当（半夏、枳实、麦芽，皆能耗阳明津液），改以白虎汤加麦冬、花粉，外与辰砂益元散，以井水调服五钱，热始退，渴始定。不虞夜睡失盖，复受寒邪，天明又大发热，人事不知（复感），急用小柴胡汤加升麻、葛根、前胡、薄荷。汗出热退，神思大痒，四肢皆冷，语言懒倦且咳嗽，以生脉散加石斛、百合、大枣、白芍。服后咳嗽寻止，精神日加，饮食进而愈[13]。

（二）现代医案

卢某，男，57岁，因"反复四肢关节肿痛7年余，加重4日"于2019年12月10日入住普通病房。

患者 2012 年因进食海鲜后出现左肘关节红肿热痛，未予重视及系统诊治，后关节红肿热痛反复发作，逐渐累及双手小关节、双肩、双肘、双膝、双踝及双足跖趾关节，发作时诊疗不详。

2016 年患者开始每于关节肿痛发作时服用醋酸地塞米松（1.5mg，每日 1 次）＋吲哚美辛（50mg，每日 1 次）＋保泰松（0.2g，每日 3 次），服药约 3 日后关节肿痛可消退，未行系统诊疗。

2018 年初患者开始出现左上肢麻木，双膝屈曲受限，双足背肿胀，行走需搀扶，症状持续无改善，于同年 12 月至番禺区某医院就诊，诊断为痛风性关节炎，予行左肘、双手第 2 掌指关节、右足痛风石清理术，并予地塞米松、甲泼尼龙抗炎止痛治疗，非布司他（40mg，每日 1 次）降尿酸，经治疗后左上肢麻木改善，余症状同前。出院后患者未规范服用非布司他，自行服用"葵花盘粉"（清热止痛、止血、疏气散结），关节肿痛仍反复发作，具体频次不详，发作时服用上述地塞米松、保泰松、吲哚美辛止痛，或至当地诊所注射激素止痛。2019 年 3 月患者行走改善，但双膝活动受限同前。

2019 年 12 月 6 日患者进食海鲜、老鼠肉后出现四肢关节肿胀疼痛、肤温升高、活动受限，继而全身疼痛不能活动，进食显著减少，自行服用上述药物未见改善。

2019 年 12 月 10 日至我院就诊，拟诊断为痛风性关节炎，收入我院普通病房住院治疗。入院症见：患者神清，精神疲倦，周身疼痛，无反酸嗳气，无恶心呕吐，无发热恶寒，无头晕头痛，无咳嗽咳痰，无胸闷气促，无胸痛心悸，无腹泻，纳眠差，大便稀，小便频。入住风湿科后予抗炎止痛、抗感染、纠正电解质紊乱、纠酸及抗聚护胃、降压等治疗。

2019 年 12 月 11 日患者神志转差，呈嗜睡状态，经积极补液、纠正内环境紊乱后神志仍无改善。19：06 患者出现心房颤动，予胺碘酮后仍未复律，考虑病情危重，与患者家属沟通后，约 22：40 转入重症医学科监护治疗。

既往高血压病史 3 年余，最高收缩压为 180mmHg，目前服用非洛地平缓释片 5mg，每日 1 次，厄贝沙坦片 75mg，每日 1 次，未监测血压。糖尿病病史 1 月余，目前服用瑞格列奈片 2mg，每日 2 次，未监测血糖。2019 年 10 月番禺区某医院行经皮冠脉介入术（PCI）确诊为冠心病（急性非 ST 段抬高型心肌梗死），并行心脏支架置入术，术后维持阿司匹林肠溶片 100mg，每日 1 次＋琥珀酸美托洛尔缓释片 47.5mg，每日 1 次＋替格瑞洛片 90mg，每日 2 次；2019 年 10 月外院查肌酐 175pmol/L、右肾缩小，诊断为慢性肾功能不全。否认结核、乙肝等传染病史；否认重大外伤其余手术及输血史。

床边监测：体温 37.8℃，心率 103 次/分，血压 133/55mmHg，SpO_2 96%，呼吸 20 次/分，APACHE：17 分。

患者昏睡状，呼之不应，无法遵嘱活动，疼痛刺激下可闻及呻吟声，偶可见自主睁眼，暂无明显发热寒战，留置胃管固定在位，二便尚可。舌暗红，苔黄腻，脉滑。查体：呼吸音稍粗，未闻及明显干湿性啰音。心脏、腹部查体未见明显异常。四肢肌力为 0 级，肌张力正常，病理征未引出。肿胀关节：左肩关节、右侧胸锁关节、右肘关节、双膝关节、双足背。压痛关节：因疼痛不能配合。双肩，双肘，双腕，右手第 2、3 掌指关节，右手第 2、4 近端指间关节，左手第 1、2、3、5 掌指关节，左手第 2、4 近端指间关节，双踝，右脚第 1 跖趾关节，第 2 趾间关节，左脚第 1 跖趾关节，第 5 趾间关节，双足跟，右下腹可见痛风石沉积；活动受限关节：双肘伸直受限、双腕屈伸受限。考虑：①痛风性关节炎；②感染性关节炎（左肩）；③脓毒症（脓毒症脑病？）。

辅助检查：胸片：①心肺未见异常；②左肩关节骨质疏松、退行性变，左肩关节面下多发小囊变。头颅 MR：双侧放射冠、双侧半卵圆中心、双侧额顶枕叶、双侧小脑半球多发急性梗死灶，可疑延髓左背侧及左侧小脑中脚急性梗死，并双侧小脑半球偏上部急性出血并周围水肿，考虑脓毒栓子所致可能性大。

治疗上，西医方面，总体诊疗原则为抗感染、呼吸支持、内环境维持稳定。具体如下：①呼吸支持：12 月 16 日予拔除气管插管，现维持中流量给氧；②抗感染（11 月 11 日至12 月 12 日）：美罗培南（0.5g，每 8 小时 1 次，静脉注射）＋万古霉素（500mg，每日 1 次，静脉滴注）；（12 月 12 日至 12 月 17 日）利奈唑胺（0.6g，每 12 小时 1 次，静脉注射）；③减轻炎症反应：注射用氢化可的松（50mg，每日 1 次，静脉滴注）；④痛风治疗：秋水仙碱（0.5mg，每日 2 次，鼻饲），碳酸氢钠（1g，每日 3 次，鼻饲）；⑤其他：泮托拉唑（40mg，每 12 小时 1 次，静脉注射）。中医方面，辨证为气虚湿热互结，以益气化湿清热为法，以蒿芩温胆汤加减。

经治疗，患者仍有反复发热，但炎症指标整体较前好转。于 12 月 17 日行中医疑难病例讨论。

主要症见：患者嗜睡，精神疲倦，面色发红，鼻导管中流量吸氧，四肢无活动，肢体被动活动时可见痛苦表情，手指可稍活动，发热，体温 38.4℃，额头有汗出，无寒战，无肢体抽搐，无明显气促，留置胃管鼻饲饮食，尿量可，昨日解多次稀烂便。舌暗红，苔黄腻，脉弦滑。

床边监测：心率 125 次/分，呼吸 14 次/分，血压 120/50mmHg，SpO$_2$ 100%。查体：双肺呼吸音稍粗，左下肺可闻及少许湿啰音。左肩关节、右侧胸锁关节、右肘关节、双膝关节肿胀、疼痛、肤温升高，左肩关节为甚，触诊有波动感，四肢活动受限，四肢肌力 0 级，肌张力正常，病理征未引出。四肢温暖，四肢无浮肿。腹部肌肉坚紧，腹部稍膨隆。

最新辅助检查：血培养：金黄色葡萄球菌。左肩软组织：大量革兰氏阳性菌，金黄色葡萄球菌。深部痰：耐甲氧西林金黄色葡萄球菌。尿酸（UA）：437μmol/L；胸片：①左肺渗出较前略吸收，左侧肺门影较前清晰，未除左侧少量胸腔积液，注意复查；②气管插管后改变，同前。

目前西医诊断：①痛风性关节炎；②感染性关节炎（左肩）；③脓毒症（脓毒症脑病？）；④急性脑血管病（双侧小脑半球偏上部急性出血）；⑤脑梗死（双侧放射冠、双侧半卵圆中心、双侧额顶枕叶、双侧小脑半球多发急性梗死灶）；⑥急性肾衰竭（慢性肾功能不全急性加重）等。目前中医诊断：①痹证（少阳阳明合病，湿热内结）；②发热（少阳阳明合病，湿热内结）。

中医方面，考虑少阳阳明合病，湿热内结，以大柴胡汤合四妙散加减。处方：柴胡 25g，黄芩 10g，法半夏 10g，枳实 15g，白芍 15g，生姜 10g，大枣 15g，熟大黄 10g，苍术 10g，黄柏 10g，薏苡仁 30g，牛膝 10g。水煎内服，每日 1 剂，分 2 次温服，连服 3 剂后，患者神志较前好转，热峰较前下降，上肢可遵嘱抓握，查体：四肢肌力 3 级。后转出普通病房继续进一步专科治疗。

按 本例患者为中年男性患者，因"反复四肢关节肿痛 7 年余，加重 4 天"，既往痛风性关节炎反复发作，未能控制。本次发病比以往都要严重得多，出现了局部关节的感染，并细菌入血，导致脓毒症发生。经过中西医联合治疗，患者仍然发热，神志和四肢肌力不能恢复。在后来的治疗中，我们应该关注以下问题：

当遇到症状和舌脉不相符时，我们应该舍脉从症，还是舍症从脉？本例患者，从症状上看，像是个阴证、虚证，因为症状表现为嗜睡，四肢完全不能动弹，腹泻，而且不能言语，不能沟通，所以很多问诊的内容无法获得，但从症状来看，与神疲乏力、腹泻便溏的脾虚证相似。但从舌脉来看，舌是暗红的，脉是弦滑的，患者平素体质是壮实的，又与阳证、热证相似。因此，这个患者脉症是不符合的。但我们在 ICU 的中医辨证论治中，更强调中医师的望诊、闻诊、切诊所收集的四诊信息，因为这些信息更加客观，且容易获得。在本次的中医辨证中，我们认为，病机是阳证、热证、实证。那从六经辨证的角度来看，患者发热，是属于三阳病的范围，但无恶寒、无寒战等表现，不支持太阳表证的存在；患者发热、汗出，四肢温暖，面色发红，全身关节红肿热痛，腹泻，但大便味臭，舌暗红，苔黄腻，脉滑。因此辨证为少阳阳明合病，夹有湿热。而且患者大腹便便、肌肉坚紧，而且更关键的是平素体格壮实。因此，符合大柴胡汤证的体征。

另外，四妙散主治湿热下注的痹证，可以说是痛风等表现为下肢关节红肿热痛一类疾病的专病专方，效果可，屡试不爽。四妙散载于清代张秉成《成方便读》，而本方为元代危亦林《世医得效方·卷第九》的苍术散加味而成。苍术散由黄柏、苍术各等分组成。原作散剂，可治疗"一切风寒湿热，令足膝痛，或赤肿，脚骨间作热痛，虽一点，能令步履艰苦。及臀髀大骨疼痛，令人痿。一切脚气，百用百效"。后至《丹溪心法》一书中将其改称为二妙散。四妙散由二妙散加怀牛膝、薏苡仁共 4 味药物组成，主治湿热下注之痿证、痹证。方中苍术味苦能燥湿，性辛温，可散寒除痹，是燥湿健脾之要药，《珍珠囊》有云："能健胃安脾，诸湿肿非此不能除。"黄柏味苦而性寒、沉降，善清湿热且尤长于清下焦湿热。如《脾胃论》所言："黄柏之苦寒，降湿热为痿，乘于肾，救足膝无力，亦除阴汗、阴痿，而益精""如脚膝痿软，行步乏力，或疼痛，乃肾肝中伏湿热，少加黄柏"。据《神农本草经》载："薏苡仁，主筋急，拘挛不可屈伸，风湿痹，下气，久服轻身益气。"是以方中用薏苡仁健脾胃、除湿痹、缓拘挛、舒筋络；牛膝味苦酸、性平，《神农本草经》原文："牛膝，味苦，主寒湿痿痹，四肢拘挛，膝痛不可屈伸，逐血气。"因此，治以和解少阳，内泻湿热为法。方用大柴胡汤合四妙散。方中重用柴胡，疏达少阳经气，疏散少阳半表半里之邪，为君药。黄芩苦寒，清少阳邪热，清泄胆胃之热。两药合用，清疏并用，达邪外出，以和解少阳。熟大黄，因其非生大黄，又不后下，其泻下的功效不会很明显，因此，即使本例患者有腹泻，也可用之，取大黄活血、泻热、通腑的功效，也符合通因通用之法；枳实破气消积，二药合用，内泻阳明之邪。白芍缓急止痛。半夏配伍生姜，降逆止呕。四妙散方中苍术与黄柏配伍应用可共奏清热燥湿之功效，使湿去而热除，即邪气盛、正气不虚之二妙散功效；加入牛膝以补肝肾、强筋骨，引苍术、黄柏入下焦而祛湿清热；宗《黄帝内经》"治痿独取阳明"之旨，故用能独入阳明经脉之薏苡仁以淡渗利湿，清热除痹，舒利筋络。大枣调和诸药。综观全方，具有和解少阳，兼泻阳明、清热燥湿的功效，表里同治，使少阳得解，阳明得清，湿热得化，病情向愈。

因此，在ICU的中医辨证论治中，我们更加强调客观的中医四诊信息。以八纲辨证为纲，以六经辨证为领，再辨方证，由大到小，由浅入深，由宽入窄，层层深入，最终方证对应，使病情向愈。

（三）古代研究

1. 大柴胡汤之源流

大柴胡汤出自张仲景《伤寒杂病论》，在该书中有4条条文直接描述了大柴胡汤的应用。列举条文如下：

《伤寒论》第103条："太阳病，过经十余日，反二三下之，后四五日，柴胡证仍在者，先与小柴胡。呕不止、心下急、郁郁微烦者，为未解也，与大柴胡汤下之则愈。"

本条是阐述大柴胡汤病机的条文，本是太阳病，因下之不当，转入少阳，由小柴胡汤证发展为大柴胡汤证，而且再次说明了大柴胡汤的病机是少阳阳明合病。由于误下，把半表半里的邪气引到阳明里去了。

"呕不止"，呕得更加厉害，比小柴胡汤的"心烦喜呕"更剧烈。小柴胡汤证的喜呕，是少阳邪热激动里饮，胃气上逆所致。而大柴胡汤的呕吐，不仅有少阳邪热激动里饮的原因，还有更重要的是大便干硬不通，导致脾胃气机升降失常，气往上冲，因此呕不止。因此，大柴胡汤不仅有法半夏、生姜等降逆止呕之品，还有枳实、大黄等行气通腑的药物。

"心下急"，感觉就如同大人穿小孩的衣服，心下有不宽快的感觉，心下就是肋弓下胃脘部位。但这个程度还不至于太严重，还不到大承气汤痞满燥实的状态。"郁郁微烦"，是指有些烦躁，但也不至于像阳明病那样烦躁。

《伤寒论》第136条："伤寒十余日，热结在里，复往来寒热者，与大柴胡汤；但结胸，无大热者，此为水结在胸胁也，但头微汗出者，大陷胸汤主之。"

这里是鉴别大柴胡汤证与结胸证的条文。"热解在里"，说明有阳明里实证，表现为大便秘结等。但又同时具有"往来寒热"的表现，这说明是少阳阳明合病。所以，大柴胡汤是治疗少阳阳明合病的。"但结胸，无大热者"，意思是如果只有结胸的表现，也就是只有心下疼痛，拒按，按之硬，或从心下至少腹硬满疼痛，手不可近等热结在里的表现，而在表无"往来寒热"或者"表证"表现出来的大热。因为胸胁部水结，阳气不得宣布，因此，表现为"但头微汗出"的微微出汗。

因此，归纳起来，大柴胡汤证与大陷胸汤证的鉴别点在：第一，大陷胸汤没有往来寒热的少阳证表现；第二，大柴胡汤证具有胸胁苦满的表现，表现在身体两侧的不适感为主，以痞硬为主，而大陷胸汤的表现是心下疼痛，拒按，按之硬，或从心下至少腹硬满疼痛，以疼痛拒按为主。

《伤寒论》第165条："伤寒发热，汗出不解，心中痞硬，呕吐而下利者，大柴胡汤主之。"

本条文中"心中"应作"心下"解读，指的就是在心下、上腹部位置，"心下痞硬，呕而下利者，大柴胡汤主之"。常用于治疗现代急性消化道的疾病，特别是胃、肝胆系统的急性病变所致的上吐下泻，比如急性胃肠炎所致上吐下泻，但仍然需要辨证使用大柴胡汤。这里特别需要与太阳表证伴上吐下泻鉴别。"太阳阳明合病，必下利，葛根汤主之"，葛根汤治疗太阳病的下利，当然，葛根汤证仍然具有太阳表实的发热、恶寒无汗等表现。如果伴有汗出恶风，脉浮弱的太阳表虚证表现，这就是桂枝汤证了。这里，汗出不解，即汗多仍有发热，但无畏寒，所以这里是排除了表证的，伴有表证是不适合用大柴胡汤的。这里心坚满，呕吐而下利，是少阳与阳明合病，用的是大柴胡汤。这种患者往往伴有口苦、咽干、目眩、往来寒热等少阳病表现，但同时又伴有吐、下利，舌苔黄厚腻等里实证的表现。

《金匮要略·腹满寒疝宿食病脉证治》第 12 条："按之心下满痛者，此为实也，当下之，宜大柴胡汤。"这条条文主要还是强调了大柴胡汤的病位在心下，按之心下满痛者，此为实也，当下之，宜大柴胡汤。

回到原文中，我们可以看出这里也是强调了大柴胡汤的满痛与大承气汤的鉴别。大柴胡汤的病位在心下，就是位于上腹部，而大承气汤的病位以下腹部为主。而且疼痛的性质也不一样，大柴胡汤是满痛，就是上腹部的位置有憋闷而痛的感觉，用手按之，会有压痛。而大承气汤的痛应该是痞满躁实，是燥屎内结所致的疼痛，按之疼痛的程度更重。

2. 大柴胡汤之病机

总结以上，大柴胡汤的病机是少阳阳明合病，实热内结。治疗既见少阳病之往来寒热、胸胁苦满、呕吐、心下痞满诸症，又见上腹部胀满疼痛拒按、大便秘结，或上吐下泻，而舌苔黄腻诸症。

3. 大柴胡汤之方解

大柴胡汤方：柴胡半斤，黄芩三两，芍药三两，半夏半升（洗），生姜五两，枳实四枚（炙），大枣十二枚（掰），大黄二两。

上八味，以水一斗二升，煮取六升，去滓，再煎，温服一升，日三服。

方解：病初传少阳，势须人参、甘草补中益气，一是为了扶正以祛邪，二是为了先固护未受邪之地。但邪已并于里，则里实，须大黄、枳实攻里以祛实，则人参之补、甘草之缓，皆所不宜，又加芍药以柔肝止腹痛，此大小柴胡汤之所以用药不同，而主治各异。方名"大柴胡汤"，是与小柴胡汤相对而言，小柴胡汤仅治少阳病，本方则治少阳阳明合病，其力量较小柴胡汤大，故名大柴胡汤。

大柴胡汤方证的关键病机为少阳邪热未解，伴邪热初入阳明。病位仍在半表半里的少阳，故见小柴胡汤之往来寒热，胸胁苦满的典型表现；但邪热已内结阳明，阳明内热，则更甚于小柴胡汤证，见郁郁微烦，呕不止；邪热热结阳明，但里实不甚，则见心下满痛，大便秘结或协热下利，舌苔黄腻，脉弦滑。治以和解少阳，内泻热结为法。方用大柴胡汤，即以小柴胡汤与小承气汤合方加减，是和解少阳与泻下热结并用的方剂。方中重用柴胡，疏达少阳经气，疏散少阳半表半里之邪，为君药。黄芩苦寒，清少阳邪热，清泄胆胃之热。两药合用，清疏并用，达邪外出，以和解少阳，除往来寒热及胸胁苦满、心烦、口苦、咽干、目眩等。大黄活血利胆，通腑泻热；枳实破气消积，二药合用，内泻阳明邪热，共为臣药。白芍柔肝止痛，以解心下满痛、胸胁苦满。半夏配伍生姜，即小半夏汤，具有降逆止呕的作用，均为佐药。大枣调和诸药，为使药。综观全方，具有和解少阳，兼泻阳明的功效，表里同治，使少阳得解，热结得下，内外诸证皆除。

4. 大柴胡汤的腹诊

大柴胡汤的体质辨证：经方家黄煌较好总结了大柴胡汤证腹诊的经验，可借鉴：即按压上腹部，轻的是抵抗感，重的是按压痛。胸胁苦满是指患者两季肋区出现的一种自我充满感，医者拇指自季肋下向胸腔内上方按压有明显抵抗感，可于两侧同时出现，也可在一侧单独出现，但多见于右侧。常常见于现在"三高人群"，包括高血压、高血脂、高血糖等，患者常常大腹便便、肌肉坚紧，但关键是体格壮实。

《皇汉医学》提出：大柴胡汤之胸胁苦满比诸小柴胡汤则更强，屡达于肋骨弓之下，则心下急。其余波左右分歧，沿腹直肌至下腹，即所谓"腹直肌之结实拘挛者"是也。心下急，为枳实、芍药及佐药之大枣、大黄之所疗。

5. 大柴胡汤在脓毒症中的应用心得

本方在脓毒症中亦应用广泛，常常用于脓毒症高热的阶段，凡是小柴胡汤可治的阶段，大柴胡汤均有应用的机会，关键在于辨证是否有实热内结的表现。

在ICU病房中，如何识别大柴胡汤证？查体很重要。ICU患者往往都是气管插管的患者，患者意识不清或者维持镇痛镇静状态，不能表达自己的不适，因此，通过查体等获得的信息至关重要，而且非常客观。

查体包括了舌象、脉象，还有关键的腹部查体。舌象往往舌体两边红，舌苔黄厚腻；脉象弦而有力，是阳证、实证、热证。按压腹部时，患者往往会有眉头紧凑等痛苦的表情，按压上腹部，轻的是抵抗感。而且这类患者一般是平素患有现代医学的"三高"人群，包括高血压、高血脂、高血糖等，患者常常大腹便便、肌肉坚紧，而且更关键的是平素体格壮实。另外，患者往往大便不通或大便干硬。

大柴胡汤常常适用于感染部位在肝、胆、胰的脓毒症患者。由于大柴胡汤证的主治病位在心下，且治疗少阳阳明合病，实热内结，与肝、胆、胰的急性病变表现一致，因此，特别适用于病位在肝、胆、胰的脓毒症患者。

大柴胡汤的合方应用在脓毒症的治疗中也占有重要的地位。如合并阳明湿热时，合方茵陈蒿汤，常见于阳黄患者；合并下焦湿热所致痹证，合用四妙散，常见于合并痛风患者；若出现舌苔黄腻难化，考虑为湿热内蕴，可辨证与三仁汤、藿朴夏苓汤或甘露消毒丹合用，起清热化湿之效。

另外，脓毒症患者病情迁延不愈，往往容易出现四肢冷等肢体沉衰的阴证表现，但又符合大柴胡汤的体质辨证和腹诊，可以在大柴胡汤基础上加入附子扶阳气，也就是寒热并用。

（四）现代研究

中医学中并无"脓毒症"病名，从临床表现来看，脓毒症表现与《伤寒论》及温病著作中描述的"温病""热病"及"温毒"等相符合，因此，一般将脓毒症归属于"温病""热病"及"温毒"的范畴。关于脓毒症的病因病机，目前各学者的见解趋于一致，均离不开虚实两端和"毒、热、瘀、虚"等病理因素。

在前人的基础上，各位学者不断完善脓毒症的病因病机学说，目前大多离不开"毒、热、瘀、虚"等病理因素。刘清泉教授认为脓毒症的基本病机是正虚毒损、络脉瘀滞，其中正气不足是脓毒症发生的内在因素。脓毒症发生的关键有三，分别是正气不足、毒邪内蕴和脉络瘀滞，可以说是"正气虚于一时，邪气暴盛而突发"。因此，扶正解毒通络是刘清泉教授治疗脓毒症的主要治法[14-15]。王今达教授认为脓毒症是因为毒热、瘀血和虚而发病，并将其概括为"三证"，即毒热证、瘀血证、急性虚证，该理论被推崇为脓毒症中医理论的经典[16]。曹书华教授基于对"肺与大肠相表里"中医理论的研究，在"三证"基础上，提出了"四证"，增加了腑气不通证，认为腑气不通也可导致脓毒症[17]。郑爱华教授从伤寒的"六经辨证"进行辨证分析，由于脓毒症患者多感邪毒，邪袭卫分，病在少阳，发展入里直达阳明，患者壮热汗出，伤津耗气，脏腑气血瘀滞，累及肠道，则表邪未解而里实已成，中焦气机阻滞，腑气不通，毒邪难去，因此治疗上当清热解表、泻热通腑，顾护气血及津液。其中泻热通腑十分重要，人体中焦脾胃主升清降浊，在人体生命活动中有着无可替代的作用[18]。

目前研究表明，大柴胡汤可以有效治疗脓毒症之少阳阳明合病，其可能的机制是通过减轻脓毒症的炎症反应而发挥作用。钟源芳通过一项随机对照试验，对比了40例大柴胡汤治疗脓毒症腑气不通型胃肠功能障碍的患者的临床疗效，结果表明与对照组相比，大柴胡汤组胃肠功能障碍评分、中医证候评分、APACHE II评分改善更显著，CRP、PCT、白细胞计数（WBC）水平显著降低[19]。张仕娜等也通过一项随机对照试验，探讨了在西医常规基础上加用大柴胡汤对热毒内结型脓毒症患者外周血的炎症因子含量的影响，结果也表明，大柴胡汤能有效减轻热毒内结型脓毒症患者的炎症反应[20]。

（李　健　许　健）

参 考 文 献

[1] 曹洪欣，吴文清. 温病大成第四部[M].福州：福建科学技术出版社，2008：31.

[2] 江瓘，魏之琇. 名医类案正续编[M]. 焦振廉，校注. 北京：中国医药科技出版社，2011：33.

[3] 郑重光. 素圃医案[M]. 张存悌，校注. 北京：人民军医出版社，2012：30.

[4] 白宇望，杨利生，魏光明. 小柴胡汤加减方治疗上呼吸道感染发热临床研究[J]. 陕西中医，2019，40（2）：223-225，240.

[5] 丁越，石峻. 小柴胡汤治疗细菌性肝脓肿的临床疗效研究[J]. 中医临床研究，2020，12（21）：66-67，73.

[6] 张洁，李建波，杨秀丽，等. 小柴胡汤加减治疗癌性发热的临床研究[J]. 现代中西医结合杂志，2017，26（6）：603-605.

[7] 邓超英，刘晓玲. 小柴胡汤化裁治疗风湿病发热验案1则[J]. 江苏中医药，2020，52（3）：50-51.

[8] 牛立新，邓军. 小柴胡汤加减治疗不明原因发热的临床观察[J]. 中国民间疗法，2019，27（10）：28-29.

[9] 李燕，刘怀民，彭亮，等. 小柴胡汤对食管癌化疗增敏及免疫耐受的逆转作用[J]. 中国中西医结合消化杂志，2018，26（7）：579-581，585.

[10] 张旭, 胡春燕, 马涛, 等. 小柴胡颗粒对重度全身性感染急性肾损伤患者血清胱抑素 C 及降钙素原水平的影响[J]. 中华医院感染学杂志, 2018, 28 (4): 543-546, 550.

[11] 李景超, 李具双. 许叔微医学全书[M]. 北京: 中国中医药出版社, 2006: 60.

[12] 江瓘, 魏之琇. 名医类案正续编[M]. 焦振廉, 校注. 北京: 中国医药科技出版社, 2011: 25-26.

[13] 江瓘, 魏之琇. 名医类案正续编[M]. 焦振廉, 校注. 北京: 中国医药科技出版社, 2011: 281.

[14] 赵红芳, 江其敏. 刘清泉教授应用中医药治疗脓毒症的临床经验[J]. 中国中医急症, 2017, 26 (9): 1563-1565.

[15] 刘清泉. 对脓毒症中医病机特点及治法的认识[J]. 北京中医, 2007, (4): 198-200.

[16] 王今达, 李志军, 李银平. 从"三证三法"辨证论治脓毒症[J]. 中国危重病急救医学, 2006, 18 (11): 643-644.

[17] 曹书华, 王今达, 李银平. 从"菌毒并治"到"四证四法"——关于中西医结合治疗多器官功能障碍综合征辨证思路的深入与完善[J]. 中华危重病急救医学, 2005, (11): 7-9.

[18] 张仕娜, 郑爱华. 郑爱华运用大柴胡汤加味治疗脓毒症经验[J]. 湖南中医杂志, 2020, 36 (11): 23-25.

[19] 钟源芳, 徐燕, 张斌, 等. 大柴胡汤治疗脓毒症腑气不通型胃肠功能障碍的临床研究[C]//《中国医院药学杂志》编辑部, 武汉医药卫生学会联合办公室. 2016 年《中国医院药学杂志》学术年会论文集. 昆明:《中国医院药学杂志》编辑部, 2016: 1.

[20] 张仕娜, 郑爱华, 刘红梅. 大柴胡汤对热毒内结型脓毒症患者外周血炎症因子含量的影响[J]. 亚太传统医药, 2020, 16 (7): 150-152.

第六节　理中汤类方

一、古代医案

1. 古代医案一

省掾曹德裕男妇,三月初病伤寒八九日,请予治之。脉得沉细而微,四肢冷,自利腹痛,目不欲开,两手常抱腋下,昏昏嗜卧,口舌干燥。乃日前医留白虎加人参汤一服,可服否?予曰:白虎虽云治口燥舌干,若执此一句亦未然。今此证不可用白虎者有三:《伤寒论》云立夏以前,处暑以后,不可妄用,一也;太阳证无汗而渴者不可用,二也;况病人阴证悉具,其时春气尚寒,不可用,三也。仲景云下利清谷,急当救里,宜四逆汤。遂以四逆汤三两,加人参一两,生姜十余片,连须葱白九茎,水五大盏,同煎至三盏,去渣,分三服,一日服之。至夜利止,手足温。翌日大汗而解,继以理中汤数服而愈。孙真人《习业篇》云:凡欲为太医,必须谙《甲乙》《素问》《黄帝针经》、明堂流注、十二经、三部九候、本草药性,仲景、叔和,并须精熟,如此方为太医。不尔,犹无日夜游,动致颠陨,执方用药者,再斯可矣[1]。

2. 古代医案二

候辅之病,脉极沉细,内寒外热,肩背胸胁斑出十数点,语言狂乱。或曰:发斑语,非热乎?许曰:非也。阳为阴逼,上入于肺传之皮毛,故斑出;神不守舍,故错语如狂,非谵语也。肌表虽热,以手按之须臾,冷透如冰。认症精确。与姜、附等药,数日约二十余两,后得大汗而愈。后因再发,脉又沉迟,三四日不大便,与理中丸,用理中丸作下法,妙。三日内约半斤,其疾全痊。候生之狂,非阳狂之狂,乃失神之狂,即阴虚也[2]。

3. 古代医案三

余青岩广文令眷，年近三十，夏初得时疫伤寒，初起不恶寒，但发热、身痛、目赤，用败毒散，二日微汗而热不退，延至六七日，身发稠密赤斑，狂乱谵语，声变北音，发则不识人。似属阳明热证，但脉细如丝而弦紧，口虽干而不渴，有议用凉膈化斑者，余以脉为主，作时疫阴斑亡阳危证。幸程至飞团弘春，定议金同，主以真武理中合剂，重用参附者五日，阳回斑散，始克有生。此余致恭同道家媳，因自知医，故弗疑而治效也[3]。

二、现代医案

刘某某，男，83 岁，既往有脑梗死、心房纤颤病史。2013 年 5 月因重症肺炎并脓毒症由普通病房转入 ICU。转入时患者意识模糊，四肢厥冷，呈叹气样呼吸，面色㿠白，四肢浮肿，舌淡苔白，脉微细。血压 60/40mmHg，心率 130 次/分，立即予气管插管及机械通气治疗，并按国际脓毒症治疗指南给予液体复苏、抗感染、血管活性药物等抢救措施，同时结合中医辨证，考虑此刻乃气脱亡阳之证，治以大补元气回阳救逆，以独参汤（红参 30g）浓煎鼻饲，每日 3 次，每服 50ml，配合参附针 50ml 静脉推注；经 3 天综合治疗后患者血压逐渐平稳并停用血管活性药物，但仍需呼吸机辅助通气，心率 110 次/分左右，少尿，双下肺可闻及湿啰音，实验室检查 B 型尿钠肽（BNP）1491pg/ml、肌酐 345μmol/L、尿素氮 25mmol/L，提示合并心肾综合征（I 型），予呋塞米、去乙酰毛花苷、多巴胺等西药强心、利尿治疗效果不佳，患者表现为面色㿠白，心悸，尿少，喘息不能平卧，颜面及四肢浮肿，按之凹陷，舌淡暗苔白，脉细弱。中医辨证为心肾阳虚、水饮内停，拟方以附子理中汤加味：熟附子 15g（先煎），黄芪 30g，党参 30g，五味子 10g，白术 10g，茯苓 20g，白芍 10g，干姜 10g，当归 10g，丹参 15g，炙甘草 10g，每日 1 剂，首煎 200ml，复煎 100ml，鼻饲。并配合床旁血滤及抗心衰、抗感染等处理。约 1 周后患者尿量逐渐恢复正常，水肿明显消退，BNP 降至 433pg/ml、肌酐 140μmol/L、尿素氮 15mmol/L，呼吸平顺，并可间断脱呼吸机。

在救治本例危重症患者中，不同时期给予了不同的中西医治疗方案，注意具体分析中医病机。初期病势危急，有虚脱亡阳之象，故急先用西医综合抢救手段稳定生命体征，在此基础上加用独参汤鼻饲并静脉滴注参附针救逆固脱并扶正气。值得一提的是在救治危重患者之中不能光用中成药针剂，必须使用中药鼻饲，少量多次地微温灌入，这样方能有效地鼓舞胃气，温运脾胃，继而提高危重症抢救成功率；后期出现心肾综合征时病情反复，此时西药强心、利尿药物效果欠佳，患者气促、全身浮肿、尿少，呈现阳虚水泛之候，此时配合间断血液净化治疗，可快速清除体内多余水分，有效地减轻心脏负荷，改善肾脏灌注，保护心肾功能。在超滤治疗的同时由于清除大量水分，易耗伐正气，所谓气随津泄，从此点出发，四诊合参，中医辨证考虑为心肾阳虚，在真武汤基础上伍用黄芪、丹参之辈加强了益气、活血之功，标本兼顾，使阳复饮散瘀去，有效改善心肾功能，缩短病程[4]。

三、古代研究

理中法首见于《伤寒论》，其以理中丸（汤）为代表，理中丸（汤）在《伤寒论》见于霍乱病篇和阴阳易差后劳复病篇。霍乱者，寒邪直中脾胃，损伤脾阳，清浊相干，升降失常，而致吐泻，以理中法温中散寒，吐泻自止。大病愈后，久病以致脾阳虚弱，虚而不摄则喜唾，以理中法温暖中阳，津液自化。霍乱、大病瘥后喜唾皆属太阴虚寒，其治法为理中法，其代表方剂为理中丸（汤）。

太阴脾者，湿土之脏，或因寒邪直中太阴，或因先天禀赋不足，或因误治失治，中气耗伤，损伤脾阳，阳不胜阴，阴寒内盛，脾虚不运，湿邪自生，以成太阴虚寒之证。太阴虚寒之病位在脾脏及其连属系统，其病机特点在于虚、寒、湿，其本质在于脾阳不足，中虚不运，寒湿内盛。理中者，理中焦也，温通疏理太阴之阳也，如程郊倩云："阳之动，始于温，温气得而谷精运，谷气升而中气赡，故名曰理中。实以燮理之功，予中焦之阳也。"上焦心肺属阳，下焦肝肾属阴，中焦脾胃坐守中宫，乃阴阳交隅之所、脏腑升降之枢，太阴虚寒则上无升清宣发之功，下无降浊肃杀之司，如此则三焦皆殃，理中丸（汤）功专于脾，其能温理足太阴之气，太阴得理，则中焦之气上交于阳，下交于阴，阴阳交和，使水谷精微升而输注于五脏，水湿糟粕降而下通于六腑，如此五脏六腑之疾可愈，故名之理中也。

太阴虚寒的核心在于有中虚、阳虚、寒湿，理中法以补虚、温阳、散寒、燥湿四法治之，中虚者，以甘味之人参、白术、甘草补益之；阳虚者，以辛温之干姜温之；寒邪者，以辛散之干姜散之；湿者，以苦温之白术燥之；四法融为一法，太阴之虚得补、寒得温、湿得化、谷气得升，共显温阳理中之功。理中之法又以补益、散寒、温阳为核心，燥湿为辅，通过人参、甘草之补益与干姜之温散相结合，使补中则不壅滞，辛散则不耗气，二者相辅相成，补益中气之虚，散太阴之寒，温通疏理中焦之气，以复太阴升降之枢机，此乃理中之机要，凡加减变化之中必以补益、散寒、温阳为核心，燥湿一法为随证加减，如此方不离理中之本[5]。

四、现代研究

刁闽俐[6]将选取的 60 例严重脓毒症脾阳虚型胃肠功能障碍患者随机分为治疗组和对照组，各 30 例，治疗组给予西医常规治疗同时，每日给予中药附子理中汤加减方 1 剂，水煎至 400ml，均分为早晚两次各温服 200ml，疗程为 7 天。附子理中汤加减方是由山东省中医院孔立教授总结提出的，主要组成为熟附子 12g、人参 15g、干姜 15g、白术 15g、木香 10g、茯苓 30g、枳实 9g、炙甘草 6g。本次研究结果表明，对照组经西医常规治疗方案治疗后总有效率为 40.00%，而附子理中汤结合脓毒症西医常规治疗组治疗脾阳虚证型的总有效率可达到 63.33%，通过 SPSS 统计学软件进行分析，$P < 0.05$，表明两者有显著的差异性，治疗组方案具有优势。研究发现以附子理中汤加减方为代表的温阳健脾法在治疗严重脓毒症胃肠功能障碍方面可以显著改善患者的胃肠功能，促进肠道屏障功能的修复，加强肠道的消化吸收功能，间接地补充热量，改善人体功能不足的状况，促进营养物质吸收，显著改善

患者的营养状况从而增强机体的免疫功能，调节胃肠动力，改善患者腹胀等症状，调节脏腑以及整体阴阳平衡，对于脾阳虚衰进一步发展至脾肾阳虚起到一定的截断作用，对改善患者预后起着重要作用。

（张 俭 禹 移）

参 考 文 献

[1] 罗天益. 卫生宝鉴[M]. 武文玉，孙洪生，校注. 北京：中国医药科技出版社，2011：281-282.

[2] 江瓘，魏之琇. 名医类案正续编[M]. 焦振廉，校注. 北京：中国医药科技出版社，2011：26.

[3] 郑重光. 素圃医案[M]. 张存悌，校注. 北京：人民军医出版社，2012：6.

[4] 赵丽芸，黄汉超. 陈镜合教授现代中医的学术思想在危重症中的应用举隅[J]. 云南中医中药杂志，2015，（6）：1-2.

[5] 胡木，黄毅君，朱晓云，等. 探析仲景理中法及其加减变化规律[J]. 环球中医药，2021，14（1）：63-65.

[6] 刁闽俐. 温阳健脾法干预治疗严重脓毒症胃肠功能障碍脾阳虚证的临床研究[D]. 济南：山东中医药大学，2013.

第七节 四逆汤类方

一、四 逆 汤 方

（一）古代医案

1. 古代医案一

张令韶治孝廉项恂如，秋患伤寒。用发散二剂愈甚，又二剂，神昏不语，大热。诊之，六脉已脱，急用人参、芪、术一两，附子三钱，姜、桂各二钱。午后，脉渐出，更进六七剂，而病如故，更加舌肿唇烂，渴饮汤水不绝（如何犹不入熟地？）。曰：病是此病，药是此药，服之反甚，得无误乎？细审不差，又数剂仍如故，十余日总不能言，其子终恳治。曰：药已至矣，病终不转，殆死症也。更用八味丸全料，浓煎六碗，冰冷与之，一日夜服尽，舌肿即消，能语识人。每日用药一剂，粥食数碗，佐之以火肉白鲞鱼之类，大便不行听之。将一月，腹始胀，食后更甚，乃以参、苓、芪、术、姜、桂、附，煎汤去渣，加大黄二钱。服后，额上微汗出，手足躁扰不安。此正气虚极也，又与大料温补，一剂遂安卧，夜间下宿垢半桶，饮食如故，后用温补百余剂而愈。共食人参五斤余，附子三十余枚。后稍失调理，便发热，脱落下颏，直至次年夏间始康健[1]。

2. 古代医案二

一人伤寒七八日，服凉药太过，遂变身凉，手足厥冷，通身黑斑，惟心头温暖，乃伏火也。六脉沉细，昏不知人不能言语，状如尸厥，遂用人参三白汤，加熟附子半个，干姜二钱。服下一时许，斑渐红，手足渐暖，苏矣。数日复有余热不清，此伏火未尽，再用黄连解毒、竹叶石膏汤，调治而安[2]。

3. 古代医案三

族兄岚暄于腊月十八日，为公务乘舆往宗祠。途次天变，凛烈雨雪，舆帘失备，浑身雪满。十九日归，体倦发热。二十日延余治。诊之，脉迟而弱，体困神昏，天柱已倒。其嗣翠峰已煎麻黄汤，俟余来与服。余曰："脉证若此，乃阴寒直中，麻黄决不可入口。"翠以为明系感寒，非麻黄不能治。余曰："若用麻黄必见害，余不任其咎也。"

翠遂凭余用药。以附块、焦术、北芪各半斤，北姜四两，炙甘草一两，人参四两，鹿茸二钱，浓煎频灌。

一伏时服至三剂，至二十二日下午计服八剂。人事稍清，天柱已竖，颇能起立。二十三日陪余饮酒，则谈笑如常矣。

厥后翠谓余曰："家严之恙，药止十剂，而资费二百余缗，分两之重，某所罕见，果何故？"余曰："尊公参、茸、芪、附，日日常服，当此大患临身之际，如朦艟巨舰，浮沉于大海之中，暴风骤至，势甚危急，非千钧之锚，不能镇定也。"翠叹服不已[3]。

（二）现代医案

1. 现代医案一

赵某，男，56岁，于1988年4月28日急诊入院。

家人诉患者当日中午在家食冻粥，以蒜茎佐膳，不久，腹泻水样便3次，量多，仍步行到单位开会，途中病情突然恶化，抬到医院门诊，神志昏，四肢厥冷，汗出如珠，转筋，目陷肉削，六脉皆伏（脉搏摸不到），声嘶，舌质淡、苔薄白，心音似有似无，血压测不到。即用艾灸神阙、关元、足三里等穴。把病者收入病房，时已下午6时，西医予强心等治疗同时，急请中医抢救。

中医诊为：寒邪直中太阴而亡阴。证为寒邪直中太阴，脾土受病，致清浊不分，下走大肠则泄泻。脾主四肢，浊阴盘踞中州，阳气不能通达，故脉伏肢厥。阳气外越汗出。津液顿伤则目陷肉削转筋。际此阴邪方盛，阳气欲脱之际，急予四逆汤以驱内踞之阴，挽回外散之阳，佐以柔肝之品。

处方：党参30g，干姜9g，炙甘草9g，制附子9g，木瓜12g，白芍12g，薏仁24g。

1剂即煎，于6时30分服药，药后1个小时，未见转机，又即拟方。

处方：高丽参6g（另炖冲服），制附子9g，炙甘草9g，木瓜12g，白芍12g，薏仁24g。

即煎即服，至晚7时55分，始见脉搏、血压（72/54mmHg），厥回神清。至次晨3时，症情暂见稳定，为巩固药效，再投中药。

处方：干姜9g，炙甘草9g，制附子9g。

1剂煎服。约8时许，大便1次，糊状、臭秽，欲饮舌干，苔微黄，小便不通，胸膈痞闷。此乃阳回热复之象，转拟清热祛湿，养阴生津之法治之。

处方：黄连9g，黄芩12g，白芍9g，泽泻9g，猪苓9g，藿香9g，花粉12g。

1剂，即煎上午给服。至下午2时30分，症状减轻，小便已通利，仍有微渴口干，自觉心烦不舒，乃转调理脾胃，养阴生津。

处方：山药15g，扁豆12g，花粉12g，葛根15g，茯苓18g。1剂煎服。

5月13日，诸症消失，病者出院。并嘱注意调理，多吃些富含营养而又易消化的食物，以增强体质[4]。

2. 现代医案二

厥阴病（寒热胜复案）：杨某某，女，72岁。1982年12月28日初诊。素体衰弱，月余来头昏，纳差，四肢不温，大便可，小便清长，前天上午开始，突然昏睡，卧床不起，神志欠清，出现寒热胜复现象：一时身热，面赤如胭脂，躁动不安；一时四肢厥冷，大汗，不知人事。各持时约1～3小时，舌质淡白无华，脉沉伏（血压60/40mmHg）。处方：党参50g，干姜10g，熟附片15g，炙甘草10g。2剂。复诊寒厥消失，四肢趋温，周身有温热感，神志清楚安静，仍感头昏、食纳不振，舌淡红、苔薄白，脉沉无力（血压90/50mmHg）。处方：党参25g，干姜5g，熟附片10g，炒白术10g，炙甘草5g。3剂。复诊四肢得温，食纳增加，两便可，精神不振，面色不华，舌淡红，脉虚。拟附子理中丸2盒，调理而愈[5]。

（三）古代研究

1. 四逆汤之源流

四逆汤首见于东汉张仲景所著《伤寒杂病论》一书，原文共398条，其中明确论述四逆汤的条文就有13条，即第29条："伤寒脉浮，自汗出，小便数，心烦，微恶寒，脚挛急……。若重发汗，复加烧针者，四逆汤主之。"第91条："伤寒医下之，续得下利清谷不止，身疼痛者，急当救里；后身疼痛，清便自调者，急当救表。救里宜四逆汤，救表宜桂枝汤。"第92条："病发热，头痛，脉反沉，若不建，身体疼痛，当救其里，宜四逆汤。"第225条："脉浮而迟，表热里寒，下利清谷者，四逆汤主之。"第277条："自利不渴者，属太阴，以其脏有寒故也，当温之，宜服四逆辈。"第323条："少阴病，脉沉者，急温之，宜四逆汤。"第324条："少阴病，饮食入口则吐，心中温温欲吐，复不能吐，始得之，手足寒，脉弦迟者，此胸中实，不可下也，当吐之。若隔上有寒饮，干呕者，不可吐也，当温之，宜四逆汤。"第353条："大汗出，热不去，内拘急，四肢疼，又下利厥逆而恶寒者，四逆汤主之。"第354条："大汗，若大下利而厥冷者，四逆汤主之。"第372条："下利腹胀满，身体疼痛者，先温其里，乃攻其表，温里宜四逆汤，攻表宜桂枝汤。"第377条："呕而弱，小便复利，身有微热，见厥者难治，四逆汤主之。"第388条："吐利汗出，发热，恶寒，四肢拘急，手足厥冷者，四逆汤主之。"第389条："既吐且利，小便复利而大汗出，下利清谷，内寒外热，脉微欲绝者，四逆汤主之。"

对于四逆汤命名的由来，成无己[6]认为："四逆者，四肢逆而不温也，四肢者，诸阳之本，阳气不足，阴寒加之，阳气不相顺接是致手足不温，而成四逆，此汤申发阳气，却散阴寒，温经暖肌，是以四逆名之。"据此，后世医家多将"四逆"当作"四肢厥逆"解，而仲景在《伤寒论》中亦指出："厥者，手足逆冷是也。"两者可谓一脉相承。

2. 四逆汤之病机

《伤寒杂病论》中关于四逆汤证的条文很多，成因也各不相同，有失治误治，有传经、直中，有邪从本化、邪从阴化等。据此，后世医家曾将其病机归纳为几类：①汗下误治，亡阳虚脱证。如原文第 353 条："大汗出，热不去，内拘急，四肢疼，又下利厥逆而恶寒者，四逆汤主之。"原文第 354 条："大汗，若大下利而厥冷者，四逆汤主之。"认为大汗则阳亡于外，大下利则阳亡于内，阳衰阴盛则四肢厥冷，故当急温，四逆汤主之。②脾阳虚衰证。如原文第 225 条："脉浮而迟，表热里寒，下利清谷者，四逆汤主之。"由于阴寒内盛，脾肾阳虚，不能腐熟水谷则下利清谷而脉迟，故用四逆汤以回阳。③虚阳外越，真寒假热证。如原文第 389 条："既吐且利，小便复利而大汗出。下利清谷，内寒外热，脉微欲绝者。四逆汤主之。"此乃吐利而内寒外热的证治，阳气大衰，阴寒气盛，故脉微欲绝，当用大剂四逆汤，破阴寒，回阳气[7]。

但无论其成因如何复杂多变，临床上四逆汤多用于主治少阴病的四肢厥逆，恶寒蜷卧，吐利腹痛，下利清谷，神疲欲寐，口不渴，脉沉或细数欲绝，以及误汗、误下之亡阳证。归根结底，四逆汤的病机在于少阴心肾阳虚、阴寒内盛。四肢为诸阳之末，阳气不足，阴寒内盛，则阳气不能敷布，以致四肢厥冷。《素问·生气通天论》云："阳气者，精则养神，柔则养筋。"阳气衰弱，不能温运全身，所以神疲欲寐，恶寒蜷卧。肾阳虚衰，不能温煦脾土，脾失健运，水湿不化，则见吐利腹痛，下利清谷。阳气虚衰，不能鼓动血液运行，则见脉象沉微。纵观诸多证候，皆由心肾阳虚、阴寒内盛所致。

3. 四逆汤之方解

四逆汤原方由甘草、干姜、附子 3 种药物组成，方中附子大辛大热，入心、脾、肾经，具回阳救逆、补火助阳、散寒止痛之功，生用则能迅达内外以温阳驱寒，当为君药。《汤液本草》谓："附子入手少阳三焦、命门之剂，浮中沉，无所不至，味辛太热，为阳中之阳，故行而不止。"《伤寒蕴要》谓："附子乃阴证要药，凡伤寒传变三阴及中寒夹阴，虽身大热而脉沉者必用之，或厥冷腹痛，脉沉细，甚则唇青囊缩者，急须用之，有退阴回阳之力，起死回生之功。"

附子无姜不热，故臣以干姜。干姜辛热，归脾、胃、肾、心、肺经，温中散寒，助阳通脉，与附子相配，一温先天以生后天，一温后天以养先天，相须为用，相得益彰，张元素谓："干姜本辛，炮之稍苦，故止而不移，所以能治里寒，非若附子行而不止也。"《本草求真》谓："干姜，大热无毒，守而不走，凡胃中虚冷，元阳欲绝，合以附子同投，则能回阳立效。"

炙甘草甘平，归心、肺、脾、胃经，有益气健脾，调和药物之功，李东垣谓其"补三焦元气，而散表寒，除邪热，去咽痛，缓正气，养阴血"，可缓和姜、附峻烈之性，三药合用，共奏回阳救逆之功。

（四）现代研究

现代研究表明：四逆汤具有调节激素水平，强心，抗休克，调节机体免疫、抗炎，改善微循环等作用[8]。

1. 调节激素水平，纠正下丘脑-垂体-肾上腺（HPA）轴的功能状态

脓毒症是指因感染而引起宿主反应失调进而导致危及生命的器官功能障碍，其本质是

全身炎症反应综合征（SIRS）和代偿性抗炎反应综合征（CARS）失调的结果，而 HPA 轴活化导致的皮质醇水平增高可能是抗炎反应的主要原因之一，故而 HPA 轴在脓毒症发生发展中具有重要的地位[9-11]。

在感染性休克时，四逆汤通过调节机体免疫力、降低炎症反应、改善微循环、升压抗休克等作用纠正 HPA 轴的功能状态，维持患者在应激状态下器官功能、内环境的稳定，从而对调节内毒素休克应激反应和全身炎症过程起着重要的作用[12]。代蓉等认为，四逆汤主要通过改善感染性休克时受抑制的 HPA 轴功能而发挥抗休克作用。经研究证实，四逆汤在感染中毒性休克伴肾上腺皮质功能不全时能纠正 HPA 轴的抑制状态，维持大鼠在应激状态下器官功能内环境的稳定，从而对调节危重症应激反应和休克状态起重要治疗作用[13]。

但研究也证实，四逆汤虽然能提高脓毒症患者早期皮质醇水平，降低 ACTH，有效改善病情严重程度，提高应激状态下机体 HPA 轴的功能，但是对病死率无影响[14]。

2. 减轻心肌损伤、改善心功能

林博在西医常规治疗的基础上，联合四逆汤治疗，能显著降低严重脓毒症并心肌抑制患者的 APACHE II 评分及中医临床证候积分，提高中医症状改善有效率，改善患者的左室射血分数（LVEF）、舒张早期心室充盈速度最大值与舒张晚期心室充盈速度的最大值比值（E/A），降低外周血中 cTnI 及 BNP 水平，提示四逆汤可能可以减轻严重脓毒症患者心肌损伤、改善患者心肌舒缩功能，保护心肌[15]。

谢东平等通过四逆汤干预中晚期脓毒症大鼠，发现经过四逆汤干预后大鼠促炎、抗炎反应均出现不同程度的减退，而且心肌损伤程度下降、心肌细胞凋亡延缓。提示四逆汤具有减轻心肌细胞损伤，延缓心肌细胞凋亡的作用，其机制有可能与其纠正中晚期脓毒症大鼠免疫功能紊乱有关[16]。

3. 抗休克，改善循环功能

马建强等用人参四逆汤治疗感染性休克患者，发现其能显著改善患者的血流动力学指标，如有创平均动脉压（IMAP）、中心静脉压（CVP）、血氧饱和度（SpO_2）、胸腔内血容量指数（ITBVI）及外周血管阻力指数（SVRI），降低乳酸（LAC）水平，改善微循环及组织灌注[17]。汤玲玲将四逆汤运用于脓毒血症休克患者，发现四逆汤能加快脓毒血症休克患者血压回升，且能降低血压变异性，降低靶器官的损伤程度[18]。

4. 降低炎症反应

刘筱蔼等通过观察四逆汤对 MODS 大鼠炎症介质和氧化应激的影响，发现四逆汤能明显减轻 MODS 大鼠肺、肝、肠、肾的病理改变，改善心、肝、肾等脏器功能（特别对心功能的改善作用明显），抑制机体 TNF-α 和 IL-6 的产生，下调过度的炎症反应，减轻过多 NO 造成的细胞毒性和组织损伤，对 MODS 大鼠具有保护作用[19]。

孙志祥等采用四逆汤治疗脓毒症休克患者，发现其对脓毒症休克的目标导向性治疗具有强化功能，降低 TNF-α、IL-8 等血清炎性因子的表达，有助于治疗脓毒症休克[20]。同时，实验也证实，四逆汤可以有效降低脓毒症患者的促炎因子 hs-CRP、TNF-α、IL-10 以及补体片段 C5a 水平，提示其可能通过抑制上述具有促炎作用的补体片段的生成，以达到拮抗脓毒症早期过度活跃的炎症反应的目的[21-22]。

赖芳等采用四逆汤治疗严重脓毒症阴证患者，发现两组患者的 mHLA-DR、血清总补体活性、IgM 均较治疗前明显升高，C 反应蛋白、乳酸水平、APACHE Ⅱ评分均较治疗前明显降低（$P<0.05$ 或 $P<0.01$）。试验组治疗前后的 IL-6 水平、氧分压及氧合指数比较差异有统计学意义（$P<0.01$）。提示四逆汤能改善严重脓毒症阴证患者氧合功能及部分炎症反应，且安全性好[23]。

（五）体会

《伤寒论》云："少阴之为病，脉微细，但欲寐。"作为少阴病的主方，畏寒肢冷，体倦嗜卧是四逆汤的证治要点，临证之时尤其要注意询问。

其次，关于附子的用量问题，众多医家都有不同见解和体会。如清代医家赵学敏在《本草纲目拾遗》中云："天心爱人，生一害必以一物以救之。"个人认为，中医药治病本就是以偏纠偏，就是用药物的偏性去纠正病体的偏性。如《素问·六元正纪大论》所云："有故无殒，亦无殒也。"临证之时，当有是证用是药。阳虚内寒多用制附子，15g 以下可不用先煎，30g 时多先煎 30~60 分钟，60g 以上应煎 90 分钟以上，甘草、干姜与附子同煎可使附子毒性大减。

（邓定伟 欧阳红莲）

二、通脉四逆汤

（一）古代医案

1. 古代医案一

一妇人，患发热，胸中闭塞，骨节烦疼。一医作停食，投小沉香煎一服，大便利下三十余行，遂致困笃，热烦愈甚，不省人事。又更医诊，见脉烦热，投四苓饮，亦不效。病势危急，又来招诊视，得两寸口脉沉微而伏（大便利下三十余行而热烦愈甚，温补何疑？况脉沉微而伏耶），外证唇口歪斜，足趾微冷，面色赤（似热）而烦热，神昏不食。即与夺命散（按夺命散，没药、血竭、生地、丹皮、干荷叶，乃行瘀之方，恐非是。又夺命散，乃礞石一味），至夜半，胸间得少汗。药虽见效，人犹未苏，复诊，其脉如故。江谓此证始感寒，合和解，而反用丸药下之太过，遂成阴证似阳。投以通脉四逆汤加人参，四服热渐退，脉稍起，再作四逆加葱白汤，八服人始平复，调理半月而愈[24]。

2. 古代医案二

李东垣治冯氏子，年16病伤寒，目赤而烦渴，脉七八至。医欲以承气下之，已煮药，而李适从外来，冯告之故，李切脉大骇曰：几杀此儿!《内经》有言，在脉诸数为热，诸迟为寒。今脉八九至，是热极也。殊不知《至真要大论》云：病有脉从而病反者何也？岐伯曰：脉至而从，按之不鼓，诸阳皆然。王注云：言病热而脉数，按之不动，乃寒盛格阳而致之，非热也。此传而为阴证矣。今持姜附来，吾当以热因寒用之法治之。药未就，而病者爪甲已青，顿服八两，汗渐出而愈[25]。

（二）现代医案

1. 现代医案一

叶某，男，18岁，于1983年11月9日因高热1周不退而住院。患者恶寒发热，体温波动在39~40℃，曾服中药（药物欠详）及肌内注射复方氨基比林，热退既而复升，伴干咳汗出，头痛咽痛，口干喜饮，舌淡红，苔薄白，脉浮略数。既往曾患"肾炎"，经治已愈。查体：心肺（-），腹软，咽充血（-）。化验：血红蛋白125g/L，白细胞总数 5.1×10⁹/L，中性粒细胞百分比58%，淋巴细胞百分比40%，单核细胞百分比2%；尿常规（-）；肥达反应（-）。胸片（-）。入院后按风热外感治疗，配合西医肌内注射青霉素、链霉素及各种退热针治疗4天，体温仍波动在39.5~40℃之间。

11月14日：细问患者发病之由，起于遗精后即冲洗冷水澡。细察之，虽高热却喜厚被着身，无躁动，手足厥逆，身倦嗜卧，汗出面赤，咽痛不红，口干喜热饮，饮不多，舌淡红，边齿痕，苔白腻，脉浮无根，沉取则散。综合分析之实为真寒假热，乃少阴病中的少阴格阳证。治以破阴回阳，方拟通脉四逆汤。处方：制附子12g，干姜9g，炙甘草6g，葱白2个，水煎温服。加炙双侧涌泉穴，隔附子灸，日行1次。

11月15日体温降至36.9℃。因见苔白腻，纳差，上方加茯苓10g，干姜减至6g。

11月16日体温上升为37.4℃，寒凝未化，遂复投通脉四逆汤，谨守原方：制附子12g，干姜9g，炙甘草6g，葱白2个，水煎温服。1剂后，体温降为36.5℃；再进3剂，体温正常，四肢转温，纳增。乃以参茸蜂王浆善后，痊愈出院。

本病例高热不退为遗精后冲洗冷水澡受寒致。盖遗精后腠理开，卫气虚，易感风寒之邪，此时应避风寒水湿，然患者却冲洗冷水而致寒邪直中少阴，酿成里真寒外假热的少阴格阳之证。患者手足厥逆、脉浮无根、身倦嗜卧，表明是里虚寒盛，是真寒；高热面赤、咽痛是虚阳被里寒格拒于外的外热，是假热。正不胜邪，故持续高热不退，投以通脉四逆汤，使机体的反应性增强，抵抗力提高，正复胜邪，手足转温，脉转有力，高热自退[26]。

2. 现代医案二

刘某，男，8个月。1988年6月14日诊。发热、泄泻3日。日泻五六次，内有不化物，时作呕吐，夜卧不宁。无恶寒，不欲饮水，饮食如故，嬉戏如常。体温39℃，舌淡红，苔薄白。前医用解热药、抗菌药无效。余辨为暑湿兼表。治以祛暑、解表、除湿。药用香薷4g，扁豆10g，厚朴5g。服2剂后，病情如故。再诊，得忆《金匮要略·呕吐哕下利病脉证治》："下利清谷，里寒外热，汗出而厥者，通脉四逆汤主之。"是案柔嫩之体，脾阳素弱，复感暑之寒湿，阳亏于内，邪袭于外，脾阳虚则泄泻于下，邪乘表则热郁于外。应复阳固本，祛邪于外。方拟：附子2g，香薷、干姜各4g，小葱白3寸，扁豆10g，川朴3g。嘱留院观察。服药1小时后，体温开始下降，傍晚体温降至37.6℃，是日泻2次，夜安卧。去附子再服 1 剂，发热泄泻止。遣健脾之剂使归。暑月热盛，常以清暑祛湿之剂获效，是为常也。本案始虑其发热，一之仇暑夏，药清解而未顾其本。小儿脾常不足。中阳不振，运化无度，暑湿何去，唯有探病求源，治病求本。此谓"热因热用"之意。可见医理精微，非浅尝能至[27]。

3. 现代医案三

某男，1 岁。于 1960 年 8 月 28 日因发热 7 日就诊。其母代诉：7 日前发热，经西医诊断为重感冒，用青霉素、链霉素等药治疗，数日后热终未退。症见眼睛无神，闭目嗜睡，四肢厥逆，脉浮大无根，心肺正常，腹部无异常。体温 39.5℃，白细胞计数 19.8×10⁹/L，中性粒细胞百分比 80%，淋巴细胞百分比 15%。符合于少阴格阳证的"但欲寐"。诊断为少阴格阳证。法宜温中回阳，兼以散寒。方用通脉四逆汤。干姜 2.4g，附子 1.5g，甘草 1.5g，开水煎，冷服。服药后，患儿熟睡 4 小时。醒后精神好，四肢不逆冷，眼睛大睁，不再发热。约 2 小时后，检查体温 37℃，化验白细胞计数 8.4×10⁹/L，前后 6 小时一切症状消失而痊愈[28]。

4. 现代医案四

患儿，女，5 岁。于 1960 年 5 月 7 日因发热 14 日不退就诊。患者于 4 月 24 日下午开始全身发热，阵发性腹痛，不泻，不呕吐。经西医检查：心肺正常，腹稍胀、无压痛，体温 38.5℃。注射青霉素、链霉素等，并服合霉素，但发热丝毫未退。5 月 5 日经某中医治疗，考虑为"风温"，服银翘散一剂热反加重。检查脉浮大无根，沉取即散，舌苔淡白，边缘微红，体温 40.5℃，初步诊断除类似风温外，根据脉象舌苔辨证，尚考虑似有少阴格阳证的可能，但因证据未备，暂予轻剂柴葛解肌汤观察。次日复诊，患儿额上微汗，而热仍不退。检查脉象、体温如前。望诊：面色㿠白。触诊：其烧并不灼手。问诊：虽发渴索水，但仅欲一两口。身重睡眠，但无偃卧，且身倦而缩。据此种种证候，认为风温的成分少，而少阴格阳证的成分多。乃停药 1 日观察。5 月 9 日复诊，除上述病情外，又得下肢厥逆。虽有睡眠，但一叫即醒，并无神昏，此符合于少阴病的但欲寐。综合 2 日观察到的证候分析，确诊为少阴格阳证，法宜温中回阳，方用通脉四逆汤加减之。处方：干姜 2.4g，附子 1.5g，桂枝 0.9g，黄芩 0.9g，甘草 1.5g。开水煎，冷服。

5 月 10 日复诊，其母说："服药后，天不明即索食，食后精神好转，发热减轻，腹亦不痛。"检查脉缓不浮，舌苔淡白，舌质转微红，体温 38℃，仍按前方再服 1 剂。药后半夜发冷发热一阵，额上、胸上有微汗。后安睡，至 11 日晨热退身凉而痊愈[28]。

5. 现代医案五

患者，女，89 岁。因"咳嗽 10 余日，发热 3 日"入院。10 余日前受凉后开始出现咳嗽，3 日前咳嗽加重，伴发热恶寒，体温最高 38.9℃，头痛，四肢不温，纳差。舌淡暗，无苔，脉浮细紧数，双尺脉无力。急诊查血常规：白细胞计数 20.67×10⁹/L，中性粒细胞百分比 90.5%。CRP 161.9mg/L。胸片示右下肺炎症。给予左氧氟沙星抗感染、清热解毒中成药及退热治疗后仍发热反复。入院后予停用抗生素。辨证为太少两感，先后予麻黄附子细辛汤、桂枝加附子汤等方口服，缠延多天，患者仍有发热、咳嗽，现症见：精神疲倦，发热，体温波动于 37.5～38℃，微恶风，头痛，无明显汗出，胃纳不佳，大便 5 日未解而腹不胀不痛，腕踝关节以下不温，舌淡暗，无苔，脉浮数微紧，双尺脉无力。辨证为里阳已虚，寒气内盛，阳气外越。予通脉四逆汤加味口服，方药为生附子 20g，干姜 45g，炙甘草 30g，乌梅 60g，山茱萸肉 60g。2 剂后热势下降，最高为 37.4℃，原方加大生附子量至 30g，并加细辛 15g 助寒邪外透。服 1 剂后热势一过性升高，继服则下降并恢复正常，复查血常规：白细胞计数 $9.22×10^9$/L，中性粒细胞百分比 72.3%。CRP 41.3mg/L。继予四逆汤以少火生气，病情进一步稳定后，考虑患者高龄，邪去正虚，予附子理中汤合炒四仙，善后出院。

患者是一位高龄患者，受寒后出现发热咳嗽。初步考虑为邪气在表，予解表治疗，但无明显好转。再次详察病情，从发热，胃纳不佳，大便 5 日未解，但无腹痛腹胀，腕踝关节以下不温，舌淡暗，无苔，脉浮数微紧，双尺脉无力等症状中认清了外寒引动里寒，阳气内虚，阴寒内盛，阳气外越的病机，最终改予通脉四逆汤加味温阳散寒而愈[29]。

（三）古代研究

1. 通脉四逆汤之源流

通脉四逆汤源于《伤寒论》第 317 条："少阴病，下利清谷，里寒外热，手足厥逆，脉微欲绝，身反不恶寒，其人面色赤，或腹痛，或干呕，或咽痛，或利止脉不出者，通脉四逆汤主之。方十六。甘草（二两，炙）、附子（大者一枚，生用，去皮，破八片）、干姜（三两，强人可四两）。上三味，以水三升，煮取一升二合，去滓，分温再服，其脉即出者愈。面色赤者，加葱九茎；腹中痛者，去葱，加芍药二两；呕者，加生姜二两；咽痛者，去芍药，加桔梗一两；利止脉不出者，去桔梗，加人参二两。病皆与方相应者，乃服之。"

2. 通脉四逆汤之病机

从《伤寒论》第 317 条可以得知通脉四逆汤的病机主要从寒热、表里、真假三个方面来解析。①寒热。寒象症见下利清谷、里寒、手足厥逆、脉微欲绝、腹痛；热象症见外热、不恶寒、面色赤、干呕、咽痛。②表里。在表者（在上及在外）症见面赤、身热、干呕、咽痛、厥逆、脉微欲绝；在里者症见下利清谷、里寒、腹痛。③真假。假热者症见面赤、身热、咽痛；真寒者症见脉微欲绝、腹痛。通过以上分析，可以把通脉四逆汤的病机理解为"在里之寒格拒里阳外越"，即"里有实寒，外有假热"。只有分析清楚了虚实寒热，在临床中才能更加灵活应用通脉四逆汤治疗各种相同病机的不同疾病。

3. 通脉四逆汤之方解

通脉四逆，少阴格阳，面赤，阳越欲亡，急用干姜、生附夺门而入，驱散阴霾，甘草监制姜附烈性，留顿中宫，扶持太和元气，借葱白入营通脉，庶可迎阳内返。推仲景之心，只取其脉通阳返，了无余义矣。至于腹痛加芍药，呕加生姜，咽痛加桔梗，利不止加人参，或涉太阴，或干阳明，或阴火僭上，或谷气不得，非格阳证中所必有者也。故仲景不列药品于主方之内，学者所当详审。通脉四逆汤证除"少阴四逆"外，更有"身反不恶寒，其人面色赤，或腹痛，或咽痛，或利止脉不出"等，是阴盛格阳，真阳欲脱之危象，所以在四逆汤基础上加重姜、附用量，冀能阳回脉复，故方后注明"分温再服，其脉即出者愈"。至于原方后若干加减法，文意不协，暂置不释。若吐下都止，汗出而厥，四肢拘急不解，脉微欲绝者，是真阴真阳大虚欲脱之危象，故加苦寒之胆汁，既滋阴以制大剂辛热，又引虚阳复归于阴中，回阳固脱，使阴阳顺接，汗止厥回，拘急解，其脉即来，亦是反佐之妙用。是以方后注明："无猪胆，以羊胆代之。"与白通加猪胆汁汤之"若无胆，亦可用"，恰恰相反。其中深意，不可不加深思。

《古今名医方论》：通脉四逆是于水中温土。里寒外热，浑是肾中阴寒逼阳于外，故君以干姜，树帜中宫；臣以国老，主持中外；更以附子，大壮元阳，共招外热返之于内。盖此时生气已离，存亡俄顷，若以柔缓之甘草为君，何能疾呼外阳？故易以干姜，然必加甘草与干姜等分者，恐丧亡之余，姜、附之猛，不能安养夫元气，所谓有制之师也。其加减法内，面色赤者加葱，后人遂以葱白为通脉四逆，不知阳亡于外，更用葱以助其散，则气从汗出，而阳无由内返也，岂不误耶？盖白通立名，因下利脉微，用葱白以通上下之阳；此里寒外热，用通脉以通内外之阳，故主方不用葱也。宜详辨之。《历代名医良方注释》：此方与四逆汤三药同，但加重干姜，方名通脉四逆汤，是其所以通，端在干姜，原无疑义。窃干姜守而不走，其何能通，而此能通者，盖谷入于胃，脉道乃行，中气鼓荡，是为行脉之本。若下焦脉绝，本为不治，但仅寒邪凝阻，而脉不通，则加干姜温暖中气，以鼓舞之，由中以达四末，脉即可复，不通之通，乃妙于通，仲景用干姜之神化如此。脉资生于中焦谷气，此方已求到资生源头，是此方通脉，较强心以复脉，尤深一层。

（四）现代研究

1. 通脉四逆汤毒性分析

附子为通脉四逆汤的君药，通脉四逆汤的毒性也主要源于附子。现代药理研究表明，附子具有止痛、抗炎、局部麻醉、强心、退热等作用，临床上可用于治疗风湿痹痛、风湿性关节炎、跌打损伤、神经性疼痛、心血管疾病、慢性肾病等疾病。但附子属有毒中药材，主要成分二萜类生物碱中的双酯型生物碱有较强毒性，其中乌头碱毒性最大，在临床使用过程中出现较多严重的不良反应，涉及心血管、神经、消化、呼吸等多个系统，尤以心脏毒性最为突出，临床以心律失常为主要表现，可见多源性室性早搏、二联律、三联律、房颤、室速、房室传导阻滞等各类型心律失常，重者可出现室颤、心源性休克、循环衰竭甚至死亡[30]。葛尔宁[31]在测定通脉四逆汤中乌头类生物碱的煎出量及变化规律的一项研究中表明通脉四逆汤在煎煮过程中，同煎的其他药物对乌头类生物碱在汤中的含量产生影响，文火滚煎约70分钟后，药汤中乌头碱和次乌头碱成分基本消失，其中乌头碱消失过半。因此，对于通脉四逆汤可通过先煎≥0.5小时，再混合其他药物煎煮≥0.5小时即可减少其乌头碱成分，从而降低毒性。

2. 通脉四逆汤现代临床应用

2019年12月，新型冠状病毒肺炎（COVID-19，以下简称新冠肺炎）疫情开始蔓延，国家卫生健康委2020年2月19日在官网发布了《新型冠状病毒肺炎诊疗方案（试行第六版）》[32]，首次提出各有关医疗机构要在医疗救治工作中积极发挥中医药作用，加强中西医结合，建立中西医联合会诊制度，促进医疗救治取得良好效果。新冠肺炎疫情发生至今，中医药发挥了良好的临床疗效和救治前景，然而重型和危重型新冠肺炎仍是治疗的难点，其死亡率较高。根据《新型冠状病毒肺炎诊疗方案（试行第六版）》的临床分型，符合以下情况之一者为危重型：①出现呼吸衰竭，且需要机械通气；②出现休克；③合并其他器官功能衰竭需进 ICU 监护治疗。若病情进一步发展，肺水肿、肺泡透明膜形成，此时出现通气衰竭，即使吸入高浓度氧气也不能纠正，伴有严重缺氧和二氧化碳潴留，合并酸中毒，最终可导致心脏停搏。此阶段出现呼吸困难、动辄气喘或需要机械通气、寒战、高热、汗出肢冷、烦躁，精神状态改变，舌质紫暗，苔厚腻或燥，脉浮大无根，属内闭外脱证，可采用麻黄升麻汤、通脉四逆汤、升麻鳖甲汤合方进行治疗。

《伤寒论》第 357 条载："伤寒六七日，大下后，寸脉沉而迟，手足厥逆，下部脉不至，咽喉不利，唾脓血，泄利不止者，为难治，麻黄升麻汤主之。"第 317 条载："少阴病，下利清谷，里寒外热，手足厥逆，脉微绝，身反不恶寒，其人面色赤，或腹痛，或干呕，或咽痛，或利止，脉不出者，通脉四逆汤主之。"伤寒属太阳病，本应用汗法，大下误治后，邪气内陷，寸脉沉而迟，手足厥逆。下部脉不至，就是心跳缓慢微弱，足背动脉等大动脉搏动消失，手足冰冷，实质是强调此时心跳缓慢无力，几近衰竭停跳，是休克前期的典型表现，并有"咽喉不利，唾脓血，泄利不止"的临床表现，这与危重型新冠肺炎出现 ARDS，呼吸不畅，咳血丝痰，血氧饱和度降低，缺氧，甚至休克，十分吻合。ARDS 以呼吸窘迫为主要症状，引起心跳微弱，手足冰冷发绀，足背动脉搏动消失，以麻黄升麻汤、通脉四逆汤振奋沉阳以救厥。但此时毒邪依然存在，必须使用升麻鳖甲汤。因此危重型 ARDS 就用麻黄升麻汤、通脉四逆汤、升麻鳖甲汤合方进行治疗，同时配合大剂量黄芪扶正，治疗得当仍可逆转病情，纠正休克，使病邪外出而疾病逐渐痊愈。如继续使用寒凉药物，可导致阳气进一步受损，预后不良[33]。

（杨　广　欧阳红莲）

三、人参四逆汤

（一）古代医案

1. 古代医案一

从兄敬皇妻刘氏，患伤寒。发热恶寒，腰痛如折，经数日赶余归。诊之，脉沉细数，神识不清。余曰："此两感伤寒也。"进人参四逆汤数剂，诸证愈。过三四日，忽日晡时微热，求更方。余曰："原方再进二三剂，看何如。"翼日观之，日晡热甚。余知少阴脏寒少退而太阳表邪入腑，用调胃承气汤微荡其热乃得。然犹不敢遽用，令再服原方。次日下午乃进调胃承气汤，甫半剂则便溏。再进则速下二三次，潮热顿已，仍令服原方以复其初[34]。

2. 古代医案二

徐国祯，伤寒六七日，身热目赤，索水到前，复置不饮，异常大躁，将门牖洞启，身卧地上，辗转不快，更求入并。一医汹汹，急以大承气与服。喻诊其脉，洪大无伦，重按无力，谓曰："此用人参附子干姜之证，奈何认为下证耶？"医曰："身热目赤，有余之邪，躁急若此，再与姜附，逾垣上屋矣。"喻曰："阳欲暴脱，外显假热，内有真寒，以姜附救之，尚恐不能胜任回阳之伍，况敢以纯阴之药，重竭其阳乎？观其得水不欲饮，情已大露，岂水尚不欲咽，而反可咽大黄芒硝乎？天气懊蒸，必有大雨，此证顷刻大汗，不可救矣。且既认大热为阳证，则下之必成结胸，更可虑也，惟用姜附，所谓补中有发，并可散邪退热，一举两得，不必疑虑。"以附子、干姜各五钱，人参二钱，甘草二钱，煎成冷服后，寒战戛齿有声，以重棉和头覆之，缩手不可一与诊，阳微之状始见，再与前药一剂，微汗热退而安[35]。

（二）现代医案

1. 现代医案一

黄某，男，67岁，农民。1990年9月12日初诊。患者3日前因食不洁食物致发热腹痛，腹泻，所下为夹有红白黏冻溏便，初日仅五六次，昨日竟达20余次，里急后重，壮热纳呆，遂于下午急诊入院。查体：体温39.2℃，心率110次/分，呼吸25次/分，血压82/52mmHg。神清，精神萎软，巩膜无黄染，严重脱水貌，腹软，肠鸣音亢进。粪检：黄、稀，有黏液，镜检：红细胞＋＋，脓球＋＋＋，吞噬细胞＋。生化检查：血钾3.2mmol/L，钠131mmol/L，二氧化碳结合力（CO_2CP）19.4mmol/L，肌酐112mmol/L，尿素氮8.4mmol/L，诊断为急性细菌性痢疾。给予口服诺氟沙星，静脉滴注庆大霉素、补液、补充电介质等治疗。翌日，大便仍达30余次，似鱼冻状，顺肛门流溢，精神萎靡，体温不升，四肢冷，血压靠升压药维持，已下病危通知，家属见抢救少望，邀我为其开一方试治。倾诊：患者面如死灰，气息微，触其四末如冰，脉沉微细，舌淡略胖、有齿印、苔灰黑润，询之大便清谷夹白冻，不太腥臭，知其久痢气阴二伤，且转寒化，若不急治，必阴脱阳亡，所幸尚能饮水，胃气未绝给予人参四逆汤2剂。红参10g，制附子15g，炮姜10g，炙甘草5g。每剂浓煎2次，每次约150ml，缓缓灌喂，药进1剂，痢下稍减，2剂服完，痢已减半，肢温神清。

二诊减附子、炮姜至各5g，再服2剂，服法同前，药后痢止，神清复旧，且思饮食，改参苓白术散5剂，调理收功，1个月后下地劳动。

按　黄某，初为热证，然年迈阳衰，虽经抗炎、补液等治疗，仍出现下痢清谷，四肢冰冷、脉微细等一派阴盛阳衰之象。《素问·至真要大论》曰："诸病水液，澄澈清冷，皆属于寒。"考虑患者尚能饮水，胃气尚存，仍可仿《伤寒论》少阴寒化症治疗，大胆投入人参四逆汤，挽阳固脱，药后痢减肢温；二诊减姜、附用量以防壮火食气，药后痢止，神清，且思进食；三诊改参苓白术散投之，健脾益气，终获痊愈[36]。

2. 现代医案二

李某，女，36岁。1997年8月6日21：00因全身火药烧伤3小时急诊入院，入院时体温37℃，心率102次/分，呼吸24次/分，血压未测到，神志清楚，烦渴欲饮，呻吟不止，四肢冰冷，脉微欲绝。除头皮和腰围四周少量皮肤无损外，其他皮肤均被烧伤，表皮溃破，渗液甚多，有大量水疱形成。入院诊断：①特重度火药烧伤；②烧伤总体表面积约 92%，其中Ⅲ度 58%，深Ⅱ度 33%，浅Ⅱ度 1%；③低血容量性休克。入院后经快速静脉输液治疗，休克很快被纠正。次日因呼吸道梗阻行气管切开，整个休克期度过不平稳。经清创换药、静脉滴注头孢他啶、妥布霉素和营养支持等治疗后，病情曾一度稳定。于 8 月 16 日晨 8：00（伤后第 10 日），体温突然降至 36℃以下，四肢欠温、脉微细、舌质淡白，病情危笃，创面分泌物和血培养均提示为铜绿假单胞菌生长。西医诊断为铜绿假单胞菌感染，低温败血症。中医辨证为气血两虚，阴寒内盛、阳气厥脱。立即采取全身保暖，仍以头孢他啶和妥布霉素抗感染，输新鲜血和能量合剂，并以西洋参 12g 煎汤频服，连续 3 日后收效甚微，病情每况愈下，体温持续在 35℃以下，四肢冰冷，精神极差。于第 4 日（8 月 20 日）在原疗法基础上加用四逆人参汤：红参、附片（先煎）、干姜各 30g，炙甘草 10g，煎服，于上午 10：00 服药 1 次，服毕 1 小时自觉周身微热，但体温无变化，6 小时后大汗出，汗罢体温渐升至 35.4℃，8 小时后升至 35.7℃，随即又服第 2 次，服后 6 小时（24：00），体温升至 36℃，次日清晨再次降至 35.4℃。第 4 日服用四逆人参汤后虽未达到预期目的，但体温的细微回升，证实药证相吻，选方用药无误；第 5 日将方中附子和干姜用量增至 60g，再服 1 剂，2 小时后体温升至 37℃，肢体由凉渐温，精神状态好转，于第 6、7 日又连服 2 剂，体温持续稳定在 37℃以上，未出现反跳[37]。

3. 现代医案三

刘某，女，35 岁。因全身火药烧伤 3 小时，于 1997 年 8 月 6 日 21：00 急诊入院。入院时血压测不到，脉微弱，神志清楚，烦渴引饮，呻吟不止，烧伤总体表面积为 95%，其中Ⅲ度 49.5%，深Ⅱ度 40.5%，浅Ⅱ度 5%。经治疗休克期平稳度过，此后又相继出现应激性溃疡和肺部感染等并发症，均得到纠正。于伤后第 13 日（8 月 19 日），体温骤然降至 35℃以下，精神倦怠，语言低微，肢体不温，舌尖红，舌心干裂乏津，尿液冰凉，血培养为铜绿假单胞菌生长。西医诊断为铜绿假单胞菌感染，低温败血症。中医辨证为气血两虚，阴寒内盛、阳气厥脱。急用烤灯照射，静脉滴注头孢他啶、妥布霉素和环丙沙星等药，并配合营养支持疗法，同时口服四逆人参汤回阳救逆，次日精神仍差，病情未见改善，遂将附片、干姜加至 60g，再服 1 剂。第 3 日仍无变化，体温 35℃以下。考虑为阳气厥脱重症，于上午 10：00 又按前日剂量重复 1 剂，当日中午至 12：00 体温回升至 36.4℃，精神好转，肢体变暖，于第 4 日守方再服 1 剂，病情明显好转，第 5 日体温在 37℃以上。为巩固疗效，将姜、附用量由 60g 减为 20g，连服 2 剂，至第 7 日体温升至 38℃上下，低温危急状态得以纠正。

案二、三体会 四逆人参汤源于《伤寒论》，为治疗亡阳脱液而设，方中附子、干姜大辛、大热，温中回阳；炙甘草和中益气，不仅能加强姜附的温阳作用，而且又能降低附子毒性。人参益气生津固脱、扶正祛邪，增加机体的非特异免疫功能。诸药合用，回阳救逆、益气固脱。上述两例证属阳气脱绝、阴寒独盛，应用此汤，药证相吻，恰到好处，故而获得出奇制胜之功效。大面积烧伤皮肤广泛溃烂，机体的防御屏障被破坏，其阴液流失和阳气的外泄非一般病证所能比。当出现低温败血症时，多属阳气厥脱重症，姜附两味若按常规剂量应用，往往杯水车薪，难以奏效。但在用药过程中应严密观察，视病情程度和受药者的体质状况灵活调整。初始也可小剂量起步，若显效不大或药后阳气萌动，即可加量。附子含乌头碱，易中毒，但入药前先煎，便可去其毒性[37]。

（三）古代研究

1. 人参四逆汤之源流

四逆加人参汤源于《伤寒论》第 385 条："恶寒脉微[一作缓]而复利，利止，亡血也，四逆加人参汤主之。方甘草（二两，炙）、附子（一枚，生，去皮，破八片）、干姜（一两半）、人参（一两），上四味，以水三升，煮取一升二合，去滓，分温再服。"

2. 人参四逆汤之病机

霍乱出现恶寒脉微，是由于反复下利，造成阳气衰微，阴寒内盛证。今下利自止，非阳复清升，脾运转复，而是阳气衰微，津液内渴，无物可下，亡血者，实属亡津液也。此利止与阳回利止的病机不同，本证虽见利止，而脉微恶寒仍在，见四肢厥逆，目陷睛迷，皮肤皱褶，瘈纹干瘪之亡阳阴脱证。若阳回利止，脉转和缓，四肢转温，为阳气回复的佳象。此等下利，不但伤阳，而且伤阴亡津，治当回阳固脱的四逆加人参汤，生津复脉，益气固脱。

3. 人参四逆汤之方解

四逆汤主治阳衰阴盛之四肢厥逆证，有回阳救逆的显著功效，加人参者，益气生津，回阳复脉有殊效。特别是对阳衰阴脱，气阴不足，汗出亡津，脉虚散或微细者，较单服四逆汤效果更好，今之临床见有心衰肺绝，用之多矣。方中干姜辛甘大热，善温暖脾胃而祛寒，脾胃痛冷之证仅用人参补益而嫌温力不足，独用干姜祛寒又虑补力至弱，久用反致耗散，今二者相使合用，辛甘扶阳，且人参得干姜使补而能行，大气周流，干姜得人参使行而不过，中气畅达，有相补相助之念。附子为大辛大热之品，温壮元阳而大补先天，且察雄壮之质，善走行而引补气药通行十二经，二药相合，辛甘助阳，可上助心阳，下补命门，中益脾土，而于下焦阳虚阴盛尤善。正如《伤寒论诊释》说："参附同用，尤擅回阳复脉。"清代王子接《绛雪园古方选注》："四逆加人参，治亡阴利止之方。盖阴亡则阳气亦与之俱去，故不当独治其阴，而以干姜、附子温经助阳，人参、甘草生津和阴。"清代张璐《伤寒缵论》："亡血本不宜用姜附以损阴，阳虚又不当用归芍以助阴，此以利后恶寒不止，阳气下脱已甚，故用四逆以复阳为急也。其所以加人参者，不特护持津液，兼阳药得之愈加得力耳。设误用阴药，必致腹满不食，或重加泄利呕逆，转成下脱矣。"

（四）现代研究

1. 人参四逆汤现代药理学分析

人参四逆汤由人参、附子、干姜及甘草组成，具有回阳救逆的功效，在抢救危重尤其是休克患者中起到重要的作用。目前的药理研究表明，人参皂苷成分具有改善微循环作用，附子生物碱成分具有强心升压作用，干姜具有抗炎、抗菌及改善局部血液循环作用，甘草具有抗炎和抗菌作用，参附合用增强心肌收缩力、升压及改善微循环，干姜乙醚提取物和附子乙醚提取物显现出明显的抗休克协同作用，附子乙醚提取物加干姜乙醚提取物对微循环有一定的改善作用，干姜和附子合用可减毒增效[38]。

2. 人参四逆汤现代临床研究

感染性休克又称脓毒症休克，是感染后继发的 SIRS 伴休克[39]。感染引起内毒素、炎性因子释放入血，而引起外周血管收缩舒张异常，导致微循环障碍，出现动脉血压降低、组织器官灌注不足及氧供不足，引起感染性休克[40]。液体复苏在感染性休克中占有重要地位，但在无血流动力监测的情况下，容易因过度液体复苏而引起心力衰竭、肺水肿等并发症，并且难以确定血管活性药物的切入时机及剂量。

脉搏指示连续心输出量（pulse indicates continuous cardiac output, PICCO）是一种简便、精确、连续、微创以及危险性小的床边血流动力学监测技术，采用热稀释方法测量单次的心输出量，并通过分析动脉压力波形曲线下面积来获得连续的心输出量，同时可计算胸内血容量指数和血管外肺水。胸内血容量指数是比肺动脉阻塞压、右心室舒张末期压及中心静脉压更能准确反映心脏前负荷的指标，对病情评估、复苏指导和疗效评估有着重要的意义，并且其操作简单，置管时间长，危险性与创伤小，便于护理观察。

一项关于 44 例感染性休克患者的随机对照试验中指出，在 PICCO 装置的监测下，21 例对照组采用常规治疗，23 例观察组在常规治疗的基础上给予人参四逆汤，结果提示人参四逆汤显著改善有创平均动脉压（IMAP）、中心静脉压（CVP）、血氧饱和度（SpO_2）、胸腔内血容量指数（ITBVI）以及外周血管阻力指数（SVRI）水平，极显著改善血乳酸（LAC）水平；与对照组比较，人参四逆汤可显著改善 LAC 水平，其主要机制可能为人参皂苷、附子乙醚提取物加干姜乙醚提取物改善微循环，干姜、甘草抗炎、抗菌，并且四药合用协同抗炎、抗菌及改善微循环，从而有效地治疗感染性休克[41]。庞永诚[42]研究指出 62 例脓毒症，31 例对照组采用常规治疗，31 例观察组在常规治疗的基础上加用人参四逆汤口服，治疗 7 日后观察组的临床疗效为 68.8%，明显优于对照组，并且在体温、呼吸、心率、白细胞计数、证候积分及急性生理学及慢性健康评估Ⅱ评分上均优于对照组（$P < 0.05$）。

（杨　广　欧阳红莲）

四、茯苓四逆汤

（一）古代医案

1. 古代医案一

吴隐南主政尊堂，因大劳后得时疫，初病但发热身痛，胸胀作呕，脉弦数。外无表证，此邪从内发，所谓混合三焦，难分经络者也。

用芎苏饮疏解之，至第三日，两颐连颈肿痛，此邪由太少二阳而出，正合败毒散证。服二剂，邪不外解，次日，反内陷而入少阴，变为胸胀呕哕，烦躁不寐。因病增剧，日请数医，皆用柴胡、苍、朴、半夏、青陈皮、枳壳。余虽日到，而诊视者五人，药剂杂投，余不能肩任。

至第九日，脉变细疾，烦躁下利，干呕胸满，令汗自出，遂直告隐南曰：病危矣。不知连日所服何药，已传少阴，将致亡阳，若不急救，明日即不可治。遂立方立论，用茯苓四逆汤，茯苓三钱，附子二钱，干姜钱半，人参八分，甘草三分，留药为备卷，以候众议。其日历医八位，皆曰不可服。

延至二鼓，病人不躁，忽变为笑矣。隐南知笑为恶证，勉煎服半剂，即安睡。至四鼓醒，索余药尽剂服之，又熟睡。

至天明，再请不准服四逆之医，又云当服矣，但造议宜减附加参。病家崇信，减附一半，加参倍。甫下咽，即烦躁干呕，急复相招，竟去人参而加附子，随即相安。

盖寒邪在少阴，重在附子，其加人参，不过助正气耳。终竟去人参，以俟邪尽，六日后，方用人参理中汤加半夏，弥月乃安。

病九日而传变三经，医不明经，何能治病[43]。

2. 古代医案二

郭元威学博令政，平素虚弱，正月杪夜发寒战，寒后发热。次日招诊，脉细紧而近于疾，其证发热头疼，左胁痛甚，上至臂，下至腰足，皆牵引而痛，干呕胸胀。因脉沉细，作厥阴病主治，用桂枝、细辛、赤芍、附子、干姜、半夏、茯苓、吴萸、木通、甘草，姜、枣为引。

四剂上身微汗，痛减而下体痛甚。因向有脚气证，加独活。至第五日，有出少阳之机，以前剂稍加柴胡、令其微汗。不虞，亲嘱覆以重裘，逼汗大出，虽热退半日，至夜即烦躁不寐，呻吟不绝，胸中大热，欲饮冷水。暮夜再诊，脉变数大无伦，重取近散，此汗多亡阳也。急以茯苓四逆汤救之。用人参三钱，茯苓四钱，附子二钱，干姜一钱，甘草五分。一剂稍安；二剂得寐；三剂，至天明热退而安。随增咳嗽，半身不能侧卧，此又属肝肾阴虚。

伤寒病后，每多此证。若认少阳而用柴胡、二陈、苏杏，必致不救。仍以前厥阴为主病，用桂枝、当归、白芍、茯苓、附子、甘草、人参、五味子，姜、枣为引。十数剂咳止，可侧卧矣。

半月后，紧脉退尽，方去桂、附，以归、芍、参、术、苓、草，平补而愈[44]。

（二）现代医案

1. 现代医案一

某女，右胁下疼痛4日，曾发热恶寒，有胁痛病史，诊见：神疲，形瘦，面黄，头痛，夜寐不安，大便4日未行，四肢清冷，体温偏低，虚里跃动，舌淡黄，脉沉微。西医诊断：急性胆囊炎，证属厥阴寒盛，治阳壮神为主，酸甘辛苦为泄，茯苓四逆汤合乌梅丸（乌梅、细辛、干姜、黄连、附子、当归、黄柏、桂枝、人参、川椒）加减，药用：茯苓9g，党参9g，附子9g，干姜3g，甘草3g，川椒3g，桂枝3g，乌梅6g，黄连3g，白芍6g，服上药1剂后胁痛缓解，3剂后疼痛不作，脉转和缓，四肢已温，病情缓解，继续用利胆通腑，清热化湿，健脾和胃的方法，调治10日而痊愈。

本案看似"急性炎症",大便未行、苔黄腻,确有湿热滞留之象,但患者胁下剧痛、肢冷、脉微、舌淡、虚里跃动,属本元不足,阳气已衰,阴寒内盛无疑,当务之急是温阳救逆,故用附子、干姜、川椒、桂枝温阳散寒,党参、茯苓益气壮神,乌梅、黄连通降泄热,白芍、甘草缓急止痛,阳气来复,疼已缓解,病情稳定,再图祛邪清利[45]。

2. 现代医案二

患者,女,57岁,农民,1983年9月初诊。诉近4个月来小便后经常有恶寒毛耸感,排尿余沥难尽,溺后小腹隐痛,无明显尿频尿急,伴神倦纳差,胸闷难寐,大便时溏,诸症在劳累后易加剧,曾服多种西药未效。诊舌胖大色紫,苔白腻,脉沉缓,尿检:脓球++。拟方:茯苓30g,党参15g,淡附子10g,干姜5g,炙甘草6g,桃仁10g,红花5g,肉桂3g,知母、黄柏各6g,半夏10g,车前子(包煎)15g。服药4剂时,患者在一次小便中突然有瞬间的排尿梗阻感,后随尿排出一紫色小块物,质柔软黏稠如胶冻状,各种症状全部消失,复查尿常规正常。随访2个月均正常。

此案属劳淋无疑,病机系阳虚肾亏。痰瘀同源,阳气虚弱之体最容易痰阻,同时有瘀滞。据其舌胖大,苔白腻,脉沉而用茯苓四逆汤;据其舌色紫暗而用桃仁;用肉桂、知母、黄柏一取交泰之意,二取肉桂温肾壮阳,而知母、黄柏监制其热;加半夏化痰;车前子通利,故获良效。所排之物,为痰瘀有形块物[46]。

3. 现代医案三

患者,女,32岁,1986年3月10日初诊。心悸胸闷,气急气短,动则汗出,肢体浮肿,纳食甚少。起病已有3年,逐渐加重,多处诊断均为"心肌病"。诊见形寒蜷卧,烦躁不安,极度疲倦,目光灰暗,舌质淡红,苔白腻,脉细弱无力。投茯苓四逆汤加减:茯苓30g,人参(调冲)4g,干姜5g,淡附子(先煎)10g,炙甘草5g,麦冬10g,五味子6g,车前子(包煎)15g,防己10g。服药2剂后气急减轻,烦躁稍安,尿量增多,续投原方3剂后浮肿减轻,诸症逐渐改善,守原方出入共达15剂,病情缓解。

患者年龄虽轻,然病史已3年,心肾阳虚突出,阴阳两亏,水湿泛滥,病情错杂。故以茯苓四逆汤振阳益气、利水代邪;合生脉饮益气养阴敛汗;加车前子通利消肿,防己强心利尿而获效[46]。

4. 现代医案四

患者,女,74岁,1992年1月25年初诊。罹感冒已3日,曾服西药未效,恶寒怕冷,四末不温,身体发热,体温38℃,不思食,口干不欲多饮,极度倦怠,肢体轻度浮肿,烦躁不安,舌质淡紫,舌苔白腻,脉不浮反沉。此阳虚之体,寒客于外,营卫不和,内有蕴热,水津不布。投茯苓四逆汤加味;茯苓15g,党参15g,淡附子10g,干姜3g,炙甘草5g,桂枝5g,白芍10g,葛根10g,知母、黄柏各10g。2剂后四肢转温,微有汗出,体温正常,精神好转,能思食,原方再进2剂而愈。

此案老年伤寒,时值寒冬,又曾西药发汗伤阳,机能衰弱,阳虚不布,水饮内停,表有客寒,内有虚热,故以茯苓四逆汤温阳振衰、利水祛邪;合桂枝汤和营解表;加知母、黄柏清解内在虚热而告愈[46]。

5. 现代医案五

某男,身体强健,晨起发左侧腰部剧烈疼痛。诊见:面白无神,自汗淋漓,四肢厥冷,纳呆,尿频色赤,舌淡红、苔薄,脉沉,西医诊断为尿路结石伴感染,证属心肾阳虚欲脱。治以扶阳救脱,茯苓四逆汤原方。药用:茯苓 12g,党参 12g,淡附子 9g,干姜 6g,甘草 3g,服上药 1 剂后次日复诊,腰痛已解,自汗收敛,四肢和暖,二便通调,脉缓。治宗原法,略佐开胃利湿。药用:茯苓 12g,党参 9g,淡附子 6g,干姜 3g,炙甘草 6g,肉桂粉(吞)1.5g,玉米须 15g,生麦芽 15g;3 剂后面有神采,胃纳佳,时值夏令,宜调本脏,升清降浊,祛暑利湿。药用:鲜荷叶(包煎)1 张,升麻 3g,茅根 15g,杜赤小豆 30g,生米仁 30g。5 剂而愈。

本案治疗,不惑于尿路结石伴感染的诊断,慎思明辨,认定为少阴(心肾)寒厥证。以温补救脱为法,选用茯苓四逆汤回阳救逆。药后阳通,汗痛止,气化通调[47]。

(三)古代研究

1. 茯苓四逆汤之源流

茯苓四逆汤出自《伤寒论·太阳病脉证并治》[48],第 69 条云:"发汗,若下之,病仍不解,烦躁者,茯苓四逆汤主之。"由汗下太过之误治而来。汗为心之液,发汗太过则损伤阳气,尤损心阳。心阳受损,则其下济肾水之力亦损,就容易导致肾阳虚而水湿泛滥。下之太过则损伤阴液,阴损及阳,且下之太过极易耗气,气亦属阳。肾中命门之火为全身阳气之根本,肾司二便,下之太过则肾阳亦有损伤。二者共患则阴阳两伤,且以肾阳虚为主。

2. 茯苓四逆汤之病机

历代注家关于茯苓四逆汤证烦躁的病机有诸多说法,归纳起来有以下四种观点:其一,汗下伤阳。钱潢在《伤寒溯源集》[49]中认为:"汗之太过,亡其卫外之阳,下之太甚,损其胃脘之阳,致无阳而阴独也。阴盛迫阳,虚阳搅扰则作烦,阴邪纵肆则发躁。"其二,汗下阴阳俱虚。成无己《注解伤寒论》[50]则认为:"发汗外虚阳气,下之内虚阴气,阴阳俱虚,邪独不解,故生烦躁。"其三,心主之血气不足。《伤寒论集注》[51]提出:"心主之血气不足则烦,少阴之神机不转则躁。"从病位上来讲,更侧重于心主之血气的不足。其四,阳虚兼水气。吴谦在《医宗金鉴·删补名医方论》[52]中提到茯苓四逆汤主"若病不解,厥悸仍然,骤增昼夜烦躁,似乎阴盛格阳,而实肾上凌心,皆因水不安其位,挟阴邪而上乘,是阳虚有水气之烦躁也。用茯苓君四逆,抑阴以伐水",此外,徐灵胎在《伤寒论类方·伤寒约编》[53]中也指出"少阴伤寒,虚阳夹水气不化,故内扰而烦,欲脱而躁",日本学者丹波元坚、近代陆渊雷亦持此说。

茯苓四逆汤出自《伤寒论》[48]太阳病篇,由汗下太过之误治而来。汗为心之液,发汗太过则损伤阳气,尤损心阳。心阳受损,则其下济肾水之力亦损,就容易导致肾阳虚而水湿泛滥。下之太过则损伤阴液,阴损及阳,且下之太过极易耗气,气亦属阳。肾中命门之火为全身阳气之根本，肾司二便，下之太过则肾阳亦有损伤。二者共患则阴阳两伤，且以肾阳虚为主。仲景之《伤寒论》论述简略，后世研读多用"以方测证"之法。茯苓四逆汤以四逆汤为底方，重用茯苓四两，再加人参一两。四逆汤由附子、干姜、甘草组成，为少阴阳虚寒化证之代表方，亦为回阳救逆之代表方，主少阴寒化证之四肢逆冷，故名四逆。此处亦能看出茯苓四逆汤方病机之根本。关于茯苓、人参在本方的应用，特别是茯苓的重用，古今医家意见不一，大致有二。一则认为茯苓、人参重在养阴，特别是重用茯苓，则取其宁心安神之效，针对原文中烦躁而设；一则认为茯苓重用以健脾利水以养阳，稍佐人参以益气阴，再加四逆之功效，共奏阴阳双补之效，且侧重于补阳。

3. 茯苓四逆汤之方解

茯苓四逆汤由四逆汤加人参、茯苓组成。方中四逆汤温经散寒，救逆除厥，温壮肾阳以固本；人参壮元气、生津液、安精神、补五脏。人参与四逆汤相伍，于回阳之中寓护阴之效，益阴之中兼助阳之功。重用茯苓，取其健脾益气，宁心安神，助姜附温阳以消阴翳，合人参壮元气、安精神以止烦躁。方中附子为一枚生用，此案则改为制用而重剂，意在"益火之源以消阴翳"。在茯苓四逆汤中重用茯苓四两，众多注家对此认识也不尽相同，概而言之，或曰养阴，或曰安神止烦。如成无己云，加茯苓人参以益阴；柯韵伯[54]却说，茯苓……能补先天无形之气，安虚阳外脱之烦，故以为君药；甚至如现行教材《伤寒论》[55]讲义中说，茯苓健脾宁心安神。但历代医家都认为茯苓的主要功效为利水，如《汤液本草》记载："茯苓，伐肾邪，小便多能止之，小便涩能利之，与车前子相似，虽利小便而不走气。"《用药心法》亦云："茯苓，淡能利窍，甘以助阳，除湿之圣药也。"偶有医家认为茯苓有安神之功，如《神农本草经读》[56]云："茯苓气味甘平无毒……利小便，久服安魂养神，不饥延年。"由此可知茯苓主要是起利水之功，安神只有久服才有效，因此可以肯定，方中茯苓绝非用来安神。

（四）现代研究

血栓闭塞性脉管炎是临床常见的外周血管疑难病，属祖国医学"脱疽"范畴。许保华等[57]在全国老中医药专家学术经验继承工作指导老师唐祖宣的指导下，用自拟加味茯苓四逆汤治疗辨证属阳虚型的甲状腺相关性眼病（TAO）患者，取得了较好的疗效，38 例中，治愈 16 例，显著好转 8 例，有效 9 例，无效 5 例，总有效率为 86.84%。治疗时间最长者 271 天，最短者 59 天。观察患者中医辨证多属虚证。肾阳虚衰、气血瘀滞证，故选用温阳通脉之剂加味茯苓四逆汤。方中附子大辛大热，入肾经，温肾壮阳、化气行水；干姜温散寒湿；茯苓、白术健脾利水，可助温阳；白芍疏肝止痛，能缓和附子之辛燥；黄芪益气固表，与人参同用，益气之力更强，取气行血行之意；红花活血祛瘀，消炎散肿；丹参活血消肿祛瘀，并能改善外周循环；当归补血行血，与红花、丹参相伍，补中有动，行中有补；甘草和中解毒；水蛭破血逐瘀通经。诸药合用，共奏温阳益气，活血化瘀之功。经临床观察表明，本方在改善微循环及血液流变方面，有促进微循环、扩张外周血管的作用。

（杨　广　欧阳红莲）

参 考 文 献

[1] 江瓘，魏之琇. 名医类案正续编[M]. 焦振廉，校注. 北京：中国医药科技出版社，2011：326.

[2] 江瓘，魏之琇. 名医类案正续编[M]. 焦振廉，校注. 北京：中国医药科技出版社，2011：291.

[3] 曹洪欣，王致谱. 温病大成第一部[M]. 福州：福建科学技术出版社，2007：1231-1232.

[4] 贾佩琰. 回阳救逆解急症[N]. 中国中医药报，2014-07-14（4）.

[5] 徐小良. 经方治验2则[J]. 江西中医药，1994，（1）：43-44.

[6] 张仲景. 注解伤寒论[M]. 2版. 王叔和，撰次. 成无己，注. 汪济川，校. 北京：人民卫生出版社，1963.

[7] 王倩，熊家轩. "四逆汤"之临证发微[J]. 安徽中医学院学报，2005，（3）：4-6.

[8] 吴文笛，姜莉云，李立纪，等. 3种四逆汤抗脓毒症的药效学差异及急性毒性研究[J]. 中国民族民间医药，2019，28（8）：12-16，28.

[9] 黄伟，万献尧. 重症医学2012回顾与展望[J]. 中华危重病急救医学，2013，（1）：8-13.

[10] 王书鹏，李刚. β肾上腺素能在脓毒症中调节作用的新进展[J]. 中国危重病急救医学，2011，23（8）：505-508.

[11] 宋菲，刘雅莉，杨克虎，等. 粒细胞-单核细胞集落刺激因子治疗脓毒症疗效的系统评价[J]. 中国危重病急救医学，2011，23（5）：294-298.

[12] 李钦，刘晓青，代蓉，等. 四逆汤治疗内毒素休克与下丘脑-垂体-肾上腺轴关系的研究进展[J]. 医药导报，2010，29（12）：1611-1613.

[13] 代蓉，董柳慧，石安华，等. HPA轴抑制大鼠感染性休克模型的建立及四逆汤对该模型的作用[J]. 云南中医学院学报，2012，35（6）：1-6.

[14] 黄若兰，张忠，徐慕娟，等. 四逆汤对脓毒症患者下丘脑-垂体-肾上腺轴的影响[J]. 中华危重病急救医学，2014，26（3）：184-187.

[15] 林博. 四逆汤对阳气亏虚型严重脓毒症患者心肌抑制的干预作用[D]. 广州：广州中医药大学，2015.

[16] 韩云，谢东平，赖芳，等. 四逆汤对脓毒症中晚期大鼠心肌细胞的保护作用[J]. 中国中医急症，2015，24（1）：27-29.

[17] 马建强，吴疆. 脉搏指示连续心输出量监测下人参四逆汤早期目标治疗感染性休克[J]. 中国医学装备，2015，12（11）：96-99.

[18] 汤玲玲. 四逆汤对脓毒血症休克患者血压变异性的影响[J]. 新中医，2018，50（12）：181-183.

[19] 刘筱嵩，曾萍，吴伟康，等. 四逆汤对多器官功能障碍综合征大鼠炎症介质和氧化应激的影响[J]. 华中科技大学学报（医学版），2009，38（4）：486-490.

[20] 孙志祥，郭琳琳，田野. 四逆汤对脓毒性休克患者目标导向性治疗和血清炎性因子的影响[J]. 世界中医药，2018，13（4）：842-845.

[21] 徐慕娟，黄若兰，常晓，等. 四逆汤对脓毒症休克患者炎症因子的影响[J]. 中医药通报，2013，12（2）：43-45.

[22] 陈腾飞，肖斌，许钦，等. 四逆汤对脓毒症（心肾阳衰证）患者C5a和C3a的影响[J]. 中国中医急症，2020，29（12）：2196-2198.

[23] 赖芳，郑义，曾瑞峰，等. 四逆汤对严重脓毒症阴证患者免疫功能的影响[J]. 中医杂志，2020，61（9）：789-795.

[24] 江瓘，魏之琇. 名医类案正续编[M]. 焦振廉，校注. 北京：中国医药科技出版社，2011：37.

[25] 江瓘，魏之琇. 名医类案正续编[M]. 焦振廉，校注. 北京：中国医药科技出版社，2011：28.

[26] 郭瑞珠. 少阴格阳证治验一则[J]. 中医杂志，1988，（6）：47.

[27] 廖秋元. 通脉四逆汤为主治暑泻[J]. 四川中医，1990，（6）：32.

[28] 许云齐. 少阴格阳症辨证治疗的初步经验[J]. 中医杂志，1962，（2）：14-16.

[29] 曾祥晖，张锦祥，温姗，等. 经方通脉四逆汤临证应用探讨[J]. 中国中医急症，2013，22（12）：2062-2063.

[30] 何健，吴萍，董宇，等. 附子不良反应分析及应用网络药理学对其产生心脏毒性的机制预测[J]. 中国中药杂志，2019，44（5）：1010-1018.

[31] 葛尔宁. 通脉四逆汤毒性分析[J]. 中国实验方剂学杂志，2006，（5）：12-14.

[32] 国家卫生健康委员会，国家中医药管理局. 新型冠状病毒肺炎诊疗方案（试行第六版）[J]. 中国感染控制杂志，2020，19（2）：192-195.

[33] 江中洪，赵杰. 重型和危重型新型冠状病毒肺炎经方治疗探讨[J]. 中医文献杂志，2020，38（3）：6-9，34.

[34] 曹洪欣，王致谱. 温病大成第一部[M]. 福州：福建科学技术出版社，2007：1234.

[35] 喻嘉言. 寓意草[M]. 于恒, 校注. 北京：中国医药科技出版社, 2011：14.

[36] 胡玲玲. 经方治疗急难证三则[J]. 陕西中医, 1998, (4)：165.

[37] 庄廷芳, 庄雷. 重用四逆人参汤救治烧伤后低温败血症 2 例[J]. 中国中西医结合杂志, 2003, (3)：174.

[38] 叶豆丹, 丁涛, 徐惠波, 等. 人参四逆汤不同部分提取物对微循环的影响[J]. 吉林中医药, 2007, (5)：54-55.

[39] 麦舒桃, 韩云, 谢东平, 等. 脓毒症休克患者早期中医证候要素与 PICCO 监测指标的关系研究[J]. 广州中医药大学学报, 2014, 31 (3)：335-338.

[40] 王明强, 张思森. 血必净对感染性休克患者血流动力学及炎性因子的影响[J]. 临床急诊杂志, 2015, 16 (2)：126-130.

[41] 马建强, 吴疆. 脉搏指示连续心输出量监测下人参四逆汤早期目标治疗感染性休克[J]. 中国医学装备, 2015, 12(11)：96-99.

[42] 庞永诚. 人参四逆汤对严重脓毒症患者虚证的临床研究[C]//中华医学会, 中华医学会急诊医学分会. 中华医学会急诊医学分会第 17 次全国急诊医学学术年会论文集. 西宁：中华医学会, 2014：1.

[43] 郑重光. 素圃医案[M]. 张存悌, 校注. 北京：人民军医出版社, 2012：13-14.

[44] 郑重光. 素圃医案[M]. 张存悌, 校注. 北京：人民军医出版社, 2012：23-24.

[45] 陈永灿, 魏睦森. 魏长春运用茯苓四逆汤验案四则[J]. 中医文献杂志, 1999, (4)：33-34.

[46] 程志文. 茯苓四逆汤治疗疑难病举例[J]. 浙江中医学院学报, 1997, (6)：35.

[47] 刘敏. 茯苓四逆汤为主治疗难治性雷诺氏综合征 1 例[J]. 江西中医药, 2006, (6)：52-53.

[48] 张仲景. 伤寒论[M]. 钱超尘, 郝万山, 整理. 北京：人民卫生出版社, 2005：42.

[49] 钱潢. 伤寒溯源集[M]. 周宪兵, 陈居伟, 校注. 北京：学苑出版社. 2009：91.

[50] 成无己. 注解伤寒论[M]. 张立平, 校注. 北京：学苑出版社, 2009：73.

[51] 张隐庵. 伤寒论集注[M]. 张金鑫, 校注. 北京：学苑出版社, 2009：42.

[52] 吴谦, 等. 医宗金鉴[M]. 郑金生, 整理. 北京：人民卫生出版社, 2006：698.

[53] 徐灵胎. 伤寒论类方[M]. 张立平, 校注. 北京：学苑出版社, 2009：267.

[54] 柯琴. 伤寒来苏集[M]. 张海鹏, 陈润花, 校注. 北京：学苑出版社, 2009：340.

[55] 熊曼琪. 伤寒学[M]. 北京：中国中医药出版社, 2003：117.

[56] 陈修园. 神农本草经读[M]. 刘燕君, 校注. 北京：中国医药科技出版社, 2011：18.

[57] 许保华, 田晓朴, 唐丽, 等. 茯苓四逆汤治疗血栓闭塞性脉管炎 38 例疗效观察[J]. 湖北中医杂志, 2009, 31 (4)：38-39.

第八节 麻黄附子细辛汤方

一、古代医案

金鉴，春日病瘟，误治二旬，酿成极重死症，壮热不退，谵语无伦，皮肤枯涩，胸膛板结，舌卷唇焦，身倦足冷，二便略通，半渴不渴，面上一团黑滞。前医所用之药，不过汗下和温之法，绝无一效。喻曰：此症与两感伤寒无异，但彼日传二经，三日传经已尽即死。不死者，又三日再传一周定死矣。此春温症不传经，故虽邪气留连不退，亦必多延几日，待元气竭绝乃死。观其阴症阳疾，两下混在一区，治阳则碍阴，治阴则碍阳。然法曰：发表攻里，本自不同。又谓：活法在人，神而明之，未尝教人执定勿药也。吾有一法，即以仲景表里二方为治，虽未经试验，吾天机勃勃自动，若有生变化行鬼神之意，必可效也。于是以麻黄附子细辛汤，两解其在表阴阳之邪，果然皮间透汗，而热全清。再以附子泻心汤，两解其在里阴阳之邪，果然胸前柔活，而人事明了，诸症俱退，次日即食粥，以后竟不需药。只在此二剂，而起一生于九死，快哉[1]。

二、现 代 医 案

任某，女，26 岁。2012 年 7 月 10 日初诊。因高热、咽痛、乏力 2 日就诊。患者自述 2 日前开空调玩电脑到凌晨 2 点多，睡觉醒来后出现发热，咽喉疼痛，伴全身乏力，咳嗽、咳白痰。测体温最高达 39.5℃，先后自服对乙酰氨基酚片 2 片，效果不佳，来就诊时体温 39℃，急查血常规示：白细胞计数 6.41×10⁹/L，淋巴细胞百分比 43.50%，单核细胞百分比 12.10%，中性粒细胞百分比 42.50%，血细胞比容 36.90%，平均血红蛋白量 33.00pg，血小板计数 323.00×10⁹/L，平均血小板体积 8.80fl，血小板压积 0.284%。入院诊断：中医诊断：发热，太少两感。西医诊断：急性支气管炎。予阿奇霉素抗感染，喜炎平抗病毒，清开灵静脉滴注，吲哚美辛栓临时塞肛等治疗。用药后无汗出，体温降至正常，3 小时后，体温又升至 39℃，继续给予吲哚美辛栓塞肛，体温可降至 36.5℃，一段时间后，体温再次升至 38.5℃，如此不断反复。如此治疗 2 日后，仍不见好转，希望中医药介入治疗。刻诊：面色不红，神疲乏力，手足发凉，口不干，小便正常，舌质暗红，苔白厚稍腻，脉沉数。回顾其发病过程，思其脉证，正与《伤寒论》"少阴病，始得之，反发热，脉沉者，麻黄附子细辛汤主之"相符。乃寒邪直中足少阴肾经，属太少两感之证。嘱停用清开灵注射液等寒凉药物。予麻黄附子细辛汤加减，整方如下：炙麻黄 6g，细辛 3g（后入），金银花 30g，连翘 15g，石菖蒲 15g，白芷 12g，川芎 15g，丹参 30g，赤芍 15g，藿香 15g，半夏 12g，桔梗 15g，佩兰 12g，甘草 9g。1 剂。水煎取汁约 600ml，分 3 次温服。并嘱多饮温水，避寒保暖。患者自述晚上睡前第一次服药 200ml，半小时后身体即觉温热感，通身彻汗，手足转温，体温渐降至 37.0℃。第 2 日早上服用第 2 包 200ml，患者上午未再发热，中午喝完最后 1 包，晚上体温一直正常，观其舌苔，从黄厚转为薄白。诸症悉愈，随访 15 日未复发[2]。

三、古 代 研 究

1. 麻黄附子细辛汤之源流

《伤寒论·辨少阴病脉证并治》第 301 条，"少阴病，始得之，反发热，脉沉者，麻黄附子细辛汤主之。麻黄（去节）二两，细辛二两，附子（炮，去皮，破八片）一枚。上三味，以水一斗，先煮麻黄，减二升，去上沫，内诸药，煮取三升，去滓，温服一升，日三服。"由条文可知，麻黄附子细辛汤的经典指征包括：少阴病，发热，脉沉。

2. 麻黄附子细辛汤之病机

少阴病，本为阳虚阴盛，病位在里，当见恶寒无热而脉沉；太阳病伤寒证，当见恶寒发热、无汗、头身疼痛、脉浮紧等征象。本条记载，外感寒邪初病即见发热、脉不浮反沉，既非单纯太阳伤寒，亦非单纯少阴经病。以方测证，此类患者当为素体元阳不足以致表气虚弱，不足以抗邪，外感寒邪由太阳肌表长驱直入少阴内里而见沉脉，与少阴阳气相争而发热，故本证为表里同病之证，又称太少两感证。

3. 麻黄附子细辛汤之方解

麻黄附子细辛汤组成方如其名，即由麻黄、炮附子、细辛3药组成。麻黄，其性辛温，入肺与膀胱经，单用本品可发汗解表、散寒通滞、宣肺平喘、利水消肿。麻黄功效本质是发越肺与膀胱所主肌表卫阳之气，肌表阳气开泄，津液外出以为汗，即发汗解表、散寒通滞之意。故《本草纲目》言麻黄："善达肌肤，走经络。"而《汤液本草》则谓："夫麻黄，治卫实上药。"肺与皮毛，皆与外界直接相通，同主呼吸而共一气，卫气开即肺气宣，此即宣肺平喘之意。麻黄发越肌表阳气则上气开，上气开则下窍借三焦、腠理气机途径而通，则水肿自消，即提壶揭盖之意。由于肌表卫阳之气借三焦、腠理而根植于肾元之气，故麻黄所发越阳气实乃人体元气之浅表部分，过用麻黄必然耗伤元气。故张洁古云："麻黄，去荣中寒邪，泄卫中风热，乃确论也；多服令人虚，走散真元之气故也。"《药品化义》亦谓："麻黄为发表散邪之药也，但元气虚及劳力感寒或表虚者，断不可用。"附子，辛甘大热，燥烈而有毒，归心脾肾经，功可温肾助阳、回阳救逆、散寒止痛。附子走而不守，能内达外彻：凡凝寒痼冷痹结于脏腑筋骨、经络血脉者，皆能开通温散；凡阳气将脱，四肢厥逆冰冷，凉汗淋漓或绝汗如油者，皆可回阳救逆，立挽危亡。附子诸多功效应用，皆赖辛热燥烈之偏性（毒性），直入下焦少阴肾元，下元阳气充实于内则固密于外，欲散之浮阳即可回逆，汗止喘定、寒退痛止，诸病转危为安。细辛，辛温而有小毒，归肺肾心三经。其气游走于太阳、少阴之间，入太阳肌表可解表散寒、祛风通窍，入少阴内里上可温肺化饮、下可温肾助阳。此即《灵枢·本输》所谓"少阴属肾，肾上连肺，故将两脏"在细辛药理应用上的表现之一。综上所论，本方3味药皆辛热而走阳经气分，但深浅不同：麻黄入表浅太阳经，附子入深在少阴经，细辛并入二经而沟通表里内外。三药合用，配伍精当，味少力专，可由内而外温阳散寒：内可温少阴阳气而驱散沉寒以从小便解，又可发越根植于肾阳的表阳而驱散外寒以从汗解，表里上下无所不达。故本方组方机制是基于太少二经的经气运行途径——三焦、腠理。

四、现 代 研 究

麻黄附子细辛汤方证条文简明扼要，包括少阴病，发热，脉沉。笔者认为解读该方证内涵的关键就在于少阴证内涵的理解上。《伤寒论·辨少阴病脉证并治》第281条指出，"少阴之为病，脉微细，但欲寐也"。一般认为"少阴之为病，脉微细，但欲寐"的临床表现就是周身恶寒，困倦欲眠，但卧床又难以入睡，脉沉细。然而，张仲景笔下的"脉微细，但欲寐"并非如此。笔者曾详细分析了少阴证的实质，认为这里描述的是一种休克状态，低血压、灌注不足为其核心病理生理机制。休克的原因有很多种，结合临床重症病例对经典原文进行考证发现，该条文描述的很可能是以感染性休克、心源性休克等为主，可同时合并心衰、肾衰。而麻黄附子细辛汤方证则是在休克基础上出现了发热、脉沉等症状。发热，即休克、心衰、肾衰等急危重症合并感染而导致体温升高。"沉者主水""沉为在里"，此处的脉沉并非少阴证的典型指征脉微细，多提示病位在里，即由于存在感染，或因心源性休克、心衰、肾衰而合并水肿，所以表现为脉沉。

本方的服用方法也有其特殊性。在治疗急危重症或昏迷垂危患者合并发热或院内感染时，当出现中等度热（38～38.9℃）、高热（39～40.9℃）以及超高热（41℃以上），死亡率极高，并且其是麻黄附子细辛汤条文"少阴病，始得之，反发热，脉沉"的经典再现和强适应证。此时，给患者放置胃管，并从鼻饲管中持续泵入麻黄附子细辛汤可回阳退热[2]。

（张俭禹移）

参 考 文 献

[1] 江瓘，魏之琇. 名医类案正续编[M]. 焦振廉，校注. 北京：中国医药科技出版社，2011：293-294.
[2] 高冲，蒲雪梅，陈守强. 麻黄附子细辛汤加减治疗外感发热验案 1 则[J]. 黑龙江中医药，2012，41（6）：15.

第九节　参 附 汤 方

一、古 代 医 案

1. 古代医案一

一人伤寒坏证垂死，手足俱冷，气息将绝，口张不能言。致和以人参一两去芦，加附子一钱，于石铫内煎至一碗，以新汲水浸之若冰冷，一服而尽，少顷，病人汗从鼻梁尖上涓涓如水，此其验也。盖鼻梁上应脾，若鼻端有汗者可救，以土在身中周遍故也。近陆同妇产后患疫证二十余日，气虚脉弱，即同坏证，亦以此汤治之，遂愈。世谓伤寒汗吐下三法差谬，名曰坏证。孙真人云：人参汤，须得长流水煎服，若用井水则不验。盖长流水，取其性之通达耳[1]。

2. 古代医案二

又羊毛行陈某亦有烟癖，神情迷糊，谵语气逆喘急，循衣摸床。先生诊其沉细，舌苔浊腻，用人参、附子、干姜、半夏温补之法。适王医至，见方用人参，扬言不可服，诊脉后在楼下相遇，不置可否而去。病家信，服一剂而神情清爽，诸象均退[2]。

3. 古代医案三

芦墟名士连耕石，暑热坏证，脉微欲绝，遗尿谵语，寻衣摸床，此乃阳越之证，将大汗而脱，急以参附加童便饮之，少苏而未识人也。余以事往郡，戒其家人曰："如醒而能言，则来载我。"越三日来请，亟往，果生矣。医者谓前药已效，仍用前方煎成未饮，余至曰："阳已回，火复炽，阴欲竭矣，附子入咽即危。"命以西瓜啖之，病者大喜，连日啖数枚，更饮以清暑养胃而愈[3]。

二、现 代 医 案

1. 现代医案一

男，48岁。体质素弱，常年多感冒。近日畏寒发热，咽痛，屡治屡发，病势缠绵，经月不愈。曾经先锋霉素、青霉素多日治疗未效。就诊时，患者面赤咽红，时感疼痛，但又畏寒蜷卧，手足不温，口干不欲饮，舌质淡，舌缘有齿印，脉沉迟细。患者脉沉迟细，舌缘有齿印，乃阳衰阴寒内盛之真象，至于面赤咽痛，是阴盛格阳之表现。拟参附汤加减：红参 15g，附子 9g，加蝉衣、桔梗、前胡等煎服。一剂减，二剂缓，三剂愈[4]。

2. 现代医案二

李某，男性，55岁。患者因眩晕、复视、视物偏斜、旋转、饮食发呛，于1985年10月25日收住北京某医院。1周后出现四肢瘫痪伴发热（体温38～38.7℃），呼吸困难，痰多，而行气管切开。痰培养为铜绿假单胞菌、克雷伯杆菌。12月23日做CT扫描，提示中脑中线偏左有约1cm×1cm×1cm大小低密度区，诊为中脑梗死。给予脱水、扩容及支持疗法，应用头孢氨苄、妥拉霉素及α-糜蛋白酶、庆大霉素雾化吸入控制感染。同时给予安宫牛黄丸，经多日治疗，体温仍不退。

1986年1月12日请会诊。症见：发热（体温38.4℃），呼吸急促，冷汗淋漓，四肢不温，面色㿠白，形体肥胖，脉细微稍数，重取无力，舌质淡，舌体胖嫩，苔薄白润。此乃元气不足，阳气暴脱之证。治宜益气回阳，敛汗固脱。拟参附汤加味。处方：生晒参（另煎兑服）10g，制附子（先煎）10g，生牡蛎30g，生黄芪30g。每剂煎200ml，分2次鼻饲，服上药3剂。体温降至正常，汗亦减少，后因痰多，改用二陈汤加味，服10余剂，痰量明显减少[5]。

3. 现代医案三

张某，男，80岁，2004年11月9日初诊。

患者素有高血压、陈旧性心肌梗死、心功能不全、肾功能不全、呼吸衰竭等多种疾病。近4日来出现发热，体温在38℃以上，双肺可闻及大量湿啰音。血常规：白细胞计数14×10⁹/L，中性粒细胞百分比80%。X线片检查示双肺纹理增粗，可见多发小片状阴影，考虑肺部感染。先后足量应用头孢他啶、阿莫西林、舒巴坦治疗，体温未能控制。昨晚血压突然下降，冷汗出，四肢不温，尿少，心律不齐，血压71/38mmHg，经静脉滴注多巴胺仍难以维持。邀中医会诊时，患者处于昏迷状态，面色萎黄，呼吸快而稍显微弱，手足不温，皮肤湿冷，脉细弱而不齐。病为厥证，证属热毒炽盛，元阳虚脱。法当清热解毒，益气回阳。拟方：①红参20g，熟附片10g。每日1剂，水煎取汁100ml，1次鼻饲送下。②生黄芪30g，金银花、连翘、柴胡、黄芩、丹参、麦冬、石菖蒲各15g，板蓝根20g，知母30g。每日1剂，水煎2次，去渣浓缩成100ml，分2次鼻饲。服上药5剂，血压回升。升压药在2日前已可减量至原来的1/3，而血压可维持在131/79mmHg，体温降到36.8℃，四肢转温，尿量正常，脉细。停用升压药。再进5剂，体温正常，血压稳定，无早搏，尿量正常[6]。

三、古 代 研 究

1. 参附汤之源流

参附汤是中医临床常用的经典名方，由人参和附子两味药物组成，其为峻补阳气之剂，多用于元气大亏、阳气暴脱之手足厥逆、冷汗淋漓、脉微欲绝等症[7-8]。历代古籍中参附汤的同名方剂众多，关于此方的出处、源流莫衷一是。从成书年代而言，中医学对参附汤最早的记载在《圣济总录》（1117 年），其卷五十九中记载："人参半两，附子（炮裂，去皮脐）半两，青黛半两。上咀，如麻豆大。每服 2 钱匕，水 1 盏，加楮叶 1 片（切），煎 7 分，去滓温服，日二夜一。主治：消肾，饮水无度，腿膝瘦细，小便白浊。"

但郭晶晶等[9]考究发现，参附汤虽始见于《圣济总录》，但其药物组成及主治功用与《济生续方》（1267 年）中所记载参附汤内容基本相同，其中记载："人参半两，附子（炮，去皮脐）1 两，上咀，分作 3 服。水 2 盏，加生姜 10 片，煎至 8 分，去滓，食前温服。主治：元气大亏，阳气暴脱，汗出厥逆，喘促脉微。"因而，目前中医学普遍认为参附汤源自于《济生续方》。

2. 参附汤之病机

本方证为元气大亏，阳气暴脱的危急病证。主治手足厥冷、冷汗淋漓、呼吸微弱或上气喘急、脉微欲绝等症。

明代张介宾云："天之大宝，只此一丸红日；人之大宝，只此一息真阳。"人体五脏六腑功能的维系，全赖于一息元阳。心主神明、血脉，心阳得充，则神明清澈，血脉鼓动有力；肺主气，赖阳气以司呼吸；脾主运化，赖阳气以腐熟水谷；肝藏血，赖阳气以温养筋脉；肾为先天之本，阳气生发之源，赖阳气以司开阖。若阳气暴脱，不能达于四肢，则四末失于温煦而致手足厥逆；元阳大亏，不能固护阴液，津液失守，则大汗淋漓，如珠如油，既冷且黏；肺气近绝，则呼吸微弱，甚或上气喘急；心阳暴脱，无力鼓动气血，则见脉微欲绝之象。

3. 参附汤之方解

参附汤由人参、附子配伍组成，具有回阳益气，救逆固脱之功，用于元气大亏，阳气暴脱之证，功效迅捷。本证危在顷刻之际，非大温大补不足以挽其垂危而救急固脱。诚《医宗金鉴》云："补后天之气无如人参，补先天之气无如附子，此参附汤之所由立也。"

人参，性平，味甘、微苦，归脾、肺、心经。可大补元气，复脉固脱，补脾益肺，生津止渴，安神益智。《神农本草经》云："主补五脏，安精神，止惊悸，除邪气，明目，开心益智。"其长于大补元气，能五脏并补，先天、后天同益，具有"回阳气于垂绝，却虚邪于俄顷"之能。

附子，辛、甘，大热；有毒；归心、肾、脾经。具有回阳救逆、补火助阳、散寒止痛的功效。《本草正义》："附子，本是辛温大热，其性善走，故为通行十二经纯阳之要药，外则达皮毛而除表寒，里则达下元而温痼冷，彻内彻外，凡三焦经络，诸脏诸腑，果有真寒，无不可治。"其气味俱厚，其性浮而不沉，其用走而不守，能通行十二经，无所不至；被誉为"回阳救逆之第一品,补先天命门真火之第一要药",其能"引补气药行十二经,以追复散失之元阳"。

方中人参大补脾肺之元气以固后天,使脾肺之气旺则五脏之气皆旺。配伍大辛大热之熟附子,温壮元阳,大补先天,使先天之阳生则一身之阳生。两者配伍,能上助心阳,下补肾阳,中健脾气,气阳同救;两者相须,药专力宏,使"后天之气得先天之气则生生不息,先天之气得后天之气始化化而不穷也。……用之得当,则能瞬息化气于乌有之乡,顷刻生阳于命门之内,方之最神捷者也"[10-11]。

四、现代研究

参附汤由人参、黑附片 2 味药物配伍而成,其中人参的主要活性成分为人参皂苷,具有兴奋心肌、增加心肌收缩力、增加心排血量、改善心功能及升压等作用[12];附子的主要有效成分是去甲乌头碱,属于 β 受体兴奋剂,与异丙肾上腺素作用相似;其可改善心脏电生理传导阻滞,加快心率,起到抗缓慢性心律失常的作用;其对心肌 α、β 受体均有兴奋作用,能明显升高血压,同时还具有降低冠状动脉、脑血管和外周血管阻力,降低血黏度,减少血小板聚集的作用[13]。

现代临床上为了适应阳气暴脱证候急救的需要,将参附汤剂改为注射液。经研究表明,参附注射液具有抗休克、减少血管活性药物的使用、稳定血流动力学、改善脏器功能、抑制炎症介质的释放、调解免疫功能、降低炎症反应、改善临床预后等作用,可作为脓毒症和脓毒症休克患者的治疗用药。

1. 抗休克,稳定血流动力学

研究表明[14],参附注射液在休克早、中期患者中应用安全、有效。徐盈等[15]通过临床观察发现,参附注射液在休克早期稳定血流动力学方面作用明显,而且治疗脓毒症休克早期安全有效,减少了血管活性药物的使用。林新锋[16]采用参附注射液治疗重症厥脱患者,结果发现,参附注射液联合多巴胺等血管活性药能提高重症厥脱的抢救成功率,且辨证用药能达到最好效果。戴春钦等[17]在常规西医治疗基础上,联合应用参附注射液,有效升高脓毒症休克患者的血压,改善循环及灌注,并且减少了血管活性药持久大量使用或过度液体复苏引起的不良反应。

动物实验研究表明,参附注射液可以通过抑制血浆中 TNF-α 和 IL-1β 活性来改善血流动力学[18]。一项包含 12 项随机对照试验共 904 例脓毒症休克患者的 Meta 分析显示:与常规治疗相比,加用参附注射液可使脓毒症休克患者血流动力学更加稳定,治疗 6 小时后平均动脉压显著高于常规治疗组,乳酸水平较常规治疗组降低[19]。同时,临床试验也证实[20-21],参附注射液可明显改善伴有心功能障碍的脓毒症休克患者的血流动力学指标,增加心排血量和外周阻力,从而改善组织灌注,增加氧供,减少血管活性药物的用量。

2. 改善心功能

动物实验发现,参附注射液能抑制脓毒症休克后心肌组织核因子(NF-κB)的活化及肿瘤坏死因子-α（TNF-α）的蛋白表达，强化超氧化物歧化酶（SOD）活性，减轻心肌脂质过氧化程度，从而改善其心功能、降低心肌细胞凋亡的发生率，高剂量参附注射液则以上结果更明显[22-23]。同时，研究也发现参附注射液可以升高脓毒症模型大鼠的平均动脉压，改善心脏收缩和舒张功能，改善心率，稳定期心脏血流动力学，且高剂量参附注射液作用更明显[24]。在临床治疗中则发现，参附注射液能够显著降低脓毒症患者的肌钙蛋白 I（cTnI）、N-末端前体脑钠钛（NT-proBNP）水平，改善其心输出量、每搏输出量，从而使脓毒症患者的心功能状况得以改善，增加尿量，使乳酸水平下降，改善组织缺血缺氧的状况。但需要注意的是，参附注射液改善脓毒症患者的心输出量和每搏输出量，只能是短时间内维持这种效应，仍有待进一步研究解决[25-27]。

3. 改善肝脏功能

临床研究发现[28]，参附注射液可以降低脓毒症休克患者的乳酸、天冬氨酸氨基转移酶、丙氨酸氨基转移酶等指标，从而改善脓毒症休克患者的肝功能，提高其存活率，但其具体的作用机制众说纷纭。丁文博等[29]通过观察大白鼠肠穿孔建立脓毒血症模型的肝组织中 NF-κB、TNF-α，发现参附注射液可能通过抑制 NF-κB、TNF-α 的释放，从而减轻肝脏损伤。黄启福[30]通过动物实验发现参附注射液能够改善肝脏超微结构、减轻肝窦淤血和白细胞嵌顿，抑制内毒素激活白细胞，减轻炎症反应，减少细胞的黏附、浸润及抗氧自由基毒性，从而降低肝脏脂质过氧化损伤程度，改善肝功能。也有动物实验发现，参附注射液能够抑制氧自由基的产生和库普弗细胞的活化，从而降低肝细胞的凋亡，降低肝组织损伤[31]。彭松林等[32]则认为，参附注射液降低肝脏损伤的机制是通过减少血栓素 A_2 和前列环素的比例，增加 Na^+-K^+-ATP 酶和 Ca^{2+}-Mg^{2+}-ATP 酶的活性发挥作用。

4. 改善氧合，保护肺功能

早期有效的液体复苏、呼吸及循环功能的支持是脓毒症休克治疗的基石，有研究显示结合使用参附注射液和早期液体复苏可以更好地改善血流动力学，减少对重要器官的损害，并缩短脓毒症休克患者的机械通气和 ICU 住院时间[33]。尹明新等则发现，参附注射液在早期脓毒症休克治疗中在早期改善氧合、组织灌注、降低死亡率等方面有良好的疗效[34]。而动物实验则证实，参附注射液可降低氧自由基的产生，治疗脓毒症大鼠的肺损伤。同时，参附注射液也可以通过抑制肺脏中 TNF-α 和 IL-6 的表达，减轻大鼠急性肺损伤，保护肺功能[35-36]。

5. 保护肾脏功能

孙淑荣等[37]在临床治疗中发现，在早期复苏治疗过程中单独使用或配合使用参附注射液治疗脓毒症休克，可有效避免大剂量多巴胺引起内脏血管收缩所致的肾功能损害。其具体作用机制可能是参附注射液通过增加 SOD 活性，降低 MDA 含量保护大鼠急性肾缺血的再灌注损伤[38]。

6. 修复肠道黏膜

王磊等[39]在治疗脓毒症患者过程中发现，在常规治疗基础上加用参附注射液可以治疗脓毒症导致的机体肠道低灌注，并修补在内环境平衡失调及炎性因子刺激下受到破坏的肠道黏膜。

7. 降低炎症反应

脓毒症是指因感染而引起宿主反应失调进而导致的危及生命的器官功能障碍，在这过程当中，促炎/抗炎因子失衡、内皮细胞功能失调、机体免疫力下降都可能导致炎症瀑布的发生，进而导致脓毒症。参附注射液能够清除细菌内毒素，对抗炎症发生时毛细管通透性升高造成的损害，并且增高应激反应时机体糖皮质激素浓度，发挥抗炎效果[40]。赵丽芸等在常规治疗的基础上加用参附注射液治疗脓毒症休克患者，TNF-α、PCT、CRP、IL-1、IL-6及 IL-10 的降低水平优于常规治疗，提示常规治疗联合参附注射液能更好地调节脓毒症患者促炎/抗炎因子的平衡，从而降低脓毒症休克炎症反应[41]。而动物实验则证实，参附注射液可以抑制败血症性休克后大鼠心肌组织 NF-κB 的活化以及 ICAM-1、TNF-α 的蛋白过度表达，抑制抗炎因子 IL-6、IL-10 的过度产生，使促炎/抗炎因子达到平衡，防止过度炎性反应和免疫抑制[42-43]。

内皮细胞作为脓毒症患者炎症反应中的靶细胞，也积极参与脓毒症患者炎症反应和继发器官损伤。研究表明[44]，参附注射液可以从基因水平影响大鼠肾组织血栓调节蛋白和内皮细胞蛋白 C 受体的 mRNA 表达，从而保护内皮细胞功能。在抑制炎症、保护内皮细胞功能的同时，参附注射液还可以提高机体的免疫力[45]。

8. 改善临床预后

在一项纳入 199 例脓毒症休克患者的多中心、随机、对照、开放研究中，发现对于基线乳酸水平较高（≥4.5mmol/L）的脓毒症休克患者，参附治疗组可显著提高脓毒症休克患者的 7 日生存率，并改善其 28 日生存率[46]。因此在国内的脓毒症诊治指南中，对于参附注射液在脓毒症休克中的治疗作用都给予了肯定[47-48]。但我们也必须看到，虽然目前对于参附注射液治疗脓毒症休克的机制研究有了很大进展，然而并不完善，仍需要更加深入的研究，才能更科学、合理地运用于临床。

（邓定伟　欧阳红莲）

参 考 文 献

[1] 江瓘，魏之琇. 名医类案正续编[M]. 焦振廉，校注. 北京：中国医药科技出版社，2011：33-34.

[2] 裘吉生. 三三医书[M]. 杭州：三三医社，1924：11.

[3] 徐大椿. 徐大椿洄溪医案[M]. 张晖，王海燕，点校. 北京：人民军医出版社，2011：18-19.

[4] 陈圣传. 参附汤临床运用 3 例[J]. 福建医药杂志，1997，19（4）：147-148.

[5] 周绍华. 参附汤退热治验[J]. 中医杂志，1988，1（1）：66.

[6] 范同心，范颖颖. 参附汤治疗厥证验案举隅[J]. 山西中医，2005，21（6）：41.

[7] 陈奇. 中成药名方药理与临床[M]. 北京：人民卫生出版社，1998：328.

[8] 薛己. 薛氏医案：上册：正体类要[M]. 北京：人民卫生出版社，1983：634.

[9] 郭晶晶，年莉. 参附汤考辨[J]. 河南中医，2017，37（12）：2220-2221.

[10] 张斐斐，魏飞跃. 浅析历代医家对附子配伍的临床应用[J]. 河南中医，2017，37（9）：1662-1666.

[11] 谢鸣. 方剂学[M]. 北京：人民卫生出版社，2004，（6）：161.

[12] 王巍，苏光悦，胡婉琦，等. 近10年人参皂苷对心血管疾病的药理作用研究进展[J]. 中草药，2016，47（20）：3736-3741.

[13] 丁涛. 附子的现代药理研究与临床新用[J]. 中医学报，2012，27（12）：1630-1631.

[14] 吴帆. 参附注射液对休克早、中期治疗作用的临床观察[J]. 中国中医急症，2006，15（1）：44-45.

[15] 徐盈，陈必勤，钟玲，等. 中西医结合治疗脓毒性休克早期复苏的干预研究[J]. 卫生软科学，2012，26（6）：578-580.

[16] 林新锋. 参附注射液治疗重症厥脱临床疗效观察[J]. 江西中医药，2007，38（3）：43-44.

[17] 戴春钦，雷利华，蔡碧芬. 参附注射液治疗脓毒症休克20例临床观察[J]. 河北中医，2014，36（3）：418-419.

[18] 柯大智，陈庆伟. 参附注射液治疗犬心源性休克的细胞因子机制研究[J]. 中国中药杂志，2007，32（21）：2271-2273.

[19] MOU Z，LV Z，LI Y，et al. Clinical effect of shenfu injection in patients with septic shock：a meta-analysis and systematic review[J]. Evid Based Complement Alternat Med，2015，2015：863149.

[20] 傅声武. 参附注射液对脓毒症休克血流动力学的影响[J]. 全科医学临床与教育，2014，12（6）：682-684.

[21] 王俊英，谯明，彭艳，等. 参附注射液对感染性休克（高排低阻证）血流动力学及组织灌注改善作用的临床观察[J]. 中国中医急症，2015，24（10）：1827-1828.

[22] 杨进国，刘先义，杜大平. 参附注射液对败血性休克大鼠心肌损伤的影响[J]. 武汉大学学报：医学版，2006，26（2）：168-173.

[23] 马伟斌，江荣林，雷澍. 参附注射液对脓毒症大鼠心肌氧化应激的影响[J]. 浙江中医药大学学报，2012，36（9）：1009-1014.

[24] 张弘，马伟斌，雷澎. 参附注射液对脓毒症模型大鼠心脏血流动力学的影响[J]. 浙江中西医结合杂志，2012，22（12）：923-925.

[25] 王春林. 参附注射液对感染性休克患者心功能及组织灌注的影响[J]. 中国中医急症，2014，23（12）：2279-2280.

[26] 冯慧远，李伟伟. 参附注射液对脓毒症患者心肌损伤的保护作用[J]. 河北医药，2014，36（18）：2764-2765.

[27] 蒋丽芳，林冰，孟繁甦，等. 参附注射液对厥脱证MODS患者血流动力学的影响[J]. 亚太传统医药，2015，11（7）：107-108.

[28] 雷贤英，李雨昕. 参附注射液对ICU感染性休克患者肝功能的影响研究[J]. 亚太传统医药，2016，12（5）：135-136.

[29] 丁文博，王飞. 脓毒症大鼠肝损伤机制及参附注射液治疗作用研究[J]. 亚太传统医药，2012，8（4）：6-9.

[30] 黄启福. 参附注射液对内毒素休克大鼠肝脏的保护作用及机制研究[D]. 北京：北京中医药大学，2007.

[31] ZHU W H，LENG X S. Effect of on shenfu injection ischemia-reperfusion injury of rat livergraft[J]. Hepatobiliary Pancreat Dis Int，2006，5（2）：205-209.

[32] 彭松林，顾玺，戴朝六，等. 参附注射液对肝缺血再灌注大鼠血浆前列环素和血栓素 A_2 及肝组织 ATP 酶的影响[J]. 中西医结合学报，2008，5（4）：427-431.

[33] LI M Q，PAN C G，WANG X M，et al. Effect of the shenfu injection combined with earlygoal-directed therapy on organ functions and outcomes of septic shock patients [J]. Cell Biochem Biophys，2015，72（3）：807-812.

[34] 尹明新，张维杰，陈璐，等. 参附注射液对脓毒症休克患者早期液体复苏临床疗效的 Meta 分析[J]. 中国中医急症，2020，10（29）：1754-1758.

[35] 黄约诺，黄立搜，徐鹏，等. 参附注射液对脓毒症大鼠肺损伤的保护作用[J]. 中国现代医生，2016，54（6）：26-30.

[36] 郑悦亮，蔡文伟，周晟昂，等. 参附注射液对"失血性休克-内毒素"二次打击急性肺损伤治疗作用研究[J]. 中华中医药杂志，2015，30（8）：2958-2960.

[37] 孙淑荣，刘业清，王荣辉. 参附注射液对严重脓毒血症和脓毒性休克早期复苏的干预研究[J]. 中国中医急症，2007，16（10）：1214-1215.

[38] 李阳. 参附注射液对大鼠肾脏缺血再灌注损伤的保护[J]. 四川大学学报：医学版，2001，42（1）：41-43.

[39] 王磊，齐洪娜，张玮，等. 参附注射液对严重脓毒症患者 D-乳酸和炎性因子的影响[J]. 临床急诊杂志，2018，19（1）：17-20.

[40] 程彤，吴志茹，申丽旻，等.《拯救脓毒症运动：2008 严重脓毒症和脓毒症休克管理指南》解读（四）糖皮质激素、活化蛋白C和血液制品在脓毒症休克治疗中的应用[J]. 临床荟萃，2008，23（10）：754-756.

[41] 赵丽芸，刘秋江，赵锋利. 参附注射液对脓毒症休克患者炎症标志物影响的 Meta 分析[J]. 中国中医急症，2020，11（29）：1916-1920.

[42] 杨进国，刘先义，杜大平. 参附注射液对败血性休克大鼠心肌损伤的影响[J]. 武汉大学学报：医学版，2006，26（2）：168-173.

[43] 李佳寅. 参附注射液治疗感染性休克的临床研究[D]. 杭州：浙江大学，2012.

[44] 周小洁，潘景业，陈洁，等. 参附注射液对失血性休克大鼠肾脏血栓调节蛋白及内皮细胞蛋白C受体基因表达的影响[J]. 医学研究杂志，2010，39（1）：58-61.

[45] 陈如杰，张明，潘利伟，等. 参附注射液对感染性休克患者炎症反应及免疫功能影响的临床对照研究[J]. 中华中医药学刊，2015，33（10）：2461-2464.

[46] LI Y I，ZHANG X C，LIN P H，et al. Effects of Shenfu injection in the treatment of septic shock patients：a multicenter，controlled，

randomized，open-label trial [J]. Evid Based Complement Alternat Med，2016，2016：2565169.

[47] 中华医学会重症医学分会.中国严重脓毒症/脓毒性休克治疗指南（2014）[J]. 中华内科杂志，2015，54（6）：557-581.

[48] 中国医师协会急诊医师分会，中国研究型医院学会休克与脓毒症专业委员会. 中国脓毒症/脓毒性休克急诊治疗指南（2018）[J]. 中国急救医学，2018，38（9）：741-756.

第十节 独参汤方

一、古代医案

1. 古代医案一

常熟阁老坊范云亭，是年暑天，先因寒热，通体红斑满布，延某医治之，进以牛蒡、山栀、豆豉、厚朴、枳壳、凉膈散、石斛、生地、沙参等，琴川所谓三鲜汤加减是也。服五六剂，遍体冷汗淋漓，神识尚清，脉沉细，目珠上反，喉间痰声漉漉，气促咳嗽痰多，项背反折。是日请医七人，有用鲜生地、石斛、大黄、芒硝者，有用豆豉、牛蒡、山栀、连翘者，有用草果、厚朴、苍术、陈皮者，有用附子、人参、熟地、阿胶者，各有主见，议论纷纷。七人之中，余不在焉。余至，各医均散。余诊之，曰：脉微欲绝，冷汗淋，阴凝于内，阳脱于外。舌底白润而灰，下焦浊阴水气，皆泛于上。再拘执红疹宜服寒凉，阳即脱矣，若进枳、朴、苍术香燥者，亦决无是理，惟温补似乎合符。然熟地、阿胶，有饮阻格，决不能入，不如以甘温固表扶阳，参以酸敛之品收之，服一剂。明日邵聿修先生到琴，应有卓识。立方用党参、茯神、枣仁、桂枝、白芍、炙草、炒淮麦、五味子、煨姜、红枣。

病家及旁人，皆不肯用党参。余曰：此证当大服人参，既不相信，改北沙参可也。服一剂，如故。至晨，邵君到，即书字来寓，邀余并诊。

余曰：先将昨方换人参，加龙骨、牡蛎，再服一剂诊脉可也。

聿翁曰：龙骨、牡蛎，前方已加，服过一剂，人参未也。

余曰：何以不用人参。邵君笑而不答。

余曰：君乃常昭之仰望，若亦依顺人情，而仍用北沙参者，云亭无生理矣。岂可比余之人微言轻乎。

聿曰：用人参若干？

余曰：此证人参宜以两计，然方上却难写，不如先用一钱，余使病家渐渐增进。

即将原方去沙参，换人参一钱。服一剂，罔效。聿翁要往梅里，委余代看一日。

余曰：代理一天犹可，如日久恐病家不信，岂不误事。邵君去后，明日病人大汗如雨，痰升作厥。

余曰：即服独参汤一味，以救其脱，另用五味子、枯矾二味，研细末，以人涎唾调烂，纳入病人脐中，用膏药盖之。

是日共服人参七钱，并未作胀。明晨汗稍收，气渐平，口中白糜布满，明日聿翁到琴，并诊之，斟酌一方，当舍表救里，不能顾其红斑，拟十四味建中加减主之。

人参一钱，黄芪三钱，茯神二钱，多草一钱，五味子五分，于术二钱，附子一钱，肉桂八分，干姜五分，白芍钱半，熟地四钱，杜仲四钱，杞子三钱，红枣五枚。煎服一剂，无效。

原方再服一剂，忽觉泄，脉变外浮。

聿翁曰：此证难矣。脉浮汗出，阳从上脱，又见泄泻，阴从下脱，阴阳两脱，又加白糜满口，塞咽，不死何待。

余曰：病势虽危，尚有一线生机，能服人参两许，兼以大补之剂不胀，服姜、附、桂而不燥，尚有正气能支，有阴分可烁。今脉沉而转浮者，乃阴脉转阳脉也。大便泄者，乃服温药行动先所服凉药之积也。仲景太阳篇，有寒积太阴，阳动则腐臭秽不能内留而下者，即仲景桂枝加芍药条之文。然寒积遇温而下，不过两三日，若下之三日不止，汗更出，脉仍沉濡肢冷，则死定矣。如下之能汗收脉缓思饮，至第三日而痢止，即有生机矣。乃谓云亭之弟仲和曰：余二人之力，不胜此病，宜再请高明。仲和曰：医祷俱穷，二公再推透，无他望矣，生死由命，决不怨也。即将前方去熟地，加白芍二钱，干姜五分，再进剂。口中化燥，脉仍浮而痢更甚。以原方再服一剂，痢止，略思饮食，精神稍振。即将前方桂、附、姜、芍减半，加熟地、萸肉，另服独参汤。

又两日，病已大有起色。聿翁回支塘，余为调理月余而痊。所调理之方，皆归脾、四君、生脉、桂枝加龙骨牡蛎、小建中诸法加减出入。此事已有五六年，刻下聿翁已作古人。今夏初有人来邀云：云亭病重。即过诊之，病已七八日，一日数医，所服皆牛蒡、山栀、豆豉、连翘、琴川三鲜汤、枳、朴之类。诊其脉沉而下痢，痰声漉漉，汗冷，瞳神无光，阴躁。余曰：前次为凉药所误，不料今次又依样葫芦，惜哉。即写别直参三钱，附子一钱，干姜一钱，于术三钱，炙草一钱等服之，如水投石。余曰：难矣，即起聿修于地下，亦无济矣。如此阳虚烟体，正虚邪陷，用清凉克伐而有生理者，未之有也。延三日而逝[1]。

2. 古代医案二

北门外陈合茂行主年五十余，有烟霞癖，素有痰喘之证，忽起寒热不扬，不进饮食者累月，咳嗽痰多，形神消瘦，脉沉细，苔浊腻。龚医用达邪化湿之品，不效反至汗出如雨，呃逆止，神迷谵语。先生以为气阴皆伤，中阳不足。同张君砚芬，用老山人参一钱、生姜一钱、一剂汗止，再剂苔化能食。煮烂焦锅巴，调理旬日而愈[2]。

二、现代医案

十余年前，乡里有一患者，冯××，男，60岁，农民，西医诊断为败血症。住院治疗40余日，虽血液培养已无金黄色葡萄球菌、大肠杆菌及其他致病菌检出，但病人骨瘦如柴，卧床不起、不思饮食。每日以输液维持生命，险象非能缓解，症见：面色苍白，自汗淋漓，呼吸短促微细，四肢厥冷，脉微细欲绝。有阴阳离决之危象，经中医诊断认为久病体虚，损伤元气，即用独参汤15g分二次急煎，频频喂服，隔日病情大有好转，自汗亦止[3]。

三、古代研究

1. 独参汤之源流

独参汤大补元气，回阳固脱，主气血俱虚，面色苍白，恶寒发热，手足清冷，自汗或出冷汗，脉微细欲绝，其益气固脱功效无药可代，是一张中医临床疗效卓著的急救良方。

《本草经疏》载："人参能回阳气于垂绝，却虚邪于俄顷，其主治也则补五脏……"人参单行，大量浓煎服，即独参汤。

1600多年前晋代葛洪《肘后备急方》中的"人参散"是独参汤的祖方，其中记载："卒上气，鸣息便欲绝……末人参，服方寸匕，日五六。"[4]南宋王璆在《百一选方》（1196年）中将其命名为"破证夺命丹"，用治伤寒阴阳二证不明，或投药错误，致患人困重垂死，七日以后皆可服。

"独参汤"之名首次出现，载于元（1348年）代葛可久的《十药神书》中，其曰："丙字号独参汤，止血后，虚弱无动作者，此药补之。大栋人参十两。上咀。水二盏，枣五枚，煎一盏，不拘时细细服之。服后宜熟睡一觉，后服药除根。"[5]

其后明代张介宾的《景岳全书》中有较为详细的记载："独参汤，治诸气虚、气脱，及反胃呕吐、喘促、粥汤入胃即吐，凡诸气虚证垂危者，用人参二两，水一升，煮取四合，趁热顿服，日再进之，兼人参粥者，食之尤妙。"[6]

清代陈士铎的《本草新编》："人参亦有单用一味而成功者，如独参汤，乃一时权宜，非可恃为常服也。盖人气脱于一时，血失于顷刻，精走于须臾，阳绝于旦夕，他药缓不济事，必须用人参一二两或四五两，作一剂煎服以救之，否则阳气遽散而死矣。"

由此可见，"独参汤"用药历史悠久，其只用人参一味，浓煎顿服，量大、力专、效宏，为中医界所公认，是救治急症暴脱之名方。

2. 独参汤之病机

人参善大补元气，有救脱扶危、回阳救逆、益气固脱之功，独参汤取本品大量浓煎服，无论因于大失血、大吐泻或久病、大病所致之气脱危候，均有良效。

大失血者，不论吐、衄、便、崩，抑或暴脱亡血，气无所附，气随血脱，以致元气大亏，皆可用独参汤补气以固血脱。高热酷暑，大出汗者，或剧烈呕吐、洞泄不止，导致津液暴脱，而津血同源，津亦能载气，乃至气随津脱，可用独参汤益气以固津脱。久病、大病之后，气息将绝，或极度劳倦，导致元气大亏，或五脏气绝，皆可用独参汤大补元气以固气脱。此"三脱"者，根本在于血气、津气、元气或阳气暴脱，真气大亏，不能固摄津液、精、血，特立一味独参汤，大补元气，固三脱，补五脏[7]。

3. 独参汤之方解

病至虚极欲脱，危在旦夕，当务之急，急宜益气固脱，庶几可以力挽狂澜，以冀万一。《本草正》曰："阳气虚竭者，此[人参]能回之于无何有之乡；阴血崩溃者，此能障之于已决裂之后。"可见人参实乃益气固脱之良药。本方单用人参一味，峻补元气而不配伍他药，盖欲借此挽大厦于将倾，不欲受其左右牵制。临证之时，使用本方，剂量宜大，否则病重药轻，鞭长莫及。

元气者，生发于肾，从命门贯注于少阳三焦，充实于半表半里。此气不仅可以外防邪侵，内固阴血，五脏功能活动也唯此是赖。元气一衰，则三焦气竭，三焦气竭则阴血失固而外泄，津液失摄而外脱，心无气充而衰竭。人参大补元气，既可强心救脱，又可益气摄血、生津。所谓"有形之血不能速生，无形之气所当急固"，因而血脱者，以独参汤补气生血，补气固脱，此乃"固血脱"也；津脱者，用独参汤补气救津，固摄津液，气固津还，此乃"固津脱"也；气脱者，用独参汤峻补元气，救危险于垂绝，回阳气于顷刻，此乃"固气脱"也。延及其余重证、难证、绝证，它药不效者，皆可用独参汤，补之、救之、固之，"不离乎三脱"，亦"不拘泥三脱"也。

四、现代研究

人参在中医、中药史上有着举足轻重的地位，有着"百草之王""神草"的称号。东汉时期的《神农本草经》将其列为"上品"，别名"人衔""鬼盖"等，其认为：人参味甘，微寒，无毒。主补五脏，安精神，定魂魄，止惊悸，除邪气，明目，开心益智，久服轻身延年。《中华人民共和国药典》中记载："人参，甘、微苦，微温。归脾、肺、心、肾经。功能主治：大补元气，复脉固脱，补脾益肺，生津养血，安神益智。用于体虚欲脱，肢冷脉微，脾虚食少，肺虚喘咳，津伤口渴，内热消渴，气血亏虚，久病虚羸，惊悸失眠，阳痿宫冷。"[8]

现代研究证实[9]，人参为五加科多年生草本植物人参（Panax ginseng C.A.Mey.）的干燥根。主产于吉林、辽宁、黑龙江。味甘、微苦，性温，归心、肺、脾经。具有大补元气、补脾益肺、生津止渴、安神益智的功效。

但按其加工方法不同，又可分为野山参、红参、生晒参、参须、糖参等。它们虽然都有补气之功效，但又各有千秋。

1）野山参：味甘、微苦，性平，功效与红参相似，但力量最大，产量最小，价格昂贵。无温燥之性，大补元气，为参中之上品，但资源少，价格昂贵，很少用。

2）红参：味甘、微苦，性温，有大补元气、复脉固脱、益气摄血的功效。补气中带有刚健温燥之性，长于振奋阳气，适用于急救回阳。

3）生晒参：味甘、微苦，性平，有大补元气、复脉固脱、补益脾肺、生津安神的功效。性较平和，不温不燥，既可补气，又可生津，适用于扶正祛邪，增强体质和抗病能力。

4）参须：以红参须为多见，性能与红参相似，但效力较小而缓和。

5）糖参：味甘、微苦，性最平和，效力相对较小，适用于健脾益肺。

临床药理证实，人参的有效成分含有人参皂苷 Rg_1、Rb_1 等 30 多种人参皂苷、α-人参烯等挥发油、人参酸等有机酸、人参黄酮苷等黄酮以及木脂素、甾醇、氨基酸、多糖等。其中的特征性化学成分主要为四环三萜达玛烷型人参皂苷，经水解后可生成人参二醇皂苷和人参三醇皂苷[10]。研究表明，人参二醇皂苷能够增加 SOD 活性，减少丙二醛（MDA）含量，对抗自由基，能够提升 LPS 休克大鼠平均动脉压，发挥抗 LPS 休克的效应[11]。而临床研究结果则显示，独参汤能够更好地稳定脓毒症休克患者的血压，减少缩血管药物的用量以及液体复苏的液体用量，改善脓毒症休克患者的血流动力学；并且，独参汤可以提高患者的心排血量（CO），改善组织脏器低灌注状态，减轻炎症反应，升高血小板水平，阻止其向弥散性血管内凝血发展[12-13]。

（邓定伟）

参 考 文 献

[1] 余听鸿. 诊余集[M]. 北京：学苑出版社，2008：175-176.

[2] 裘吉生. 三三医书[M]. 杭州：三三医社，1924：11.

[3] 冯樟银. 补气圣药话人参[J]. 中国药业，1996，8（8）：37-38.

[4] 陶弘景. 陶弘景集校注[M]. 王京州，校注. 上海：上海古籍出版社，2009：115-122.

[5] 宋承吉.《十药神书》与独参汤[J]. 人参研究，2005，17（2）：2-3.

[6] 韩兴成. 充血性心力衰竭的中西医治疗现状[J]. 中西医结合实用临床急救，1995，2（3）：140-141.

[7] 余悦，冯磊，刘喜明. 刘喜明教授从"三脱""三固"论独参汤及其应用[J]. 中国中医急症，2020，29（3）：530-532.

[8] 国家药典委员会. 中华人民共和国药典[M]. 北京：中国医药科技出版社，2020：8.

[9] 李跃华.人参的功效和应用[C]//2010中国·抚松国际人参大会主题内容纲要. 抚松：中国抚松国际人参大会，2010.

[10] 杨鑫宝，杨秀伟，刘建勋. 人参中皂苷类化学成分的研究[J]. 中国现代中药，2013，15（5）：349.

[11] 刘磊，王宏英，方艳秋，等. 人参二醇组皂苷对内毒素休克大鼠脑皮质损伤的保护作用[J]. 中国老年医学杂志，2014，（23）：6694-6696.

[12] 吕德可，林闽，钟婷，等. 独参汤对脓毒性休克患者血压及液体复苏的影响[J]. 浙江中西医结合杂志，2019，29（4）：307-308.

[13] 金友平，江丽平，陶勇军，等. 独参汤佐治感染性休克28例观察[J]. 浙江中医杂志，2018，53（1）：23.

第十一节　清营汤类方

一、古代医案

1. 古代医案一

包，老年下虚，春温上受，痰潮昏谵，舌绛黄苔，面赤微痉，先清上焦。（热邪闭窍神昏）天竺黄，金银花，竹叶心，连翘，竹沥[1]。

2. 古代医案二

张，病几一月，犹然耳聋，神识不慧，嗽甚痰黏，呼吸喉间有音。此非伤寒暴感，皆夏秋间暑湿热气内郁，新凉引动内伏之邪，当以轻剂清解三焦，奈何医者不晓伏气为病，但以发散消食寒凉清火为事，致胃汁消亡，真阴尽烁。舌边赤，齿板燥裂，乃邪留营中，有内闭瘛疭厥逆之变，况右脉小数，左脉涩弱，热固在里，当此阴伤日久，下之再犯亡阴之戒。从来头面，都是清窍，既为邪蒙，精华气血不肯流行，诸窍失司聪明矣，此轻清清解，断断然也，议清上焦气血之壅为先，不投重剂苦寒，正仿古人肥人之病，虑虚其阳耳。

连翘心，玄参，犀角，郁金，橘红蜜，水炒黑栀皮，川贝，鲜菖蒲根，竹沥。

又：昨进清上焦法，诸症虽然略减，而神识犹未清爽，总由病久阴液内耗，阴津外伤，聪明智慧之气，俱被浊气蒙蔽，所以子后午前稍清，他时皆不清明，以阳盛时，人身应之也。拟进局方至宝丹，借其芳香，足以护阳逐邪，庶无内闭外脱之虞。

至宝丹每服三分，灯心、嫩竹叶汤送。

又：脉右缓大，左弱，面垢色已减，痰嗽不爽。良由胃中津液，为辛散温燥所伤，心营肺卫，悉受热焰蒸迫，致神呆喘急耳聋，清阳阻痹，九窍不利。首方宣解气血，继方芳香通窍，无形令其转旋，三焦自有专司，岂与俗医但晓邪滞攻击而已？今已获效，当与清养胃阴肺气，体素丰盛，阳弱不耐沉寒，然深秋冬交，天气降则上焦先受，试观霜露下垂，草木皆改容色，人在气交，法乎天地，兼参体质施治。

枇杷叶，炒黄川贝，橘红，郁金，茯苓[2]。

3. 古代医案三

某，初病伏暑，伤于气分，微热渴饮，邪犯肺也。失治邪张，逆走膻中。遂舌绛缩，小便忽闭，鼻煤裂血，口疮耳聋神呆，由气分之邪热，漫延于血分矣。夫肺主卫，心主营，营卫二气，昼夜行于经络之间，与邪相遇，或凉或热。今则入于络，津液被劫，必渐昏寐，所谓内闭外脱。

鲜生地，连翘，玄参，犀角，石菖蒲，金银花[3]。

4. 古代医案四

张妪，体壮有湿，近长夏阴雨潮湿，着于经络，身痛，自利发热。仲景云：湿家大忌发散，汗之则变痉厥。脉来小弱而缓，湿邪凝遏阳气，病名湿温。湿中热气，横冲心胞络，以致神昏，四肢不暖，亦手厥阴见症，非与伤寒同法也（湿温邪入心包）。

犀角，连翘心，玄参，石菖蒲，金银花，野赤豆皮，煎送至宝丹[4]。

5. 古代医案五

杨，暑由上受，先入肺络，日期渐多，气分热邪，逆传入营，遂逼心胞络中。神昏欲躁，舌短缩，手足牵引。乃暑热深陷，谓之发痉，热闭在里，肢体反不发热，热邪内闭则外脱，岂非至急？考古人方法，清络热必兼芳香，开里窍以清神识。若重药攻邪，直走肠胃，与胞络结闭无干涉也。

犀角，玄参，鲜生地，连翘，鲜菖蒲，银花，化至宝丹四丸[4]。

二、现代医案

1. 现代医案一

患者，女，76岁，2002年6月20日就诊。患者入院前4小时无明显诱因突然出现高热，体温39.5℃，很快出现昏迷，呼之不应，无咳嗽咯痰，家属急送至医院诊治。入院后仍高热昏迷，无其他伴随症状，脉细数，舌未见（不能张口）。查体：体温39.5℃，咽部未见，双肺未闻干湿啰音。查血常规示：白细胞计数20×10^9/L、中性粒细胞百分比92.3%。胸片示：左下肺炎。西医诊断明确为左下肺炎，予静脉滴注头孢哌酮舒巴坦2g，每日2次。

中医辨证为热入营分，阴虚内热。治以清营解毒，透热养阴。方用清营汤原方：犀角（水牛角代替）30g，生地黄 15g，玄参 9g，竹叶心 3g，麦冬 9g，丹参 6g，黄连 5g，金银花 9g，连翘 6g。次日患者神志转清，第 3 日体温及血常规恢复正常，第 7 日复查胸片示左下肺炎完全吸收，痊愈出院。

按 患者只有高热、迅速出现的神昏及脉细数，再无更多可资辨证分型的兼夹症状。追问既往病史，家属诉除糖尿病外无其他疾病。糖尿病虽是西医诊断，但笔者却从中得到一些启发。糖尿病属中医"消渴"范畴，而消渴病机有一些基本特点，如"阴虚为本，燥热为标""阴虚燥热、变证百出"等。其中"阴虚为本，燥热为标"为其最本质特点，其病变脏腑重点在肺、胃、肾，而以肾为关键，即肾阴亏虚为其病机重点，肺燥、胃热、肾虚常并见，并由此产生诸多变证。分析本案患者，糖尿病阴虚燥热为其体质，适逢暑热盛夏，感受暑热之邪，暑为阳邪，易耗气伤津。因阴虚于内，暑邪迅速入里，营阴邪侵，神明被扰，则高热伴神昏，脉细数也为阴虚内热之象。本案患者虽为肺部感染而无痰壅症状，也可反过来佐证非痰热湿盛之证。故方以清营汤，清营解毒，透热养阴，效如桴鼓[5]。

2. 现代医案二

患者王某，女，45 岁，2015 年 7 月 15 日初诊。以左下肢皮色发红伴肿胀疼痛为主诉就诊。患者既往丹毒史，3 日前无明显诱因出现上述症状伴全身寒战、发热，在当地诊所按"发热"给予治疗，疗效不佳，症状逐渐加重。刻诊：体温 39.5℃，心率 100 次/分，呼吸 26 次/分，左下肢自膝以远皮色发红，状若涂丹，局部皮温高，伴肢体呈非凹陷性肿胀，压痛明显，足背有透明水疱，瘙痒不适，伴口干，纳差，睡眠一般，小便黄，大便偏干，一日 1 次。舌质红绛少苔，脉滑数。化验血：白细胞计数 13×10^9/L，中性粒细胞百分比 79%。诊断：丹毒，证属湿热毒炽盛，互结于下肢，灼伤营阴。方选清营汤加减，以清热利湿、凉血解毒。药方如下：水牛角 30g，生地黄 15g，牡丹皮 15g，黄连 9g，白茅根 30g，板蓝根 30g，金银花 15g，连翘 15g，玄参 30g，苍术 15g，黄柏 15g，薏苡仁 30g，甘草 10g，水煎服，日 1 剂。外用如意金黄膏外敷，一日 1 次。

二诊：7 日后体温即恢复正常，左下肢肿胀疼痛已明显减轻，皮色微红有白色脱屑，足背水疱干燥结痂。纳眠均可，小便黄，大便调。舌质红，苔黄腻，脉滑。守上方去苍术、黄柏、板蓝根，再进 10 剂。停用如意金黄膏。随访半年未再复发。

按 下肢丹毒是临床常见的急性皮肤感染性疾病，因溶血性链球菌从皮肤、黏膜的细小伤口处侵犯皮内网状淋巴管所致，西医治疗多以抗感染为主，但随着抗生素的大量应用、耐药细菌的产生以及致病菌群改变，致使临床治疗效果不佳，常会反复发作。丹毒于中医又名"天火""火丹"，其多因外感风湿毒热或皮肤损伤，毒邪乘隙而入，湿热毒蕴结所致。本例患者丹毒急性发作期辨证为湿热毒炽盛，灼伤营阴。对症给予清营汤加四妙散方，并酌加板蓝根清热解毒，白茅根清热凉血、利小便，使热有出处。方药中金银花、连翘、黄柏等已有研究证明对金黄色葡萄球菌、溶血链球菌等有明显抑制及杀灭作用。同时辅以如意金黄膏外用清热解毒、消肿止痛，局部可抑制细菌生长繁殖，防止炎症扩散，有利于迅速改善症状、促进恢复、防止复发[6]。

3. 现代医案三

患者王某，女，20岁，2012年4月10日门诊初诊。主诉：双下肢反复出现红斑、丘疹，溃烂2年。病史：患者于1年前双小腿见紫癜性斑丘疹，伴双下肢酸疼，西医诊断"紫癜"，口服泼尼松片、维生素C后病情缓解，停药即发，近来斑丘疹渐多，逐渐形成血疱，溃烂后结痂。刻诊：两小腿胫前、踝部皮肤大片红色斑丘疹，部分血疱，溃烂形成血痂，伴瘙痒疼痛不适。纳差，眠少，小便短赤，大便偏干，日1次。舌质红绛少苔，切脉细数。查血常规：白细胞计数 15×10^9/L，血沉 45mm/h。西医诊断：变应性血管炎。中医诊断：梅核丹。证属：血热壅盛，迫血妄行，以致血溢脉外，瘀滞肌肤而发斑；治以凉血清热，活血消斑。方选清营汤加减：水牛角30g，生地黄15g，牡丹皮15g，紫草10g，白茅根30g，板蓝根30g，金银花15g，连翘15g，玄参10g，仙鹤草30g，甘草10g，15剂，水煎服，日1剂。

二诊（2012年4月25日）：未见新出病灶，紫斑明显消退，结痂处皮肤干燥，无发红渗出，瘙痒疼痛均缓解。饮食较前增加，眠一般，小便黄，大便调。舌质红绛少苔，脉沉细。上方去金银花、连翘，加丹参30g，赤芍30g，再进20剂。

三诊（2012年5月15日）：皮疹基本消退，遗留色素沉着斑，血痂脱落，部分白色凹陷性瘢痕，诉活动后稍有肢体乏力不适，纳眠均可，二便调。舌质红，苔薄黄，脉沉细。上方加黄芪15g，红花10g，调治2个月而愈，随访1年未见复发。

按 变应性血管炎和过敏性紫癜在发病性别、发病诱因以及发病季节方面有相似的临床特点，临床上容易误诊误治。但是在发病年龄、皮损以及其他器官受累方面具有不同的临床特点，其中变应性血管炎发病年龄较过敏性紫癜大，皮肤损害较过敏性紫癜重，而内脏损害发生率较过敏性紫癜小。病因上变应性血管炎诱因不明，临床上主要表现为累及真皮浅层小血管及毛细血管的过敏性、炎症性皮肤病。皮损一般呈对称性分布，多见于下肢，皮疹呈红斑、丘疹、水疱、结节、溃疡等多形损害。初起为豆大红色斑丘疹或瘀斑，后逐渐形成血疱，溃烂后形成血痂，血痂脱落后留有色素沉着及瘢痕。部分患者可有发热、关节痛、腹痛等系统损伤症状。西医治疗效果欠佳。中医诊断归属于"梅核丹"。本例患者采用凉血清热，活血消斑治法，方中水牛角（代犀牛角）清营凉血，牡丹皮、生地黄、玄参凉血养阴，金银花、连翘清热解毒，紫草、白茅根、板蓝根、仙鹤草凉血消斑，丹参、赤芍活血消斑。二诊、三诊紫斑明显消退，坏死而愈留萎缩性瘢痕，色素沉着，血热毒解但离经之血已为血瘀，加丹参、赤芍、黄芪、红花活血化瘀，益气行血，以收全功[6]。

4. 现代医案四

患者张某，男，52岁，2011年8月10日初诊。患寻常型银屑病5年。多方治疗，反复发作。20日前听信偏方，大蒜捣泥外涂，保鲜膜封包后四肢出现粟粒状脓疱疹，渐及全身，高热，来诊收入病房。诊查：体温39℃，心率110次/分，呼吸25次/分，神志清楚，精神状态差，全身皮肤弥漫潮红肿胀，躯干、四肢密布粟粒状脓疱，诉瘙痒难耐，无疼痛不适。口苦咽干，纳差，瘙痒影响睡眠，小便短赤，大便偏干，2日1次。舌质红绛少苔，脉滑数。化验血：白细胞计数 22×10^9/L，中性粒细胞百分比80%。西医诊断：脓疱型银屑病；中医诊断：红皮症，证属毒热炽盛，营阴灼伤。法当凉血解毒消斑。方选清营汤加减：

水牛角 30g，生地黄 30g，牡丹皮 15g，紫草 10g，白茅根 30g，泽泻 15g，板蓝根 30g，金银花 30g，连翘 15g，土茯苓 30g，野菊花 10g，重楼 10g，白花蛇舌草 30g，甘草 10g，水煎服，日 1 剂。静脉滴注清开灵注射液 30ml，一日 1 次。

二诊（2011 年 8 月 18 日）：7 日后体温降至 37℃，皮肤红肿、瘙痒明显减轻，新发脓疱减少，部分脓疱吸收、干涸、结痂。仍有口苦咽干，饮食较前好转，小便黄，大便偏干，日 1 次，舌质红，苔薄黄，脉滑数。守上方去泽泻、土茯苓，又服 10 剂。

三诊（2011 年 8 月 28 日）：体温逐渐恢复正常，精神好转，红皮变暗。躯干脓疱基本消退，四肢脓疱已干涸，口苦咽干明显好转，饮食一般，小便黄，大便偏干，日 1 次，舌质淡红，苔薄黄，脉滑。停用清开灵，服药 15 剂，皮疹全消，临床治愈出院。

按 银屑病又称牛皮癣，是一种常见的红斑鳞屑性皮肤病。而脓疱型银屑病是银屑病中病情最严重的一种类型，表现以在银屑病基本损害上出现密集的粟粒状无菌性脓疱为特征。其病因与发病机制现在仍不清楚，可能与其发病率相对较低和分类困难有关。西医以维甲酸类药物及糖皮质激素药物为主保守治疗，手段有限。脓疱型银屑病虽然皮损为无菌性脓疱，但常继发感染，本例患者经不正当治疗后发病，皮损特征明显，部分整合呈片状，皮肤潮热焮红，伴高热感染。中医辨证属内蕴湿热，外感毒邪，入于营血，蒸灼肌肤而致。治宜清热凉血，解毒利湿消斑。方选清营汤加减，以水牛角、生地黄、牡丹皮凉血清热，紫草、白茅根、板蓝根凉血消斑，土茯苓、泽泻利湿解毒，野菊花、重楼、白花蛇舌草清热解毒，诸药合用，恰中病机。静脉滴注清开灵直入脉络，清热解毒，凉血护阴。目前药理实验研究认为，清营汤具有抗感染、提高机体免疫力的作用，对炎症早期的毛细血管扩张、通透性增加、炎性物质渗出、组织水肿等病理改变具有一定的缓解和抑制作用，从而能够很快地改善发热症状[6]。

5. 现代医案五

患者，男，72 岁，2019 年 8 月 4 日因"服用别嘌醇后出现全身红疹 1 周"至广州中医药大学第一附属医院肾病科门诊就诊。患者既往痛风病史 5 年，无其他基础疾病。平素痛风发作时口服塞来昔布胶囊、秋水仙碱治疗，近 1 个月以来开始不规律服用别嘌醇，住院 1 周前患者出现双下肢散在红疹，点状分布，遂停服别嘌醇，红斑逐渐蔓延至全身，并出现双下肢水肿，发热（体温最高达 39.3℃），为行进一步诊疗而入院。入院症见：患者全身散在弥漫性米粒大小红丘疹，密集对称分布，形态如猩红热样，伴瘙痒，发热（体温 39.1℃），口腔溃烂疼痛，双下肢重度水肿，全身乏力，口干，纳差，小便量少，舌绛红，苔黄腻，脉浮细数。查体：心、肺、腹部查体未见明显异常，精神差，意识清晰，对答切题，神经系统查体未见明显异常。四肢肌力肌张力大致正常，双下肢重度水肿。相关检查：血细胞分析：白细胞计数 9.14×10⁹/L，血红蛋白 95g/L。PCT 0.21ng/ml。生化检查显示：肌酐 303μmol/L，尿素氮 23.60μmol/L，尿酸 855μmol/L。肝功能未见明显异常。根据患者临床表现、既往病史及辅助检查结果，西医诊断考虑为别嘌醇过敏引起的急性肾损伤，给予静脉滴注甲泼尼龙琥珀酸钠 40mg，每日 1 次，静脉滴注 10%葡萄糖酸钙注射液 20ml 加入 5%葡萄糖注射液 100ml，每日 1 次，口服氯雷他定片 10mg，每日 1 次。中医诊断为血证（紫癜）；辨证为邪毒内扰，邪热伤阴；治以清热解毒，透热养阴佐以健脾祛湿为法；以清营汤加减。处方：水牛角（先煎）20g，生地黄10g，金银花10g，麦冬15g，丹参15g，玄参10g，陈皮10g，生石膏10g，甘草10g，4剂，每日1剂，水煎服，取汁400ml，分早、晚2次温服。2019年8月7日二诊：患者入院第4日，全身皮疹范围较前明显减少，颜色转淡，发热情况较前明显减轻，体温波动在37.1～37.5℃，口腔溃烂疼痛较前好转，双下肢水肿逐渐减轻，舌苔由黄腻转白腻，舌色由绛红转淡。辅助检查：肌酐降至155μmol/L。西医治疗方面激素减半；中医治疗方面，经四诊合参，考虑患者热邪逐渐消退，久热伤阴，减小清热药物用量，加强养阴药物使用，此时患者正气逐渐恢复，予透热养阴，在原方基础上去生石膏，加用石斛20g、百合20g、丹参30g，共6剂，服用方法同前。2019年8月12日三诊：患者上肢及躯体皮疹明显消退，仅下肢散在淡红色皮疹，全身乏力症状明显改善，已无发热，舌色转为淡红，舌苔明显变薄，复查患者肌酐降至99μmol/L，中药守方继服3剂，予办理出院。1个月后随访，患者无复发皮疹，无遗留肢体瘙痒及暗斑。

按 该患者为老年男性，无痛风外其余基础病史、过敏史及肾脏疾病病史，不规律服用别嘌醇1个月后出现全身皮疹。结合患者病史，符合别嘌醇过敏综合征的诊断，又称超敏综合征，病死率非常高，以皮疹、肾功能变化、急性肝损害为主要症状，以发热、白细胞总数升高、嗜酸性粒细胞升高为次要表现。有别嘌醇用药史并有两种主要症状，或有一种主要症状和一种次要症状，即可诊断为别嘌醇过敏综合征（需排除可引发上述症状的其他药物）。其发生机制尚不完全清楚，目前认为是T淋巴细胞介导的毒性代谢产物迟发型过敏反应，可能与别嘌醇的代谢产物氧嘌呤醇致变态反应有关。别嘌醇引起过敏反应发生率高，如救治不当或不及时，死亡率较高。治疗上，早期、足量及足疗程使用糖皮质激素对于控制别嘌醇过敏是非常重要的。但是，在单纯西医治疗的过程中，本病仍有治疗疗程长、预后不良等弊端。同时，对一些中老年患者及肝肾功能损害者，大剂量糖皮质激素的长时间使用会引起一系列不良反应，如易引起继发感染、消化道出血、高血压、糖尿病、水电解质及蛋白质代谢平衡紊乱等严重并发症，或使原伴有的基础病加重，使治疗陷入困境。

清营汤出自吴鞠通《温病条辨》，用于治疗邪热内传营分，营热阴伤，扰神窜络的营分证。原文表述如下："太阴温病，寸脉大，舌绛而干，法当渴，今反不渴者，热在营中也，清营汤去黄连主之。""脉虚，夜寐不安，烦渴，舌赤，时有谵语，目常开闭，或喜闭不开，暑入手厥阴也。手厥阴暑温，清营汤主之；舌白滑者，不可与也。""阳明温病，舌黄燥，肉色绛，不渴者，邪在血分，清营汤主之。若滑者，不可与也，当于湿温中求之。"《素问·至真要大论》言："热淫于内，治以咸寒，佐以甘苦。"清营汤原方中犀角咸寒，入心经，清营解毒，败血中之热，是为主药；热甚必伤阴液，辅以生地黄、玄参、麦冬甘寒与咸寒并用，养阴增液而清营热；佐以黄连苦寒，清心泻火解毒，丹参苦微寒，清热凉血除烦，金银花、连翘并能清热解毒；使以少量竹叶心，辛淡甘寒，善清心热。又金银花、连翘、竹叶心性寒质轻，轻清透泄，使入于营分之邪热有外达之机，仍转气分而解。合而用之，共奏清营解毒、透热养阴之效，为治疗热伤营阴之主方。本例患者初诊时舌质红绛，苔黄腻，与叶天士所言"其热传营，舌色必绛"相合，舌质红绛是营分证所具有的特异性舌质变化，是判断邪入营分的主要标志。舌为心之苗，心主营，而营行脉中，温热之气入于营中，蒸腾营阴，鼓荡血液脉络，上潮于舌，从而表现为绛色。营分受热，则营阴被劫，而见口干。

营阴受热，故舌苔黄腻。故治宜清营解毒，透热养阴，予清营汤加减，方中水牛角咸寒，入于心经，清营解毒，败血中之热；生地黄凉血滋阴，增液而清营热；麦冬清热养阴生津，使营热所伤之阴液逐渐恢复；金银花清热解毒，清宣透邪，使营分之邪热透出气分；营热耗伤血中津液，津液不足，血液瘀滞难行，故配伍牡丹皮清热凉血，活血化瘀，玄参滋阴降火解毒，生石膏清解气分热邪；患者年迈，故佐以陈皮补中焦之脾土，保证祛邪不伤正气，甘草调和诸药。营分证病机可转化为气分和血分，诸药配合，清营凉血兼透热转气，防病传变深入血分。

《中医治法与方剂》说："本方不仅清热解毒，应有透热转气，使营热开达转出气分而解。"二诊患者服药后患者精神转佳，邪盛已去，余邪留恋，营分热邪已不显，故而去生石膏。热邪耗伤营血已久，营阴煎灼，营阴不足，伤阴耗液，宜加强养阴生津，以恢复阴阳平衡，故予石斛、百合，同时配伍丹参活血化瘀。三诊患者症状较前减轻，效不更方[7]。

6. 现代医案六

患儿，女，4岁，体重18kg，于2011年5月9日晨出现发热，头痛，口周散在少量疱疹，至当地医院门诊就诊，考虑咽峡炎，予退热、抗感染治疗，不效。至夜间9点，因头痛加剧伴恶心收治入院。5月10日行腰椎穿刺脑脊液检查，提示颅内压升高，白细胞轻度升高，病毒学检查结合病史诊断为EV71型重症手足口病合并病毒性脑炎。当地医院请浙江省级医院专家会诊拟定治疗方案，予物理降温，甘露醇脱水降颅压，利巴韦林抗病毒，头孢他啶抗感染，布洛芬、甲泼尼龙抗炎，丙种球蛋白提高免疫力。治疗3日，症情无明显改善，患儿仍头痛，恶心，体温持续升高，最高达40℃。至5月13日凌晨4点，患儿突发惊厥，口唇紫绀，气促，两肺听诊散在湿啰音，考虑并发神经源性肺水肿。遂延请卞师诊治。初诊（5月13日）：患儿，女，4岁。诉头痛，恶心，烦躁，口周、手心散在红色疱疹，高热，体温最高40℃，紫脉直上三关，脉浮滑数，舌淡苔白腻，胃纳差不思食，大便多日未行，小便尚可，今晨惊厥1次。师云："外感病有风寒温三纲，当先分清中风、伤寒、温病，邪在纯表、次表、半表半里之间，方可用药。患儿高热头痛，脉浮，此为表证；手足疱疹，舌苔白腻，胃纳不佳，故外邪已入次表；滑数脉为阳脉，指纹现紫脉为热证，此为温病征象。温邪外袭，初起卫分、气分证，尚可轻宣透表，现已入营分，须得气血两清方可奏效。兼则患儿病势已成，不可拘泥常规剂量、常规给药方法，必时时给药，步步为营。"处方：白虎汤合清营汤加减（以羚羊角代犀角）。枇杷叶15g，银翘各9g，竹叶6g，苇茅根各30g，生石膏60g，玉桔梗6g，玄参12g，桑菊各9g，板蓝根12g，知母9g，甘草3g，1剂，水煎分2次温服。另羚羊角粉每2小时1.2g吞服。因虑其病进展迅速，予上午9点、下午2点分别服水煎剂1次。下午4点、6点，患儿体温分别为38.5℃、38.6℃，温病热入营分，常有身热夜甚，入夜体温升高，虑其夜间反复，故当日再进1剂，于晚6点、10点分别服水煎剂1次。当日晚10点，凌晨2点、4点，体温分别为38.2℃、38.0℃、38.1℃。至凌晨5点，患儿突发腹痛；凌晨7点，患儿急要排便，便后腹痛已无。

二诊（5月14日）：患儿头痛稍减，体温略退，烦躁亦减，紫脉直上三关，脉浮数，舌淡苔白腻，胃纳渐复，早餐进薄粥一碗，二便通畅。师云："自患病以来未有排便，邪热内闭多日，肠燥津枯，糟粕不下，今邪热一除，腑气自通，推动糟粕之时攻窜作痛耳。二便通调，易玄参为半夏。"前方去玄参加半夏 9g，羚羊角粉改为 1 日 1.2g。处方：枇杷叶 15g，银翘各 9g，竹叶 6g，苇茅根各 30g，生石膏 60g，玉桔梗 6g，知母 9g，桑菊各 9g，板蓝根 12g，半夏 9g，甘草 3g，1 剂，水煎分 2 次温服。另羚羊角粉 1.2g 吞服。当日上午 10 点，下午 2 点、4 点、晚 8 点体温分别为 37.6℃、38.0℃、38.2℃、37.6℃，服药时间为上午 9 点、下午 3 点。

三诊（5 月 15 日）：患儿头痛已少，纳食渐馨，二便均可。脉浮数，舌淡苔白边尖红。处方同前。1 剂，水煎分 2 次温服。当日体温最高 37.8℃，为发病第 7 日。

四诊（5 月 16 日）：患儿头痛已无，胃纳已复，体温渐平，脉浮数，舌淡苔薄边尖红。处方：生石膏减量至 30g，余皆同前。当日体温最高 37.6℃，余无不适。第 9～12 日处方同 5 月 16 日方，体温均正常，胃纳二便可，诸症悉平。故办理出院回家。

按　本案总结起来有以下四个特点。

其一，辨证抓住要点，分清温病、伤寒。由于患儿年幼，除外头痛，其他症状表述不清，如何抓住客观症状准确辨证，在儿科诊病中十分重要。本案中患儿口周和四肢泛发红色疱疹是温病营分证的特点，所谓"斑疹隐隐"，其中斑为出血点，疹即是疱疹，乃是热毒结聚之表现；此外小儿脉诊由于脉形较短，脉动较快，低龄患儿单纯依赖诊脉判断寒热并不可靠，结合指纹诊病很有必要。本案中患儿紫脉显露，提示热证，直上三关已达命关，说明疾病进展迅速，病势已成，需高度警惕。急性传染病多为温热病，因其传染能力强，病进迅速，符合火热之邪的特性，刘民叔《时疫解惑论》有云："寒潜热浮，寒敛热溢，所以寒难传染，热易流行。"基于以上几点，辨证可做到心中有数。

其二，虽为营分证，仍大量应用生石膏。叶天士《温热论》有云："卫之后方言气，营之后方言血，在卫汗之可也，到气才可清气，入营犹可透热转气。"热邪初入营分，多有高热、烦躁、口渴引饮等气分证表现。本案患儿高热烦躁，身热不扬，大便不通，此皆为阳明温病表现，故治法以清营汤为主合用白虎汤，以羚羊角清血分热，生石膏清气分实热，于清营凉血解毒之中，辅以清气分之药，引邪出气分，从外而解。

其三，患者虽为妇孺之属，但应用金石药数倍于成人。生石膏和羚羊角粉每日最大用量（成人）分别是 60g 和 0.6g，本例患儿前后共用生石膏 390g、羚羊角粉 22.8g，第一天更是达到生石膏 120g、羚羊角粉 14.4g，相较其 18kg 体重而言剂量可谓大矣，然未见患儿有何不适，病愈后亦未见脾阳重伤、谷食不入、腹泻等症，至今已六七年健康发育，亦未见明显后遗症。近世多有小儿医畏金石药如虎狼，然生石膏《神农本草经》明文记载"产乳金创"，言新产乳子、金创刀伤，生石膏在所不忌，当用则用。《小儿药证直诀》书中第 133 方中所用矿物类中药凡 42 种，钱仲阳为儿科大医，当可为儿科应用金石药之佐证。

其四，首剂加倍，多次给药。本案患儿首日用药，煎剂加服 1 剂，羚羊角粉更是每 2 小时服用 1 次，从而快速逆转症状。现代医学给药原则中有首剂加倍的概念，对于那些起效剂量和毒性剂量相去甚远的药物，首次给药剂量加倍，同时在短时间内多次给药可以快速提高血药浓度，缩短起效时间。中医常被称为慢郎中，难与急救联系起来，和现代中医服药方法一成不变的一日 2 次有一定关系。观古医之用药，《伤寒论》中治疗外感病即有"不效更服""不必尽剂"之类的话语，煎药时更是一煎数剂，方便随时加量。清代温病大家吴鞠通在《吴鞠通医案》中记载其治疗一七旬老者，采用"周十二时八帖"，每 3 小时给药 1

次，每日按病情变化加减，一昼夜犀角用量达 19.2g（六钱四分），患者因而获救。故而随病症情况灵活改变给药剂量和次数，方可在急症重症中收获奇效[8]。

7. 现代医案七

邓某，女，17岁。入院日期：2016 年 3 月 21 日。患者因"突发抽搐 1 次伴意识不清半天，发热 3 小时"入院。半天前患者突发四肢抽搐，当时意识不清，呼之不应，双目上视，口中怪叫，口吐白沫，急诊予以镇静药及营养神经药物后，症状可缓解。至入院时仍意识不清，呼之不应，并开始出现精神烦躁，胡言乱语，口中持续间断性怪叫，纳差，无法进食，小便失禁。既往幼年癫痫、脑炎病史，长期服用苯巴比妥。家属诉平素头痛，入院前吞服大量不明止痛药。发病前 1 周有胃肠道不适症状。入院症见：昏睡，精神烦躁，躁动不安，口中怪叫；发热，体温 39℃；嘴角流涎，四肢可有自主活动，纳差，大小便未解；舌红少苔，舌不干，脉滑。查体：体温 39.1℃，心肺腹查体未见明显异常，昏睡状态，神经系统查体难以配合。四肢肌力肌张力大致正常，双下肢巴宾斯基征（＋），脑膜刺激征（－）。血细胞分析：白细胞计数 15.78×10^9/L，中性粒细胞百分比 89%。血钾 3.24mmol/L，PCT 正常。患者入院后一直处于昏睡状态，呼之不应，时有谵语，夜间尤甚；高热持续不退，波动在 39～39.5℃，腹部、双下肢始出现淡红色斑丘疹，纳差，大小便未解；舌红少苔，舌不干，脉滑。患者尚能配合部分检查，入院急行腰椎穿刺，拟次日行脑电图、头颅 MRI、胸片、抗 ENA 抗体谱、肥达＋外斐氏试验、呼吸道病毒 IgM 八联检检查。脑脊液检查：葡萄糖 4.7mmol/L，氯 119.1mmol/L，白细胞及微量白蛋白未见明显异常；结核菌、隐球菌未见。胸片、自身免疫抗体谱、肥达＋外斐氏试验、呼吸道病毒八联检、丙戊酸血药浓度未见明显异常。脑电图及头颅 MRI 因患者狂躁均无法配合检查，西医诊断仍无法明确。治疗暂予以头孢曲松抗感染、阿昔洛韦抗病毒、纠正电解质及营养支持治疗。中医诊断：春温；中医辨证：营分热盛，热损营阴，热扰心神；治法：清营凉血，开窍醒神；方选清营汤加减。处方：水牛角 30g，生地黄 10g，连翘 10g，玄参 15g，金银花 10g，淡竹叶 15g，丹参 10g，麦冬 10g，黄连 6g，黄芩 6g。2 剂，每日 1 剂，400ml，水煎服。因患者饮水困难，暂予以婴儿用量。

二诊（3 月 23 日）：入院第 3 日，患者白天嗜睡状态，意识模糊，烦躁较前有所减轻，闭目难睁，偶有自主睁眼。入夜后谵妄，烦躁加剧。仍有发热，全身皮疹已消退，可进食少量流食，大便未解，小便失禁。查体：体温 39℃。心肺腹查体未见明显异常。双下肢巴宾斯基征（＋）。辅助检查：凝血四项（－）。西医继续原方案治疗。中医四诊合参，卫气营血辨证，认为此期邪入心营，心神虚，阳不入阴，热陷心包，清窍堵闭。效不更方。3 剂，400ml 水煎，早晚温服。因患者已能进食少量流食，予以成人用量。

三诊（3 月 26 日）：入院第 6 日，患者神志清，意识水平转清，意识内容查体不配合，能遵嘱回答简单问题，但不能完成相关指令，易激惹烦躁。近 2 日体温有所下降，波动在 37.2～38.5℃之间，始现腹痛恶心欲吐感；舌红少苔，脉细。西医用激素及抗病毒药物治疗已 3 天，今日减半，加用奥美拉唑护胃。中医考虑余热留滞心营，热邪蒙蔽清窍。辨证：营分热盛，热损营阴，热扰心神。以清营凉血活血、清心开窍为法，方选清营汤合菖蒲郁金汤加减。上方加郁金 15g、石菖蒲 15g。

四诊（3月29日）：患者神志清，精神一般，困倦无力，未见发热恶寒，偶有头痛，易激惹，夜间未闻见怪叫及大声呼唤，腹痛恶心感较前明显好转，已能正常进食；小便正常，大便干结；舌红少苔，脉细。体温：36.8℃。全身多处散在斑疹均已结痂消退。心肺腹查体未见明显异常。神经系统查体：理解力、定向力正常，计算力、记忆力无法配合。双侧瞳孔等大等圆，对光反射存在。双下肢病理征（＋），脑膜刺激征（－）。辅助检查：凝血四项（－）。西医停用原治疗方案。后期中医治疗为主，中医辨证：热损营阴，余邪扰心。在原方基础上加大滋阴药生地黄、玄参、麦冬剂量。同时嘱予以番泻叶10g泡茶冲服。

五诊（4月4日）：患者神志清，精神可，对答如流，一如常人。自诉偶有恶心欲吐感，大便干结，已4日未解大便。舌红，舌面已有少许白色苔生成，脉滑。辅助检查：头颅MRI平扫＋增强未见明显异常。后期余邪肃清，胃气安和。守上方，3剂，嘱出院。

按 清营汤出自《温病条辨》上焦篇，是治疗上焦春温、暑温，中焦阳明温病的代表方。原文表述如下："太阴温病，寸脉大，舌绛而干，法当渴，今反不渴者，热在营中也，清营汤去黄连主之。""脉虚，夜寐不安，烦渴，舌赤，时有谵语，目常开闭，或喜闭不开，暑入手厥阴也。手厥阴暑温，清营汤主之；舌白滑者，不可与也。""阳明温病，舌黄燥，肉色绛，不渴者，邪在血分，清营汤主之。若滑者，不可与也，当于湿温中求之。"春温是发生于春季，初起以高热、烦渴，甚则神昏、痉厥等里热证候为主要特征的急性热病，后期多伤及肝肾阴液，传统认为此乃伏气温病。《素问·金匮真言论》曰："夫精者，身之本也，故藏于精者，春不病温。"患者既往体瘦，先天不足，加之幼发痫病多年，久病入络，损及肝肾，后天失养，正气亏虚，邪气潜伏体内。此次入院前服用来源不明止痛药，痫性发作，急性起病，以高热昏睡、谵语所见。笔者认为，患者之痫病乃邪气伏藏体内，春遇外感，外邪引动，伏而继发，辨证与伏气春温有异曲同工之妙。初诊时四诊合参，辨病为春温，然临床证型论治并非与《温病条辨·上焦春温篇》所叙条文完全吻合，更倾向《暑温篇》"脉虚，夜寐不安……手厥阴暑温，清营汤主之"范畴。暑温与春温的发病范畴、临床表现迥异，中医讲究辨证论治，可异病同治，不拘经典，灵活参考暑温篇辨证。关于清营汤中黄连取舍用量在此尤为重要。温病重舌，患者阴虚体质，入院时咽干口燥而反不甚渴，乃营阴熏蒸而上，舌红少苔暂不干，提示津液尚有存留。发病初期，营阴耗伤不甚而心烦，精神症状较明显，此乃营热亢盛，邪热扰心。如任其发展，可深陷厥阴心包经，可出现持续神昏谵语；再则入厥阴肝，热盛动风，肝风内动，可出现再次痫样发作。黄连药性苦寒，归心经，可祛心火，配合水牛角清心解毒，但黄连苦燥易伤阴，清热同时注意固护阴液。营分证期营阴煎烁，营阴不足，故用药应把握力度，防太过伤阴，用量宜轻。

二诊时把握营分证病机的转化，贯穿发病过程关键之所在。邪入营分以身热夜甚、心烦谵语、舌质红绛为辨证要点。此期患者仍以高热、夜间烦躁为突出表现，同时可见斑疹隐隐于皮肤腠理间。叶氏言："卫之后方言气，营之后方言血。"陆子贤言："斑为阳明热毒，疹为太阴风热。"辨病在营分，有渐入血分趋势。故当凉血化斑、宣肺透疹。入营犹可透热转气，方中金银花、连翘、竹叶透邪外出，与水牛角、黄连配合，可使营热外透气分而解；生地黄、玄参、麦冬质润性凉，能清热滋阴、固护津液；丹参活血凉血、散瘀化斑。营分证病机转化可分为外转气分和内入血分。诸药配合，清营凉血兼透热转气，防病传变深入血分。随着斑疹的消退，病邪已由营分转出气分，为后续辨证用药及预后提供了参考。如若斑疹不退甚则血溢脉外，病多凶险，恐邪入血分，应及时选用凉血散血、清热解毒之品，必要时需借助现代医学手段。

三诊时患者意识渐清，此时以发热、烦躁易激惹为主。此期邪盛已去，邪热留恋，余热内扰，蒙蔽心神。治疗则固守原方，祛邪治本，同时加入石菖蒲、郁金二品。石菖蒲，水中之物，因叶形也，气味芳香；功用化痰开窍，化湿行气，治心气不定，五脏不足；主热病神昏，甚者忧愁悲伤不乐，忽忽喜忘。郁金治血积下气，生肌止血，破恶血，震亨曰："郁金，属火、属土与水，其性轻扬上行。"时珍曰："郁金入心及包络，治血病。"二者相合，水火阴阳相生相用，循经归于心肝之脉，直达病所，对癫、狂、痫证颇有功效，不言而喻。

四诊时患者神志清晰，热势已退，已能配合 MRI 检查。此时患者突出表现已转为口干口渴、大便干结。温病后期，津伤阴亏，肠腑干结不通，此乃温病后期里结证，病位在肠。对比三诊中患者按之心下痛、脘痞胀闷不适表现，为温热之邪里结在胃发为痞证。传统认为可用小陷胸汤、泻心汤治疗，然患者舌红少苔，两方中多半夏、黄连等燥性之品，用之恐伤阴，兼顾主证病机为主，故不予。遣方用药值得后续探讨与思索。后期舌红少苔、口干口渴、大便不畅，为"热结液亏"之象，方药中泻下肠腑之药配合滋养阴液之品，同时嘱患者多饮水，注意固护阴液[9]。

三、古 代 研 究

1. 清营汤之源流

清营汤出自清代著名温病学家吴鞠通的《温病条辨》，根据叶天士的《临证指南医案》总结归纳而来，叶天士在《临证指南医案》中选用玄参、生地黄、竹叶心、犀角（水牛角代）、丹参、连翘等药治疗温病热入营分，效果非常显著，后吴鞠通在其著作《温病条辨》中根据叶氏记载的方药，整理命名为清营汤。

2. 清营汤之病机

吴鞠通《温病条辨》中论及清营汤及其加减应用的条文颇多，其中主要涉及用清营汤治疗手厥阴暑温、手太阴温病热在营分证、暑痫、阳明温病深入营分等。

《温病条辨·上焦》第 15 条："太阴温病，寸脉大，舌绛而干，法当渴，今反不渴者，热在营中也，清营汤去黄连主之。"此条中主用清营汤治疗手太阴肺经的温病。由于手太阴之卫、气分证不解，导致热邪深入营分，耗伤营阴，而出现营热阴伤之证。此处由于出现口不渴，舌红绛干燥。是为热邪深入营分后蒸腾营气、津液严重耗损的表现，因为黄连味苦燥，性沉降，故去黄连。

《温病条辨·上焦》第 30 条[10]："脉虚夜寐不安，烦渴舌赤，时有谵语，目常开不闭，或喜闭不开，暑入手厥阴也。"手厥阴暑温，清营汤主之；舌白滑者，不可与也。此条是温热暑邪深入手厥阴心包经的病变。用清营汤清心包之热邪，邪热去之，则可以保护心阴不致被耗伤，但是临床见舌苔白腻而滑的，说明不仅邪热盛，湿邪也重，不能用清营汤。吴鞠通在其自注中云："若舌白滑，不唯热重，湿亦重矣，湿重忌柔润药，当于湿温中求之，故曰不可予清营汤也。"

《温病条辨·上焦》第 33 条[10]："小儿暑温，身热，卒然痉厥，名曰暑痫，清营汤主之，亦可少与紫雪丹。"本条清营汤治疗小儿暑温亦称暑痫。小儿脏腑娇嫩，阴气较虚，一旦感暑热邪气，极易内传心营，营分热邪充盛，营热阴伤，热极生风，引动肝风，而致卒然痉厥，故治当以清营汤清营分邪热，保护阴液，使得阴液充长，阳气调和，汗出而病邪得解。忌发汗。若病势严重者，可加少量紫雪丹，清心包邪热，开窍息风。

《温病条辨·上焦》第 34 条[10]："大人暑痫，亦同上法。"也就是无论大人、小儿暑痫病，都是暑热病邪深入营分。治疗法则都相同。

《温病条辨·上焦》第 34 条[10]："热初入营，肝风内动，手足瘈疭，可于清营汤中，加钩藤、丹皮、羚羊角。"由于成人体质有别于小儿，所以治疗成人暑痫时，可以在清营汤中加钩藤、丹皮、羚羊角凉肝息风，以期达到清营透热与凉肝息风并举之效用。

《温病条辨·上焦》第 20 条[10]："阳明温病，舌黄燥，肉色绛，不渴者，邪在血分，清营汤主之。若滑者，不可与也，当于湿温中求之。"本条清营汤用于治疗由阳明温病发展而来的热伤营阴证，其主要辨证以舌质红绛为判别依据。如若舌质由绛转深绛，出现出血症状或者斑疹密布，斑疹色深则为邪入血分，应按血分证治疗。

3. 清营汤之方解

清营汤是治疗温热之邪损伤营阴的经典方剂。因其祛邪不伤正，养阴不留邪，是治疗热邪传营的代表方，主要有清解营热、活血化瘀、滋阴生津等功效。其组方原则是依据《素问·至真要大论》中提到的"热淫于内，治以咸寒，佐以甘苦"而确定的以咸寒清营为主、甘苦养阴为佐的组方原则。同时又遵循叶天士《外感温热篇》"入营尤可透热转气"，应用具有辛凉轻清透泄作用的药物使营分热邪从气分而解。具有"急清营中之热，而保离中之虚"的作用，还具有一定的畅达血行之功。

其中犀角是清营凉血的要药，现在一般由水牛角代替。水牛角苦咸性寒，清热凉血解毒，寒而不遏，且能散瘀，具有清营热、活血化瘀之功用。玄参清热凉血，解毒滋阴，既能助君药清营分之热，又能滋阴，具有清营热养营阴之功。丹参苦而微寒，凉血而又能活血，还能清心火，具有清营热、清心安神以及活血化瘀之功。生地专于凉血滋阴，具有清营热、养营阴之功。金银花、连翘清热解毒，清宣透邪，使营分之邪透出气分而解。竹叶用心，专清心热，具有清心安神之功。黄连苦寒，清心泻火，具有清心安神之效[11]。

四、现 代 研 究

全身炎症反应综合征（SIRS）是机体对各种刺激或打击如感染、创伤、缺氧、坏死等引起的全身炎症免疫反应。SIRS 是机体修复与生存而出现过度应激反应的一种临床过程。当机体受到外源性损伤或感染毒性物质的打击时，可促发初期炎症反应，同时机体产生内源性免疫炎性因子而形成"瀑布效应"。危重患者因机体代偿性抗炎反应能力降低以及代谢功能紊乱，最易引发 SIRS，严重者最终可导致 MODS 的发生。因此 SIRS 的早期监测、诊断及治疗对挽救危重患者生命有重要意义。常玉光[12]将 80 例 SIRS 患者随机分为西医组及中西医组各 40 例。西医组采用常规治疗；中西医组在西医常规治疗基础上，联合清营汤。分别记录两组的 IL-6、IL-10、TNF-α、CRP 结果，并对比两组症状好转时间、MODS 发生率及病死率。实验结果显示，治疗后两组的 IL-6、IL-10、TNF-α、CRP 以及 MODS 发生率、病死率等，中西医组优于西医组。

（祝鸿发　梁海龙）

参 考 文 献

[1] 叶天士. 临证指南医案[M]. 宋白杨，校注. 北京：中国医药科技出版社，2011：132.
[2] 叶天士. 临证指南医案[M]. 宋白杨，校注. 北京：中国医药科技出版社，2011：223-224.
[3] 叶天士. 临证指南医案[M]. 宋白杨，校注. 北京：中国医药科技出版社，2011：139.
[4] 叶天士. 临证指南医案[M]. 宋白杨，校注. 北京：中国医药科技出版社，2011：143-144.
[5] 沈艳莉，何力. 清营汤临床应用体会[J]. 中国中医药信息杂志，2012，19（1）：83.
[6] 李春艳. 清营汤在皮肤科临床应用验案举隅[J]. 光明中医，2017，32（6）：881-882.
[7] 陈琦，陈明，廖慧妍，等. 清营汤治疗别嘌醇过敏致急性肾损伤一例[J]. 环球中医药，2021，14（2）：334-336.
[8] 贺晓立，徐立思，王军，等. 卞嵩京应用清营汤合白虎汤治疗 EV71 型手足口病并发脑炎 1 例[J]. 中医文献杂志，2019，37（5）：48-50.
[9] 姚奇志，张转霞，张艳红，等. 清营汤治疗神经疑难热病 1 例[J]. 上海中医药杂志，2016，50（10）：42-44.
[10] 吴鞠通. 温病条辨[M]. 北京：中国医药科技出版社，2011.
[11] 罗志春. 加味清营汤治疗气营两燔型川崎病的临床疗效研究[D]. 广州：广州中医药大学，2017.
[12] 常玉光. 清营汤加减治疗全身炎症反应综合征 40 例临床观察[J]. 河北中医，2013，35（5）：707-708.

第十二节　清瘟败毒饮方

一、古 代 医 案

1. 古代医案一

张路玉治洪氏女，初冬发热头痛，胸满不食。已服发散消导方四剂，至六日，周身痛楚，腹中疼痛，不时奔响，屡欲圊而不行，口鼻上唇忽起黑色成片，光亮如漆，与玳瑁无异，医骇而辞。张诊之，喘汗脉促，神气昏愦，虽症脉俱危，喜其黑色四围有红晕，鲜泽若痘疮之根脚，紧附如线，他处肉色不变，许以可治。先与葛根、黄芩、黄连，加犀角、连翘、荆、防、紫荆、人中黄，解其肌表毒邪。俟其黑色发透，乃以凉膈散加人中黄、紫荆、乌犀，微下二次。又与犀角地黄汤加人中黄之类，调理半月而安。此症书所不载，唯庞安常有玳瑁瘟之名，而治法未备，人罕能识。先是一人患此濒危，口耳鼻孔皆流鲜血，亦不能救。大抵黑色枯焦不泽，四围无红晕而灰白色黯者，皆不可救。其黑必先从口鼻至颧颊目胞两耳，及手臂足胫，甚则胸腹俱黑，从未见于额上肩背阳位也[1]。

2. 古代医案二

正阳门外，蒋家胡同口内，祥泰布铺，祁某，晋人也。长郎病疫，原诊谢以不治，又延医，亦不治。及至邀余，已七日矣。

诊其脉，六部全伏；察其形，目红面赤，满口如霜，头汗如雨、四肢如冰；稽其症，时昏时躁，谵妄无伦，呕泄兼作，小水癃闭，周身斑疹，紫黑相间，幸而松活，浮于皮面，毒虽盛而犹隐跃，此生机也。检视前方，亦用犀、连，大剂不过钱许，乃杯水之救耳！予曰：令郎之症最险，不畏予药过峻，死中求活，不然，变在十四日。

祁恳甚切，予用大剂，石膏八两，犀角六钱，黄连五钱，余佐以本方（编者按：指清瘟败毒饮）之味，加伏龙肝一两，滑石五钱，木通三钱，猪苓、泽泻各二钱，更加生地一两，紫草三钱，归尾三钱，大青叶二钱。以色紫黑也，连投二服。

至九日脉起细数，手足回温，呕虽止而泄如旧，仍用本方去伏龙肝，又二服。至十一日，脉转洪数，头汗遂止，黑斑变紫，小水亦利，大便亦实，但妄谵如前，身忽大热，烦躁更甚，大渴不已，以火外透也，仍用本方去滑石、木通、猪苓、泽泻，加花粉、山豆根，以喉微痛也，更以冰水与服，以济其渴。又二帖，色转深红，热势稍杀，谵妄间有，犹渴思冰，投本方减生地五钱去归尾、紫草、豆根、花粉。又二服，诸症已退十分之三，药减四分之一，但饮水而不思食。

祁疑而叩曰：病虽减，而十数日不食，尚能生乎？予曰：生矣，按法治之，二十一日方可全愈。又二服，斑化多半，胃气渐开，热亦大减，照本方药减四分之二，去大青叶。又服，斑点全消，饮食旋食旋饿，方能起坐，诊其脉，尚有六至，犹有余热，不即清之，其势复张，更难为力，犹用石膏二两四钱，犀角三钱，黄连二钱，余亦类减。十九日用石膏一两二钱，犀角二钱，黄连一钱，加乌梅三个，酸以收之也。

予曰：前言二十一日，方能成功，今已十九日矣，令郎如此，可见前言之不谬也。祁某喜曰：若非立定主意，几为众口所误，初立此方，体全堂不肯卖药，叩其所以，言误开分两，以八钱为八两、六分为六钱耳。予历指同乡服此得痊者颇多，虽卖，犹嘱以再三斟酌。

二十日犹用石膏八钱，犀角钱半，黄连八分，加洋参二钱，麦冬三钱，归身二钱，川芎一钱，以调气血。二十一日用八珍汤加麦冬、五味，立方需大纸一张。昨言初方药店不肯发药，今令郎已愈，录一治法于方前，计服石膏、黄连、犀角若干，使彼知予用药之奇，即药铺亦未之见也。

录曰：瘟毒发斑，疫症之最重者，然有必活之方，无如医家不敢用，病家不敢服，甚至铺家不敢卖，有此"三不敢"，疫疹之死于误者，不知凡几，可胜叹哉！令郎之症，蒙相信之深，邀予诊治。予用大剂连投十五帖，今已全安，计用石膏六斤有另，犀角七两有另，黄连六两有另。此前人所未有，后人所未见，故笔之于书，以征奇效[2]。

3. 古代医案三

丙午夏四月，塞道掌侄孙兆某者，病疫已一日，原诊辞以备后事。塞公另延一医，用理中汤，兆某妻舅工部员外伊公，素精医术不肯与服。曰：若治此症，非余某不可。其家因有人进谗言予用药过峻，惧不敢请，伊公力争，恳予甚切。予因知遇之感，慨然同往。

诊其脉，沉细而数；验其症，周身斑点，紫黑相间，加以郁冒直视，谵语无伦，四肢如冰，呃逆不止，舌卷囊缩，手足动摇，似若循衣。此实危症，幸而两目红赤，嘴唇焦紫，验其是热。检视前方，不过重表轻凉，此杯水投火，愈增其焰，以致变症蜂起。予用大剂，更加玄参三钱，大青叶二钱，使其内化外解，调服四磨饮。

本家惧不敢服，伊公身任其咎，亲身煎药，半日一夜，连投二服，呃逆顿止，手足遂温，次日脉转洪数，身忽大热，以毒外透也。予向伊公曰：按法治之，二十一日得痊。但此剂不过聊治其焰，未拔其根，药力稍懈，火热复起。一方服至五日，病势大减，药亦减半。服至八日，药减三分之二，去大青叶。服至十日，药减四分之三，以后诸症全退，饮食渐进。计服石膏五斤十四两，犀角四两六钱，黄连三两四钱。举家狂喜，始悔进谗言之误也[3]。

4. 古代医案四

右营守府费公名存孝者，年近七旬，癸丑四月，病疫已八日矣。诊其脉，细数无至；观其形色，如蒙垢，头汗如蒸，昏愦如痴，谵语无伦，身不大热，四肢振摇且冷，斑疹隐于皮内，紫而且赤，幸不紧束。此疫毒内伏，症亦危矣。如斑不透，毒无所泄，终成闷症，毙在十四日。

检视前方，不外荆、防、升、葛。不知毒火壅遏之症不清，内热不降，斑终不出，徒肆发表，愈增其势，燔灼火焰，斑愈遏矣。予用大剂，石膏八两，犀角六钱，黄连五钱，加大青叶三钱，升麻五分。使毒火下降，领斑外透，此内化外解，浊降清升之法。

次日，周身斑现，紫赤如锦，精神若明若昧，身亦大热，手足遂温，间有逆气上冲，仍照本方加生地一两，紫草三钱，调服四磨饮。其侄惧逆气上冲，予曰：无妨，服此即止。

进门时，见又帖有堂号，因问曰：又延医乎？其侄曰：相好请来，但诊其脉，不服药耳。予曰：予治此症，前人未有，昨日敢服此方令叔活矣。然见者必以为怪，君其志之。后医者至，果见予方，大叱其非，曰：一身斑疹，不按古法，用如许寒凉水注，斑疹如何能透？急宜提表，似或可救，即用荆防、升、葛，更加麻黄，连服二煎，及至半夜，呃逆连声，四肢逆冷，足凉过膝。

举家惊惶，追悔莫及。守城而进，叩门求见，问其所以，曰：变矣。问服何方？曰：他方。予曰：既服他，仍请他治之。其侄见予不往，权将四磨饮原方，连灌二煎，呃逆顿止，手足遂温。转恳予素契者，登门叩恳，予怜其以官为家，又系异乡人，仍按本方大剂调治，二十一日全愈。计用石膏五斤四两，犀角五两二钱，黄连四两八钱。此癸丑四月间事也[4]。

5. 古代医案五

安徽富藩台堂夫人病疫，初起但寒不热头晕眼花，腰体疼痛。医者误认虚寒，用六味加杜仲、续断、牛膝、木瓜，两服后，昏沉如迷，呼吸将绝，并不知其为病所苦。令叔五公，现任兵部郎中，邀予往看。

诊其脉，沉细而数；稽其症，面颜红赤，头汗如淋，身热肢冷，舌燥唇焦。予曰：非虚也，乃疫耳。五曰：种种形状是虚，何以言疫？予曰：若是虚症，面颜不至红赤，舌不焦，唇不燥，通身大汗，乃元阳将脱之象，岂独头汗如淋、身热肢冷哉？大剂决不敢服，暂用凉膈散，清其内热，明日斑疹微露，症自明矣。

次日斑点隐隐，含于皮内。五见骇然曰：几误矣。即投败毒（编者按：指清瘟败毒饮）中剂，加大青叶钱半，升麻五分。次日周身斑见，紫赤松浮，身忽大热，肢亦不冷，烦躁大渴，即换大剂，石膏八两，犀角六钱，黄连五钱，加生地一两，紫草三钱，大青叶三钱，连投二服，斑转艳红，惟咳嗽不止，痰中带血粉红。此金被火灼，即按本方加羚羊角三钱，桑皮三钱，棕炭三钱，丹皮二钱，又二服，嗽宁血止色转深红，热亦大减。照本方去紫草、羚羊、桑皮、棕炭；减生地五钱，石膏二两，犀角二钱；加木通钱半，滑石五钱，以小水不利也。又二服，诸症已减十分之六，犹用石膏二两四钱，犀角二钱，黄连钱半，生地四钱，去木通滑石。又二服后，用犀角钱半，黄连八分，石膏八钱，加人参一钱，当归一钱，麦冬三钱，五味子五分。连服二帖，饮食倍增，精神渐旺矣[5]。

6. 古代医案六

世袭骑都尉常公，系户部郎中观公名岱者中表弟也。癸丑五月病疫。观公素精医术，调治半月，斑疹暗回，而诸症反剧，已备后事。乃弟因一息尚在，复邀予治。诊其脉，若有若无；观其色，目闭无声，四肢逆冷，大便旁流清水。予谢以不治。阖家拜恳，但求开方，死而无怨。

予见嘴唇微肿，紫而且黑，知内有伏毒，非不可救。热乘于心肺，故昏闷无声；乘于肝，故目闭；乘于脾，故四肢逆冷；乘于大肠，故旁流清水。检视前方，亦是清热化斑等剂。观公素性谨慎，药虽不错，只治其焰，未拔其根，当此危急之秋，再一探视，死在三七。

予按本方，用犀角八钱，黄连六钱，加滑石一两，木通三钱，猪苓、泽泻各二钱，桑皮三钱，瓜霜三钱，另用石膏一斤，竹叶一两，熬水煎药。连进三煎，次日脉起细数，手足遂温，旁流亦减，小水亦通，目开而声出矣。仍用本方去滑石、木通、猪苓、泽泻、桑皮、瓜蒌。又一服，以后逐日减用，七日而痊。观公登门道谢曰：舍表弟之症，一百死一百，一千死一千，君能生之，敢不心悦而诚服[6]！

7. 古代医案七

癸丑冬月，国子监司业五公名格者，二令媳病疫，恶寒发热，头痛呕吐。请一医者，用表散药，加藿香、半夏、苍术，其症反极。又延卜一人，用清凉之剂稍安，次日加石膏三钱，犀角八分，黄连五分，脉转沉伏，四肢逆冷，昏迷若昧，医者认为转阴，谢以不治。

五公满服愁怀，徘徊庭院。夫人曰：数年前活我者谁乎？五公恍然大悟曰：非此人断乎不可，邀余述其所以。予诊其脉，验其症色，曰：此易事耳。五曰：明系热症，投凉药反剧，更有何术？予曰：治病犹用兵也，小固不可以敌大，弱固不可以敌强，病大药小，反增其势，予按法治之管教十四日而愈。未几二令郎亦病，诊其脉，观其色，曰：令郎之症，受毒已深，较令媳更重。即按法治之，七八日，种种变症难以枚举，好在二十一日。

两服后，周身斑点紫赤相间，有紧有束，有松有浮。五公骇然曰：君言较前更重，何其验也。即用大剂，石膏八两，犀角六钱，黄连五钱，更加生地一两，紫草三钱，归尾二钱，大青叶三钱。一服三煎，更以四煎熬水，次日煎药。一方服至六帖，紧者松，束者浮，但鼻血泉涌，谵妄无伦。五惧去血过多。予曰：此热血妄行，毒犹因此而得发越，止之甚易。即照本方加棕炭三钱，桑皮三钱，羚羊角三钱，两服血止，去桑皮、棕炭、羚羊。又二服，胃气渐开，色转淡红，渐有退者，用石膏四两，犀角四钱，黄连三钱，去紫草、归尾，减生地五钱，大青叶钱半。又二服，斑全消，用生地三钱，犀角三钱，黄连二钱，石膏二两八钱。又二服，饮食大进，自颈至胸，复泛红砂，此余毒尽透也，用生地三钱，犀角二钱，黄连钱半，石膏一两六钱。又二帖，精神渐长，仍用生地三钱，犀角钱半，黄连八分，洋参一钱，麦冬三钱，归身钱半，石膏八钱，酸梅二个。又三服而安。五公喜而言曰：小儿之生，先生再造矣。予曰：前治令媳，乃救令郎耳！此症若初服生姜、半夏、苍术、藿香，断不能救。斑乃胃热之症，诸药大能燥胃，火上添油，尚望生乎？嗣后一家连治七人，俱是大险，在我治之无难，五亦服之若素[7]。

二、现代医案

1. 现代医案一

耿某，女，8岁。因"发热7日"来诊。初起患儿出现不规则发热、咽痛、咳嗽，予以青霉素、喜炎平、头孢他啶等药治疗6日，效果欠佳，遂来求诊。刻下仍有上述症状，查体：咽部红肿，颌下及颈部淋巴结肿大，轻压痛，肝脾脏轻度肿大。实验室检查：白细胞计数$18×10^9$/L，异型淋巴细胞占比20%；血清嗜异凝集试验增高。胸片示肺纹理增粗。诊断为传染性单核细胞增多症。辨证为热毒痰瘀，治以清热解毒，活血化瘀为法。方用清瘟败毒饮加减：生石膏20g，知母10g，黄连3g，黄芩10g，玄参10g，水牛角粉10g，生地黄10g，赤芍10g，夏枯草10g，郁金10g，牡丹皮10g，杏仁5g，甘草5g。3剂，水煎服，早中晚分3次服用。

二诊：热退，诸症稍缓，守方4剂，症状及体征消失。

按 传染性单核细胞增多症，属于中医学中"温疫"范畴。其中最主要的病理生理环节为热毒痰瘀。小儿素体不足，外感热毒直入脏腑，充斥表里而发热，热毒痰瘀壅滞咽部可见咽部疼痛、局部红肿及淋巴结肿大，同时肺为华盖，当先受邪，热毒痰瘀袭肺，阻塞气道，肺气宣肃不行，故发为咳嗽。以此辨为热毒痰瘀，方用清瘟败毒饮清热解毒，活血化瘀[8]。

2. 现代医案二

张某，女，35岁，1992年7月22日入住急诊科。病者有胆囊炎病史3年，3日前被雨淋，是夜右上腹痛，呕吐3次胃内容物及黄水，继而高热、寒战，在当地卫生院拟胆囊炎治疗未见好转而来诊。症见：发热（体温39.4℃），寒战阵作，右上腹痛，放射至背部，呕吐黄水，口苦口渴。查体：巩膜皮肤无黄染，颈软，表浅淋巴结不大，心肺听诊无异常，腹软，肝肋下约0.5cm，质软，脾肋下未触及。墨菲征阳性，肠鸣音存在，未引出病理反射。血白细胞计数 15×10⁹/L，中性粒细胞百分比 82%。B 超提示为胆囊炎。用抗生素、激素、退热药及补液治疗后，体温一直未降。至第 4 日，患者出现高热（体温 40.2℃），寒战，谵语，烦躁不安，胸闷，上腹痛，呕吐黄水，口干口苦，皮下见出血点，舌红、苔黄厚，脉洪数。血白细胞计数 19×10⁹/L，中性粒细胞百分比 87%；红细胞计数 3.02×10¹²/L。血培养发现有大肠埃希菌，对多种抗生素不敏感。西医诊断为胆囊炎并发败血症。中医辨证属热毒攻心，入营耗血。方用清瘟败毒饮加减。处方：石膏（先煎）60g，水牛角（先煎）30g，生地黄 25g，知母、黄芩、连翘、玄参、牡丹皮各 12g，栀子、黄连、鲜淡竹叶各 10g，大黄（后下）15g，甘草 6g。共 6 剂，水煎服，每日 2 剂，上下午各煎服 1 剂。加服紫雪丹，每次 1 支，日 2 次。当晚排烂便 2 次，汗出，热减，诸症好转。

二诊：服药 3 日后体温降至 38℃，腹痛明显减轻，呕吐止，上方石膏改为 30g，去大黄、栀子，加芦根 20g，天花粉 15g。每日 1 剂，去渣再煎服，续服 15 剂，体温正常，诸症消失。血常规正常，血培养阴性，共治疗 24 日，痊愈出院。随访 5 个月无复发。

按 本例病发夏季，感受热邪，引动宿疾，热毒邪盛，正邪相搏，故高热、寒战阵发，继而热入心包，邪侵营血，出现谵语、烦躁不安、皮下出血等证候。故投清瘟败毒饮，重用石膏，配合知母、黄芩、黄连、栀子、连翘清热解毒，水牛角、牡丹皮、玄参、生地黄清热凉血，大黄泄热解毒，鲜淡竹叶清心除烦，更用紫雪丹清心开窍。诸药合用有清热解毒、清心开窍、凉血生津作用，药中病机，方症相符，故能奏效[9]。

3. 现代医案三

王某，男，6 岁 7 个月。2010 年 4 月 9 日突发高热，当时体温 40.4℃，伴头晕痛，烦躁不安，当地治疗无效。于 4 月 22 日转湘潭市某医院住院治疗，因体温不降伴呕吐抽搐，于 5 月 1 日急转省某医院住院治疗。诊断：①脓毒症；②病毒性脑炎；③支气管肺炎。因住院 47 日，壮热不退，经济实难负担，经人介绍，来门诊就诊。查体温 38.8℃，两眼无神，满布红丝，身软如绵，无力站坐，精神憔悴，面色晦滞，神昏谵语，口渴引饮，烦躁阵作，大便秘结，嘴唇绀焦，舌质红绛，苔中黄腻，脉沉细数。脉证合参，气血两燔。治宜清热解毒，开窍安神，通畅三焦，凉血救阴。方剂：加减清瘟败毒饮。方药：羚羊角（蒸兑）3g，牛黄（冲服）4g，水牛角 20g，生石膏（先煎）60g，大黄（后下）10g，生地黄 20g，玄参 10g，黄连 8g，黄芩 8g，银花 15g，连翘 8g，牡丹皮 8g，赤芍 8g，竹叶 8g，杏仁 8g，白蔻仁（后下）8g，甘草 2g，薏苡仁 15g，大青叶 10g，板蓝根 10g，青蒿 8g，石菖蒲 8g。共 3 剂。

二诊：服 2 剂后，患者发热退至正常，因上呕下泄，精神困倦，气息微弱，家人惶恐，急去卫生院输液治疗，输液后又发高热，体温 40℃。6 月 3 日来门诊，仍以上方加减，后体温正常。

三诊：6 月 12 日，患儿呕吐呈喷射状，表情痴呆，肌肉瞤动，双目上视，苦笑面容，坐站不稳，神思恍惚，时时欲脱，舌绛少苔，脉虚细数。脉证合参，因温病日久，耗损真阴，致虚风内动。治宜益气醒脑，滋阴息风。用大定风珠加减。方药：阿胶（烊化）10g，鸡子黄（冲服）2 枚，生牡蛎 20g，生龟板 10g，生鳖甲 10g，代赭石（先煎）8g，羚羊角（蒸兑）1.5g，西洋参 8g，麦冬 8g，五味子（蒸兑）8g，生地黄 20g，甘草 5g，白芍 20g，火麻仁 15g, 天竺黄 8g。共 10 剂。

四诊: 6 月 26 日呕吐、痴呆、神倦恍惚和苦笑面容均消失, 精神已振, 常饥欲食, 多语喜动, 思维敏捷, 所学语文均能背诵。继以上方加减, 予以巩固, 未发现有脑炎后遗症表现, 一切正常。

按 本例脓毒症、病毒性脑炎、支气管肺炎壮热 47 日, 多家医院住院而高热不退, 中医辨为瘟入营血, 气血两燔。方用加减清瘟败毒饮加白蔻仁、杏仁、薏苡仁, 以宣畅上中下三焦气机, 分消上下, 和中化湿, 故食欲大增, 常饥欲食, 呕泻热平; 加大青叶、青蒿、板蓝根清热解毒透邪, 抗病毒治脑炎, 故 2 剂热退身凉。瘟邪犯脑, 刺激脑膜, 呕吐呈喷射状。真阴耗损、虚风内动, 故神倦瘈疭, 坐站不稳, 肌肉瞤动, 痴呆苦笑, 两目上视, 时时欲脱, 舌绛少苔, 脉虚细数。治以大定风珠峻填欲竭之真阴, 辅以介类潜阳平息内动之虚风, 合以酸味药, 收敛固脱, 酸甘化阴。方中以血肉有情之品鸡子黄、阿胶为君。温病创始人吴鞠通释: "鸡子黄为血肉有情, 生生不已, 乃奠安中焦之圣品。"阿胶甘平滋润, 入肝补血, 入肾滋阴, 两药合用, 为滋阴息风的主要配伍; 麦冬、生地黄、白芍滋阴增液、养血柔肝; 生龟板、生鳖甲、生牡蛎益阴潜阳, 平肝息风; 佐以麻仁养阴润燥, 五味子酸收, 与诸滋阴药相伍, 可收敛欲脱之阴; 甘草调和诸药, 与白芍相配, 酸甘化阴, 柔肝缓急, 以助息风之力, 是为佐使之药。诸药相伍, 峻补真阴, 潜阳息风, 使阴液得复, 筋脉得养, 则虚风自灭。

其实中医学没有"脓毒症"病名, 脓毒症是随着现代医学发展而被认识及定义的一类综合征, 最新的脓毒症定义指机体对感染的反应失调而导致危及生命的器官功能障碍的一类综合征。从脓毒症临床症状和演变过程来看, 其与"伤寒"和"温病"所表现出的温热病有诸多相似之处。王今达等提出"三证三法", 将脓毒症分为热、瘀、虚诸证, 治以清热解毒、通腑泄热、活血逐瘀及扶正固本为法。刘清泉等认为, 脓毒症的基本病机是正虚毒损、络脉瘀滞, 而瘀滞络脉尤为重要。对于脓毒症中医发生机制及辨证的认识, 离不开热、毒、瘀、痰、虚等致病因素。结合卫气营血辨证, 可将脓毒症分为如下阶段: 脓毒症初期外邪侵犯机体, 病者因正气不足加之外感毒邪, 正邪交争, 营卫不和, 此为卫分证阶段; 病情发展, 毒邪入里化热, 生为热毒, 损伤络脉, 此阶段为气分证阶段, 为毒热内盛期; 气虚无力运行血液, 加之毒热煎熬, 致血流瘀滞于络脉, 为瘀毒阻滞期, 属营分证阶段; 瘀血阻滞, 津液不行, 痰浊内生, 瘀毒互结, 脉络不通, 为痰瘀互结期, 则演变为血分证; 久病耗伤气血, 脏腑、经络无以濡养, 痰浊瘀血阻滞气机, 致气血阴阳俱虚, 为正气耗伤期。通过对脓毒症辨证分析可见, 热毒既是其致病因素亦是其病理产物, 脓毒症各个时期皆有热及毒的参与, 故而清热解毒治法的应用尤为重要。

《素问·至真要大论》言"热者寒之""温者清之", 提示脓毒症毒热内盛证的治法应为清热解毒、通腑下热。但临床中患者往往不表现为单一证型, 以清热解毒这一治法的运用来看, 脓毒症毒热内盛期出现一派热象同时伴腑气不通的情况, 治以清热解毒、通腑泄热为法。瘀血阻滞期为毒热煎熬、血瘀脉络, 治以活血化瘀的同时加以清热解毒以防血热妄行、热毒煎熬、炼液为痰。痰瘀互结期可见毒热煎熬、瘀血阻滞、炼液为痰, 一派瘀象, 可在化痰活血基础上加以清热解毒以防毒热煎熬。恢复期正气耗伤, 也可存在余热未清的情况, 治以扶正固表的同时可稍加清热解毒方药。由此可见, 清热解毒的治法不只适用于脓毒症毒热内盛期，同样可以应用于脓毒症其他时期。

清瘟败毒饮是中医治疗"气营两燔证"的代表方剂，具有清热泻火、气血双清之功效。全方药物较多，可看成是白虎汤、黄连解毒汤、犀角地黄汤和凉膈散的加减合剂。白虎汤可清气分大热，黄连解毒汤可清三焦湿热，犀角地黄汤长于凉血，凉膈散善清上中二焦热证。故除却凉膈散的清上中二焦的火热、黄连解毒汤的泻火解毒之功，清瘟败毒饮还可清血分热证。临床医者常用清瘟败毒饮治疗脓毒症、急性腹膜炎、病毒性脑炎、肺炎等感染性疾病热毒炽盛、瘀血阻滞的阶段。现代药理学研究表明此方具有解热镇痛、镇静、抗炎、抗菌、抗内毒素等作用。此方不仅适用于脓毒症毒热内盛期，同时适用于瘀血阻滞期，可防病情发展出现血瘀痰生、痹阻脉络最终脏腑为病。清瘟败毒饮应用于脓毒症气分、血分证阶段时，患者除实热征象外，尚可见伤风、动血、耗阴的表现。另外此方清热泻火、凉血解毒之功较强，为防凉血太过、损伤正气，临床用药应仔细斟酌[10]。

4. 现代医案四

患者敖某，女，61岁，被某医院诊断为急性单核细胞白血病，未系统治疗。初次就诊时症见：神清，精神好，面色苍白，乏力，自觉口鼻热，胸中热，自觉咽部发热、不利，口苦，心烦，无咳嗽、咯痰，鼻腔少量渗血，二便调，纳食欠佳，舌绛红、苔黄厚而干，脉弦数。体温37.9℃。诊为急劳，证属邪盛正虚，以邪热内炽为主。给予清瘟败毒饮加减：水牛角60g，牡丹皮15g，知母15g，赤芍15g，生地黄30g，石膏（先煎）100g，黄连9g，黄芩15g，生白术30g，栀子30g，连翘30g，白花蛇舌草50g，葛根30g，陈皮15g，天冬30g，吴茱萸3g，地骨皮15g，白及9g，太子参30g，甘草10g。经治疗后患者热象减轻，体温逐渐下降，症状明显好转。其后根据患者情况酌加黄芪、党参等药以扶正祛邪。经治疗1年后，患者病情稳定，症状好转。

按　中医文献中无"白血病"病名的记载，多将其归属于"热劳""急劳""虚劳""癥积""血证""温病"等范畴。白血病的发热和贫血与中医学中"热劳""急劳"的证候相似。急性白血病起病急骤，发热为其常见症状，发热原因主要是本身热毒致热。由于发热时新陈代谢亢进，患者出汗较为显著，多为盗汗，由于体质虚弱，也可同时伴有自汗。此即邪热充斥气分所致。其另一主要症状即为出血症状，出血部位可遍及全身，尤以口鼻、牙龈、皮下、眼底常见，严重者可有颅内、内脏出血。此乃邪热迫血妄行所致。此外，白血病尚有贫血、肝脾肿大、淋巴结肿大、骨痛等并发症。对于白血病的诊治，因其热毒炽盛的特点，临床常治以清热解毒的代表方剂——清瘟败毒饮加减。

清瘟败毒饮出自清代余师愚《疫疹一得》一书，为清热剂中的清热解毒方，由生石膏、生地黄、犀角、黄连、栀子、桔梗、黄芩、知母、赤芍、连翘、玄参、甘草、牡丹皮、鲜竹叶等14味药物组成。功效主要为泻火解毒，凉血救阴，主治一切火热为患的气血两燔之证，如大热烦躁，渴饮干呕，头痛如劈，昏狂谵语，或发狂吐衄，舌绛唇焦，脉沉细而数或浮大而数等。

根据清瘟败毒饮药物组成，其可分为3个基本方：①白虎汤——生石膏、知母、甘草。白虎汤系《伤寒论》方，功效清热生津，主治阳明经证，症见大热、大汗、大渴，脉洪大而数等。甘寒之品乃泻胃火生津液之要药，缘由味甘先入脾胃，寒凉可以清热。生石膏辛甘大寒，清泻胃火而除烦热，知母苦寒以清泻肺胃之热，质润以滋其燥，石膏配知母清热除烦之力尤强；甘草益胃和中，不使大寒之剂损伤脾胃。《伤寒论》中白虎汤为治疗阳明经证的主方，温病学家则用作治气分热盛证候的代表方，主清无形邪热生津护阴。②黄连解毒汤——黄连、黄芩、栀子。清瘟败毒饮无黄柏者因其所治之证其热主要在上、中二焦，下焦邪热并不明显，故未用之。黄连解毒汤功效为泻火解毒，主治三焦热盛，症见大热，口燥咽干，烦热躁扰，吐衄发斑，舌红苔黄，脉数有力，火热毒盛，充斥三焦，迫血妄行之证。火热炽盛即为毒，是以解毒必须泻火，以火主于心，治当泻其所主，故用黄连以泻心火，兼泻中焦之火；黄芩清肺热主泻上焦之火，栀子通泻三焦之火，导火下行，三药合用，苦寒直折，使火邪去而热毒可清。③犀角地黄汤——犀角、牡丹皮、生地黄、赤芍。此即《备急千金要方》中之犀角地黄汤，功效清热解毒，凉血散瘀，主治热入血分证候，症见吐衄，发斑，尿血，便血，舌红绛苔黄乏津等，总由热毒炽盛于血分迫血妄行所致出血证候。此遵《温热经纬》"入血就恐耗血动血，直须凉血散血"之论。方中犀角清营凉血，清热解毒，生地黄清热凉血，助犀角清解血分热毒，并能养阴，以治热甚伤阴，赤芍、牡丹皮清热凉血，活血散瘀，既能增强凉血之力，又可防止瘀血停滞，四药合用，清热之中兼以养阴，使热清血宁而无耗血动血之虑，凉血之中兼以散瘀，使血止而无留瘀之弊，配伍严谨而得当，用于治疗瘟毒邪热所致诸衄之证。清瘟败毒饮中另有连翘清热解毒清卫分邪热，玄参解毒护阴，桔梗、甘草清热透邪利咽；竹叶清心利尿，导热下行。诸药合用，既清气分之火，又凉血分之热，使热解衄除，实为治气血两燔之良方。

清瘟败毒饮用治急性白血病之初、中期之气血两燔证，以发热、紫癜两大症状为主症。白血病之发热、血证多为热毒为致。外感热毒同温病邪热一样首犯肺卫，但此等热毒甚于温病邪热，人体受邪之后，其内传速度迅疾，直犯营血骨髓，近乎同时充斥卫气营血，而出现高热、汗出、发斑、鼻衄、齿衄、烦躁、口渴等症，甚则出现精神不振、谵妄等。故而治疗当以苦寒甘寒直折热势、凉血散血、化斑祛瘀，卫护阴液营血。清瘟败毒饮中白虎汤甘寒清热护阴，黄连解毒汤苦寒直折三焦邪热，犀角地黄汤清热凉血而治紫癜衄血诸证，与白血病初起热势鸱张迫血妄行之病因病机完全吻合，方中另有连翘、玄参、桔梗、甘草以清热解毒，利咽养阴，清肺胃门户之热；竹叶清心利尿导热下行，使内部邪热由溺外出，可谓本方为应对邪热充斥卫气营血为病而设。故此方可用于治疗热毒所致急性白血病，凡见发热并发血证者均可投[11]。

5. 现代医案五

颜某某，女，80岁，农民。患者于2009年8月17日在衡阳市某医院住院13日，血培养有金黄色葡萄球菌生长。诊断：①败血症；②贫血；③胆囊结石；④尿路结石。9月6日下午4时半，患者出现头痛如劈，寒战高热，体温41.5℃，呼吸音低，心率140次/分，继而出现昏迷。医生下病危通知书后，建议患者转上级医院治疗。因西医疗效不佳，患者家属遂求中药治疗。初诊时症见：神志昏迷，不省人事，四肢厥冷，面色晦滞，牙关紧闭，撬之不开，二便秘结，鼻生烟煤，脉沉细而数。脉证合参，当属温病后期，气血两燔，津竭窍闭。治宜清透邪热，凉肝清心，开窍醒脑，通腑救阴。拟方：加减清瘟败毒饮。方药：牛黄（冲服）6g，羚羊角（蒸兑）6g，水牛角60g，生石膏（先煎）20g，西洋参15g，麦冬 15g，五味子（蒸兑）10g，大黄（后下）15g，黄芩 10g，黄连 10g，生地黄 30g，赤芍 15g，牡丹皮 15g，金银花 30g，连翘 15g，生栀仁 10g，竹叶 10g，玄参 15g，知母 10g，皂角 10g，甘草 3g。嘱服 1 剂，以观后效。次日 9 时，病人步行前来我处，并诉昨日灌药后，泻下臭秽大便 4 次，自觉神清气爽，四肢转温，现身倦无力，胸闷，心悸，不思饮食，口渴多饮，舌红少苔，脉沉细数。查：体温 37.6℃，血红蛋白 86.9g/L。此时余邪仍未尽，心神被扰，气血虚弱，津液衰竭。治宜清透邪热，补益气津，养心安神。方药：西洋参 10g，麦冬 15g，五味子（蒸兑）10g，水牛角 30g，生石膏（先煎）30g，珍珠粉（泡服）6g，玄参 15g，丹参 20g，金银花 15g，连翘 10g，竹叶 10g，生地黄 30g，枣仁 10g，甘草 3g。共 5 剂。继以沙参麦冬汤、八珍汤类善后。经治后，患者一切恢复正常，并能操持家务至今。

按　本例患者住院 20 日，壮热不退，西医诊为败血症、贫血。笔者认为，此乃温病后期，气血两燔，温邪内陷，入营入血，故壮热不退，热盛灼伤津液为痰，痰热闭窍，则神志昏迷，不省人事，牙关紧闭，二便秘结，鼻生烟煤；热深则厥深，故四肢逆冷，脉沉细而数。清瘟败毒饮实乃白虎汤去粳米合黄连解毒汤去黄柏组成，以清泻气分之邪热而生津，加金银花、连翘、竹叶以增清热透邪之力；配以犀角地黄汤凉血化瘀，清血分之热而养阴。因温邪内陷，神昏窍闭，故仿安宫牛黄丸、至宝丹、紫雪丹之意，用人工牛黄并重用水牛角，解毒清心，开窍安神；羚羊角凉肝息风、清热开闭；皂角宣壅导滞，祛痰逐浊，启上达下，宣通窍闭；大便秘结实乃邪热壅滞肠腑，故用大黄荡涤肠腑，宣泻下窍，即速下存阴，"留得一分津液，就有一分生机之意"；温毒亢盛，壮热不退，灼伤津液，耗伤气血，血不能速生，而气能速至，故用西洋参、麦冬、五味子、玄参、生地黄等益气生津，养阴复脉，酸甘化阴。综观全方，"清""透""宣""养"四法同施，故气血两燔速能平息，收效立竿见影，救病人于危难之中[10]。

6. 现代医案六

蒋某，男，71 岁，2004 年 6 月 5 日初诊。患者 1 个月前因痛风服别嘌醇片治疗，20 日后开始出现全身弥漫性红斑，上覆盖有鳞屑、瘙痒，伴发热、畏寒，舌红、苔黄腻，脉弦数。查体：面部、四肢、躯干部见弥漫性大片鲜红色斑片，覆有鳞屑，皮肤肿胀明显。血压 140/90mmHg，心率 10 次/分，呼吸 2 次/分，全身淋巴结、肝脾无肿大。实验室检查：白细胞计数 $25.3×10^9$/L，中性粒细胞百分比 65%，淋巴细胞百分比 18%。西医诊断：别嘌醇致红皮病型药疹。中医诊断：药毒，证属热毒入营。治疗以中西医结合为主。中医治以清热凉血为主，方用清瘟败毒饮加减。处方：水牛角、生地黄各 15g，石膏（先煎）30g，玄参 20g，黄连 3g，黄芩、栀子、牡丹皮、淡竹叶、知母、赤芍、连翘、桔梗各 10g，甘草 5g。每日 1 剂，水煎服。西药以泼尼松 40mg，加入 500ml 5%葡萄糖溶液中，静脉滴注，每日 1 次。同时予预防性辅助治疗。连续治疗 10 日，患者皮损明显好转，无肿胀、发热、畏寒。泼尼松减量，继续以上方加减内服。半个月后患者皮肤基本恢复正常，且无反跳现象，激素逐渐减量至停。随访 2 个月无复发。

按　急性重症皮肤病，皮损可见红斑、斑丘疹、皮色鲜红，自觉灼热、瘙痒，伴发热畏寒、舌红、苔黄等症，此均为火热之象，热在营血。笔者认为，运用清瘟败毒饮加减的指征，应以发热、皮损色鲜红或绛为必具之症。本方重用石膏、知母，取白虎汤之意，透气分热、清热保津；黄连、黄芩、栀子通泻三焦火热；水牛角、生地黄、赤芍、牡丹皮入营、血分，凉血散瘀；再合连翘、玄参散浮游之火；桔梗载药上行；淡竹叶引热邪从小便而去。诸药相合，共奏清热解毒、凉血泻火之功，切中急性重症皮肤病病机。现代实验研究表明，清瘟败毒饮具有解热、拮抗血小板凝聚、抗炎、镇静、抗菌、抗病毒、保肝解毒、强心利尿等药理作用。重症皮肤病具有发病急、变化快、病情重的特点。西医治疗主要是以大剂量皮质类固醇制剂及早运用而控制病情，见效后缓慢减量维持，疗程较长，激素具有明显副作用，减量后易反跳。而治疗重症皮肤病在运用激素同时，配合以清瘟败毒饮加减口服，能减少激素用量，减轻激素副反应，兼有保护脏器，减轻脏器受损害的作用，且能缩短疗程，痊愈后无反跳及复发现象[12]。

三、古代研究

1. 清瘟败毒饮之源流

清瘟败毒饮是清代著名温病学家余师愚所创制的名方，载于《疫疹一得》一书中。"瘟"即瘟疫，亦称温疫。是感受自然界疫疠之气而引发的多种流行性急性传染病的总称。所谓疫疠之气又称毒气、疠气、杂气，是指具有强烈传染性的致病邪气。《疫疹一得·卷下·疫疹诸方》言："治一切火热，表里俱盛，狂躁烦心。口干咽痛，大热干呕，错语不眠，吐血衄血，热盛发斑。不论始终，以此为主。"

2. 清瘟败毒饮之病机

清瘟败毒饮有大、中、小之分，共由 14 味药物组成，生石膏大剂 6～8 两，中剂 2～4 两，小剂 8 钱～1 两 2 钱，小生地大剂 6 钱～1 两，中剂 3～5 钱，小剂 2～4 钱，乌犀角大剂 6～8 钱，中剂 3～4 钱，小剂 2～4 钱，真川连大剂 4～6 钱，中剂 2～4 钱，小剂 1 钱～1 钱半，生栀子、桔梗、黄芩、知母、赤芍、玄参、连翘、竹叶、甘草、牡丹皮。以上各药的剂量系据临床用量酌定，可不同于原方。特别是生石膏一味，原方用量甚大，最多达 8 两，被称为"三不敢"，即医家不敢用，病家不敢服，药店也不敢卖。但原书认为："遇有其证辄投之，无不得心应手，数十年来，颇堪自信。"[13]这说明，投药是否恰当，关键在于辨证是否准确。清代医家王士雄也说："先议病，后议药，中病即是良药。然读书以明理，明理以致用，苟食而不化，则粗庸偏谬，贻害无穷，非独石膏为然。"方中重用生石膏直清胃热。因胃乃水谷之海，十二经的气血皆源于胃，所以胃热清则十二经之火自消。石膏配知母、甘草是白虎汤，有清热保津之功，加以连翘、竹叶，轻清宣透，驱热外达，可以清透气分表里之热毒；再加芩、连、栀子（即黄连解毒汤）通泄三焦，可清泄气分上下之火邪。诸药合用，目的在大清气分之热。犀角、生地黄、赤芍、牡丹皮共用，为犀角地黄汤，专于凉血解毒，养阴化痰，以清血分之热。连翘、生甘草、栀子、黄芩、竹叶共组，为凉膈散，泻火通便，清上泻下。以上四方合用，则气血两清的作用尤强。此外，玄参、桔梗同用，清润咽喉，治咽干肿痛。综合本方诸药的配伍，对因疫毒邪气内侵脏腑，外窜肌表，疫毒火邪，充斥内外，气血两燔，表里俱盛的证候，有独特疗效。所谓"气血两燔"的"燔"，是焚烧之意，形容火热之盛。在热性疾病中，气分的热邪未解，而血分的热邪又盛，便称为气血两燔。临床表现为高热汗出，大渴饮冷，口干咽痛，头痛如劈，干呕狂躁，神昏谵语，或吐血，或发斑，四肢或抽搐，或厥逆，脉沉细数，或沉数，或浮大而数，舌绛唇焦等。在上述的种种症状中，高热、汗出、大渴、脉浮大而数等是热毒在气分，损伤津液的表现，称之为"四大"症，吐血、发斑、发热等，则是热毒盛于血分，迫血妄行的结果。其他如咽痛唇焦、头痛如劈等，是毒热上攻，清窍不利之故；干呕狂躁，神昏谵语等是毒热扰动心胃之故；四肢抽搐是热毒灼肝，筋脉挛急之故；四肢厥逆是热毒内闭，阳逆不能外达四肢之故。尽管症状纷纭繁杂，总的病机则是温疫热毒，两燔气血。针对此病机，总结出此方的基本功效是清热解毒，凉血泻火[14]。

《疫疹一得·卷下·疫疹诸方》："疫证初起，恶寒发热，头痛如劈，烦躁谵妄，身热肢冷，舌刺唇焦，上呕下泄，六脉沉细而数，即用大剂；沉而数者，用中剂；浮大而数者，用小剂。如斑一出，即用大青叶，量加升麻四、五分引毒外透。此内化外解、浊降清升之法，治一得一，治十得十。以视升提发表而愈剧者，何不俯取刍荛之一得也。"即病情重、病势急者用大剂，病情相对较缓，正气不至于即刻外脱者用中剂、小剂。

3. 清瘟败毒饮之方解

清瘟败毒饮的清热泻火解毒作用颇强。方中石膏直清胃热，因胃是水谷之海，十二经的气血皆禀于胃，所以胃热清则十二经之火自消。石膏配知母、甘草是白虎汤法，有清热保津之功，加连翘、竹叶，以轻清宣透，驱热外达，可以清透气分之热毒；再加芩、连、栀子通泄三焦，可清泄气分上下之火邪，大清气分之热。犀角、生地黄、赤芍、牡丹皮，为犀角地黄汤法，专于凉血救阴，使血分热清，则发斑、吐衄、舌绛、神昏等证可解。玄参、桔梗、甘草、连翘同用，还能清润咽喉，治咽肿痛；竹叶、栀子同用则清心利尿，导热下行。综合本方诸药配伍，对疫毒火邪，充斥内外，气血两燔的证候，确有良效[15]。

四、现代研究

目前对于清瘟败毒饮复方的实验研究主要体现在解热、镇痛、镇静等方面。

王非等[16]实验证明清瘟败毒饮对大鼠急性肺损伤有保护作用，其方法是在大鼠体内造模形成肺部损伤，一组注射激素，二组注射清瘟败毒饮。结果发现甲泼尼龙对该病具有较好的效果，该方剂对本病有效但无法达到甲泼尼龙的效果。

王纯忠等[17]通过动物实验观察该方治疗急性腹膜炎的效果，造模后分别予以低量和高量的中药。结果表明该方对急性腹膜炎有显著效果。同时，清瘟败毒饮对于家兔气血两燔证所引起的发热具有明显的治疗作用。

奚希相等[18]将50例脓毒症邪陷肺卫证患者随机分为西医组及中西医组，每组25例。西医组采用常规抗感染治疗；中西医组采用常规抗感染治疗联合清瘟败毒饮。分别记录两组的慢性健康状况评分系统Ⅱ（APACHE Ⅱ）评分、CRP、血白细胞计数、中医证候评分、血糖、体温与显效率。结果显示：治疗后两组患者 APACHE Ⅱ 评分、CRP、血白细胞计数、中医证候评分、退热时间均明显改善，中西医组明显优于西医组。第7日的总有效率中西医组优于西医组。

高慧等[19]采用前瞻性随机对照研究方法，选取脓毒症凝血功能障碍患者 64 例，随机分为治疗组 33 例和对照组 31 例。对照组给予脓毒症基础治疗，治疗组在对照组治疗的基础上加用清瘟败毒饮。比较 2 组患者治疗前和治疗后第 7 日的中医临床证候积分、急性生理学与 APACHE Ⅱ 评分、脓毒症相关序贯器官衰竭（SOFA）评分，检测并比较 2 组患者治疗前和治疗后第 3、7 日的血小板计数（PLT）、凝血酶原时间（PT）、纤维蛋白原（FIB）、活化部分凝血活酶时间（APTT）及 D-二聚体（D-D）等指标的变化。结果显示：治疗后 2 组患者 PLT 均明显高于治疗前，PT、APTT 均较治疗前明显缩短，FIB、D-D 水平较治疗前明显降低；各时间点治疗组上述指标改善程度均明显优于对照组。治疗后 2 组患者中医临床证候积分、APACHE Ⅱ 评分及 SOFA 评分均较治疗前明显下降且治疗组明显低于对照组。

钱风华等[20]将 120 例患者随机分为治疗组与对照组，每组各 60 例。对照组给予常规西药治疗，治疗组在对照组基础上予清瘟败毒饮口服或鼻饲治疗。结果显示 2 组患者治疗前中医证候评分、APACHE Ⅱ 评分、血肌酐（Scr）、尿素氮（BUN）、CRP 比较，无明显差异；治疗后 2 组患者 Scr、BUN 均上升，治疗组比对照组上升幅度减小，差异具有统计学意义；治疗后 2 组患者中医证候评分、APACHE Ⅱ 评分、CRP 均降低，但治疗组降低幅度增大；治疗组有效率为 81.67%，对照组有效率为 63.33%，2 组有效率比较，差异有统计学意义。遂得出一结论：清瘟败毒饮能改善脓毒症急性肾损伤患者中医证候评分和临床有效率，降低 APACHE Ⅱ 评分。

（祝鸿发　梁海龙）

参 考 文 献

[1] 江瓘. 魏之琇. 名医类案正续编[M]. 焦振廉，校注. 北京：中国医药科技出版社，2011：358.

[2] 曹洪欣. 温病大成：第一部[M]. 福州：福建科学技术出版社，2007：674-675.

[3] 曹洪欣. 温病大成：第一部[M]. 福州：福建科学技术出版社，2007：675.

[4] 曹洪欣. 温病大成：第一部[M]. 福州：福建科学技术出版社，2007：675-676.

[5] 曹洪欣. 温病大成：第一部[M]. 福州：福建科学技术出版社，2007：676-677.

[6] 曹洪欣. 温病大成：第一部[M]. 福州：福建科学技术出版社，2007：677.

[7] 曹洪欣. 温病大成：第一部[M]. 福州：福建科学技术出版社，2007：678.

[8] 李一民，严伟. 清瘟败毒饮儿科临床运用举隅[J]. 四川中医，2007，（4）：77-78.

[9] 吕渭湘. 清瘟败毒饮治疗危重病举隅[J]. 新中医，1998，（7）：37-38.

[10] 彭俊鑫，彭光辉. 加减清瘟败毒饮治疗危重败血症 2 例[J]. 湖南中医杂志，2011，27（2）：88-89.

[11] 冯磊. 陈安民运用清瘟败毒饮治疗白血病经验[J]. 江西中医药，2015，46（11）：22-23.

[12] 单敏洁. 清瘟败毒饮治疗急性重症皮肤病举隅[J]. 新中医，2007，（12）：70-71.

[13] 张富永，陈建杰. 从运气学说探讨癸巳年慢性乙型肝炎的诊治规律[J]. 黑龙江中医药，2012，41（6）：3-4.

[14] 沈维艳，王飞，徐伟，等. 清瘟败毒饮古今之用[J]. 黑龙江中医药，2012，41（6）：4-5.

[15] 哈小博，肖娴. 漫谈清瘟败毒饮[J]. 开卷有益（求医问药），2002，（4）：20.

[16] 王非，何神娣，张长志，等. 清瘟败毒饮对大鼠急性肺损伤保护作用的研究[J]. 中国中医药科技，2013，20（2）：117-118，104.

[17] 王纯忠，王国全，李书华，等. 清瘟败毒饮治疗急性腹膜炎的动物实验研究[J]. 药学研究，2016，35（12）：690-692.

[18] 窦希相，杨豪杰，马金苗，等. 清瘟败毒饮治疗脓毒症邪陷肺卫证的临床观察[J]. 中国急救医学，2015，24（8）：1423-1425.

[19] 高慧，杨洁，胡云霞，等. 清瘟败毒饮对脓毒症凝血功能障碍患者凝血指标及预后的影响[J]. 江苏中医药，2019，51（5）：25.

[20] 钱风华，郭健，孙芳园，等. 清瘟败毒饮治疗脓毒症急性肾损伤 60 例[J]. 河南中医，2015，35（6）：1392-1394.

第十三节 清暑益气汤

一、古代医案

诊脉左虚大，右涩弱小。症见目瞑短气，遗尿肢掉，神识渐迷，渴不欲饮，侵早稍安，晡时烦躁，此乃积劳元伤，热气内迫，劫烁脏液，致内风欲扰，有痉厥之虑。仲景谓：元气受伤致病，当与甘药。就暑热伤气，亦属发泄所致，东垣发明内伤暑病益气诸法，足为炳据。若动攻表里，是速其散越耳。麦冬、生甘草、鲜莲子、知母、竹叶心[1]。

二、现代医案

1. 现代医案一

患者，女，82 岁，来自美国旧金山，2019 年 9 月 24 日因"发热 30 日"初诊。患者 2019 年 8 月 25 日无明显诱因出现发热，夜间为甚，最高温度 38.7℃，伴寒战汗出、恶心呕吐，于当地医院查尿常规：白细胞酯酶（LEU）3＋、白细胞（WBC）147 个/HP，余检查未见异常，考虑败血症、泌尿系感染，予补液及静脉滴注左氧氟沙星后发热未减，其间曾受凉。再次就诊，考虑发热原因不明，予口服对乙酰氨基酚后发热缓解，停药复热，未予其他治疗。2019 年 9 月 18 日因夜间反复发热回国就诊于首都医科大学附属北京中医医院急诊科。查尿常规：LEU1＋，WBC 2～4 个/HP，单次尿培养提示屎肠球菌，暂考虑发热待查，泌尿系感染，先后予厄他培南、阿奇霉素联合中药汤剂（具体不详）治疗，口服 6 日后，发热未见好转，后收入肾病科住院。既往冠心病、高血压、2 型糖尿病病史。否认疫区旅居史。查体：血压 125/69mmHg，脉搏 64 次/分，呼吸 18 次/分，扁桃体Ⅱ度肿大，无脓点。双肺呼吸音稍粗。入院检查：CRP、ESR、IgE 轻度升高，超广谱病原微生物基因组测序（mNGS）检测：人类疱疹病毒 6A $1.7×102$。耳鼻喉科、呼吸科、皮肤科、ICU、风湿免疫科综合会诊后考虑感染依据不充分，自身免疫性/炎症性疾病可能性不大。腰椎磁共振检查示：L_5～S_1 椎体弥漫骨髓水肿；全身骨显像：L_5～S_1 椎体骨代谢异常，考虑骨髓瘤；完善骨穿刺及骨活检，请肿瘤科、血液科、骨科、放射科、核医学科综合会诊，结合骨髓瘤大套系及反复阅片，除外骨髓瘤。其余检查（血尿便常规、血培养、生化、免疫全项、布氏杆菌、外斐氏反应、肥达反应、流感/EB/巨细胞/柯萨奇病毒、结核杆菌抗体、感染八项、抗中性粒细胞胞质抗体（ANCA）、混合性过敏原、肿瘤指标、骨髓瘤套系、淋巴结超声、全腹 B 超及核磁、头胸 CT 等）均未见异常。

西医诊断：不明原因发热。因患者高热伴大汗出，间断补液治疗，后为除外药物热风险，停用静脉补液。

刻下症见：夜间发热，最高体温 39.0℃，发热时伴寒战，大汗出，身热头痛、关节疼痛、肌肉酸痛，烦躁心悸，汗出热退，身重乏力，口干欲凉饮，胃脘胀满，纳食不馨，偶有恶心呕吐，眠差，大便 4～5 日一行，小便可。舌暗红，苔黄厚腻，脉滑数。

中医诊断：发热病；辨证为气津两伤，湿热内蕴证。

治法：养阴生津，清利湿热。

予白虎汤合青蒿鳖甲汤加减，方药组成：

生石膏 45g，盐知母 15g，山药 30g，生甘草 15g，党参 30g，苍术 15g，青蒿 15g，醋鳖甲 15g，生地黄 20g，牡丹皮 10g，生薏苡仁 30g，酒大黄 10g，生白术 50g，陈皮 10g，藿香 10g，神曲 10g。5 剂，每日 1 剂，水煎，早晚温服，每次 200ml。

2019 年 9 月 29 日二诊：患者仍有夜间发热，发热势减，最高温度 38.5℃，汗量减少，无寒战恶寒，口苦咽干，食欲改善，仍有胃脘胀满，恶心欲呕，偶见食入即吐，夜间烦热难寐，大便难下，小便调。舌红，苔黄，脉弦数。考虑少阳阳明合病，予大柴胡汤合竹叶石膏汤加减，方药组成：

北柴胡 15g，黄芩 10g，白芍 15g，姜半夏 10g，鹅枳实 15g，酒大黄 15g，郁金 12g，淡豆豉 10g，降香 10g，栀子 9g，淡竹叶 10g，生石膏 60g，太子参 15g，炙甘草 15g，紫苏叶 10g，芦根 20g，生薏苡仁 30g，厚朴 15g。5 剂，每日 1 剂，早晚分服，夜间发热可加服 1 剂。

2019 年 10 月 4 日三诊：患者发热时间缩短并推后至凌晨 2 点至 5 点，最高温度 39.1℃，汗出减少，微恶风寒，白日困倦乏力，身重心烦，口舌干燥，口苦，纳眠尚可，无恶心呕吐，胃胀好转，二便调。舌红，苔白腻，脉濡数。考虑暑温夹湿伤气，予东垣清暑益气汤加减，方药组成：

生黄芪 30g，党参 15g，苍术 15g，升麻 10g，神曲 20g，陈皮 20g，生白术 60g，当归 20g，泽泻 15g，黄柏 10g，北柴胡 15g，黄芩 10g，荆芥 10g，防风 15g，茯苓 30g，生薏苡仁 30g。5 剂。水煎温服，每日 1 剂，睡前顿服。

2019 年 10 月 9 日四诊：患者发热逐渐好转，刻下未发热，无恶寒汗出，身重乏力减，口干喜饮，仍有胃胀纳呆。舌脉同前。患者发热减退，沿用上方合乌梅丸加减，方药组成：

生黄芪 30g，党参 15g，苍术 15g，升麻 10g，神曲 20g，陈皮 20g，生白术 60g，乌梅 10g，附子 5g，黄连 6g，生姜 10g，茯苓 30g，肉桂 3g，北柴胡 15g，黄芩 10g，荆芥 10g，青蒿 15g。3 剂，水煎，每日 1 剂，早晚分服。

2019 年 10 月 12 日五诊：患者未再发热，乏力好转，余症及舌脉同前。前方去党参、升麻、陈皮、生姜，加太子参 15g、生甘草 10g，3 剂，煎服法同前。

2019 年 10 月 16 日患者无发热，出院。后分别于 2019 年 10 月 22 日、11 月 1 日门诊复诊均无发热；11 月末患者返回美国，电话随访无发热。

本例患者为美国华侨，自发病至回国病程已超过 3 周，就诊时乃归国 1 周后，排除地理与时差因素，患者持续发热，体温最高达 39.0℃，经系统检查，西医诊断为不明原因发热，曾应用抗生素及解热镇痛药，病症反复，效果不显，后因考虑药物热风险而暂停西药干预。部分中医医家倾向将不明原因发热归于"内伤发热"范畴，以脏腑功能失调、气血阴阳失衡为基本病机。然发热分为外感发热和内伤发热，其中外感发热又有伤寒、温病之争。临床所见不明原因发热，往往病久缠绵，热象时作时辍，外感、内伤兼而有之，二者可以交互重叠、相互转化。临证常有罹患杂病复感外邪所致发热，尤其是脏腑气血阴阳亏虚者，卫外抗邪能力减弱，更易感受六淫、疫毒之气；而部分内伤发热则由于反复感受外邪或急性外感发热失治而形成或诱发加重。故治疗应外统寒温，内调阴阳，合求扶正祛邪。

该患者初诊时虽表证不显，以壮热、汗出为主症，兼有大便不解，分析曾有受凉病史，屡用发汗药，导致太阳失治，伤寒化热内传出现阳明脾约，加之温热实邪直犯导致阳明腑实，当以白虎汤主之。兼有口渴心烦，身重脘痞，关节疼痛，方中加党参、苍术，取白虎加人参汤、白虎加苍术汤之意。然白虎为辛凉重剂，正如吴鞠通言："白虎剽悍，邪重非其力不举，用之得当，原有立竿见影之妙，若用之不当，祸不旋踵。"患者年老体虚，炽盛之邪迁延不解伤及阴液，加之汗出伤津，正气已虚，则邪恋久稽，内伏不解，使身热不退。虚与火兼见是为阴火，此处虚以脾胃虚弱为主，重用白术补土伏火。患者热势虽盛，热型却表现为夜热早凉，"热病必消灼真阴"，是为邪留阴分之征象，用青蒿鳖甲汤透热外出，共奏祛邪不伤正之功。

治疗 5 日后，患者夜间热势虽减不衰，但凌晨 3 点之后热解必退。《伤寒论》提到："少阳病，欲解时，从寅至辰上。"而阳明病成因有三，太阳阳明、正阳阳明、少阳阳明。此患者虽无寒热往来，但口苦咽干，心下痞满，呕吐，烦热，便难，此为少阳胆热犯胃，兼有阳明结热成实，少阳阳明合病也，当用双解之剂大柴胡汤。热势趋降，白虎汤化裁为竹叶石膏汤清补并用，上方加用化湿止呕、理气和胃之品，患者食欲改善，但恶心呕吐未解，加郁金、降香、豆豉、栀子取叶天士三香汤之意，化中开郁。

三诊时患者虽发热之势渐去，但体温不降，甚至反升，苔腻消而复起，脉滑转濡，可知该病黏腻难以速愈。患者发病时正值夏秋之交，《温病条辨》云："湿温者，长夏初秋，湿中生热，即暑病之偏于湿者也。"患者居住地暑盛而雨湿更重，形成暑温夹湿证，所谓"夏暑发自阳明，古人以白虎汤为主方"。归国后由于地理差异温热更甚，循环反复而生变。近日又有降温之势，患者晨起受凉，出现恶风恶寒之表证，暑热而感风寒，喝也，本为白虎加人参汤证，但患者身重肢倦，苔腻脉濡，暑湿耗气伤中之象渐显，正合"暑必兼湿，暑伤气分，湿亦伤气"之说，当与李东垣清暑益气汤清暑化湿又重培元和中，可重用白术在甘温除热基础上健脾益气；联合荆芥、防风祛风解表；柴胡伍黄芩散火之标、折火之本。

至四诊热退历时 2 周，虽热退症减，但"凡厥阴病甚，未有不犯阳明者"，合入乌梅丸既护阳明伤于厥阴，又防少阳厥阴表里相传。全程组方清补和解，五诊对症加减而痊愈[2]。

2. 现代医案二

患者，男，因发热 2 月余就诊。患者已发热 2 月余，其发热特点为每日下午 2 点左右，或晚上 12 点左右开始发热，发热时体温为 38～39.5℃。体温升高时自服解热药则出汗颇多，体温明显下降。发热时不恶寒，口干口苦，但不欲饮。平时体温在 37～37.6℃之间，饮食二便正常。在多所医院做过全方位系统检查，发热原因不明。某中医曾用过甘露消毒丹、白虎汤、达原饮，无效。之后患者在发热期间服用解热药，无效。现症：患者面色灰暗无华，精神不佳，疲劳乏力，周身骨节酸软，动则出汗，出汗后遇风则身体不适更加明显。胃纳不佳，口苦口干，但不欲饮。大便不成形，小便短黄。舌嫩红，苔白厚腻。脉浮大，双关滑数，重按无力。伍老细细辨之，认为此患者经过中西医治疗后，出现了明显的脾气虚弱，气阴亏耗，湿热羁留的病机。故用东垣清暑益气汤加减，处方如下：

生黄芪 30g，生晒参 10g，炙甘草 6g，当归 10g，麦冬 6g，五味子 6g，青皮 3g，陈皮 6g，苍术 8g，白术 10g，泽泻 10g，神曲 10g，黄柏 10g，葛根 10g，升麻 10g，防风 6g。7剂，每日 1 剂，水煎服。

二诊：服药后患者发热时体温减低，不超过 37.8℃，无需服用其他药物，可自行下降。原方不变，嘱再服 7 剂。

三诊：患者厚腻舌苔退去，脉缓，体温恢复在 37℃左右，饮食二便正常。原方减葛根、苍术、升麻量。在原方基础上，葛根用 5g，升麻用 3g，苍术用 3g，再服 7 剂，后随访患者体温恢复正常。

按 该患者发热经过中西医的多次治疗，缠绵不愈。究其原因，未能捕捉到该患者发热的真正原因。失治误治，导致到后面已转为内伤发热。此患者有明显的正气不足，还有邪气的羁留。从症状中我们可以看到，患者有明显的脾气亏虚，气阴亏耗，湿热羁留。如果此时，还用白虎等方必有生命危险。这种内伤发热的患者类似白虎汤证，但并不是。关键在于脉象，这种患者的脉象多浮大而无力；如果是白虎汤证，必有洪数等脉象；李东垣的著作都有描述。伍老辨证准确，选用东垣清暑益气汤加减，疗效显著[3]。

3. 现代病案三

刘某，女，68 岁，因"咳嗽 4 日，发热 3 日"入院。

患者 4 日前无明显诱因出现咳嗽。咳少量白色黏痰，伴气促，少许胸闷不适，无胸痛，无头晕头痛，无下肢浮肿等，患者未予重视及治疗。3 日前患者出现发热，伴有腹痛不适，呈坠痛，遂于当地医院就诊，予对症处理后患者腹痛缓解，回家观察，后患者反复发热，最高 39℃，仍有腹痛，伴头晕、咳嗽咳痰，遂来我院急诊，查：血压 85/51mmHg；体温 37℃，CRP 130mg/L。血常规：白细胞计数 15.19×10⁹/L，中性粒细胞百分比 34.1%，血小板计数 250×10⁹/L；登革病毒 NS1 抗原（−）；血气分析：pH 7.459，PO₂ 134.6mmHg。胸片：左肺炎症，左侧少量胸腔积液。考虑肺部感染，予莫西沙星抗感染、布洛芬解热镇痛、异丙托溴铵雾化、甲泼尼龙抗炎平喘、补液等处理后，患者症状未见明显缓解，遂拟"脓毒症"入院。既往高血压 3 级，厄贝沙坦 150mg，每日 2 次＋硝苯地平 30mg，每日 1次控制血压，入院血压低，已暂停服用。舌红，苔白腻，脉弦细。

入院诊断：中医：肺热病（气虚痰热瘀阻）。西医：脓毒症（肺部感染），急性呼吸衰竭，高血压 3 级（很高危）。

治疗上，西医方面予呼吸机辅助通气，抗感染、护胃、补液治疗。中医方面以益气化痰清热为法，痰热清静脉滴注清热化痰，予宣白承气汤合王氏清暑益气汤加减益气养阴，通腑泄热。方药如下：生石膏 15g，生大黄 9g，杏仁 6g，瓜蒌皮 5g，西洋参 10g，石斛 20g，麦冬 10g，黄连 3g，竹叶 6g，知母 9g，桔梗 6g，甘草 6g，共 3 剂，水煎服。

3 日后患者无发热，无腹痛，偶有咳嗽，无咳痰，舌淡，苔薄白，脉细，辨证为热后伤阴，治以益气养阴，予王氏清暑益气汤合生脉数加减续服。后患者无明显不适。

三、古代研究

1. 清暑益气汤之源流

清暑益气汤来源于李东垣的《脾胃论》，原方主治"时当长夏，湿热大胜，蒸蒸而炽，人感之多四肢困倦，精神短少，懒于动作，胸满气促，肢节沉疼；或气高而喘，身热而烦，心下膨痞，小便黄而数，大便溏而频，或痢出黄如糜，或如泔色；或渴或不渴，不思饮食，自汗体重；或汗少者，血先病而气不病也。其脉中得洪缓，若湿气相搏，必加之以迟，迟、病虽互换少瘥，其天暑湿令则一也。宜以清燥之剂治之。"清代著名医家王孟英认为"此方有清暑之名，而无清暑之实"，王士雄虽有非议，但在《温热经纬》中论述东垣清暑益气汤的病机为"元气本虚……以致四肢倦怠，懒于动作……"王孟英认为东垣清暑益气汤并不符合临床诊疗，自创王氏清暑益气汤。王孟英的清暑益气汤病位在肺，辨为暑热耗伤气阴之证，王氏方由竹叶石膏汤加减拟订。

2. 清暑益气汤之病机

李氏解释清暑益气汤之病机，"此病皆由饮食劳倦，损其脾胃，乘天暑而病作也""长夏湿土客邪大旺""皆由饮食劳倦损其脾胃，乘天暑而病作也"。即患者自身脾虚，又外感暑湿邪气，暑邪进一步耗伤正气，正气虚弱则无法驱邪外出，甚则耗伤阴血，使心无所养，或使邪气犯肺，为热所伤。

王孟英也评价李氏清暑益气汤"元气本虚，而又伤于暑湿，以致四肢倦怠，精神短少，懒于动作，胸气短促，不思饮食，脉浮缓而迟者，可用此方"，认为李氏清暑益气汤的病机是正虚暑湿并重，功用是清解与补益兼施。

国医大师伍炳彩教授深研经典，博学多识。认为有以下三大证候群表现，就可以使用本方。第一为虚证，主要表现为特别疲劳，气短乏力，手脚沉重无力，精力不足，自汗等；第二是热证，主要表现为急躁易怒，心烦，口苦等；第三是湿证，表现为四肢关节疼痛，口黏或口中无味，胃纳不佳，无食欲，小便黄等。这三大证候群里面的症状或多或少，但基本同时出现。凡有脾气虚弱，气阴亏耗，兼有湿热者，均可运用[3]。

3. 清暑益气汤之方解

《脾胃论》中对李氏清暑益气汤作出详细解释："《内经》曰：阳气者，卫外而为固也，炅则气泄。今暑邪干卫，故身热自汗，以黄芪甘温补之为君；人参、橘皮、当归、甘草，甘微温，补中益气为臣；苍术、白术、泽泻，渗利而除湿，升麻、葛根，甘苦平，善解肌热，又以风胜湿也。湿胜则食不消而作痞满，故炒曲甘辛，青皮辛温，消食快气，肾恶燥，急食辛以润之，故以黄柏苦辛寒，借甘味泻热补水虚者滋其化源；以人参、五味子、麦门冬，酸甘微寒，救天暑之伤于庚金为佐。名曰清暑益气汤。"此外，李东垣还在原方基础上针对各种不同证型进行加减，使此方适用性更广。王氏清暑益气汤中，病机虚实夹杂，单补其虚，会助长湿热；单清湿热会使患者更虚。所以方中黄芪、人参、甘草补脾气，有保元汤之意；麦冬、五味子合人参养阴生津，有生脉散之意；黄芪配合当归补益气血，有当归补血汤之意。前面的药物以补元气为主而气血阴津俱补。苍术、白术、陈皮、青皮、泽泻燥湿除湿泻浊；黄柏清热泻火；升麻、葛根升阳解肌散火。共奏补虚除湿泻火之功。故此方也可不在暑季运用，凡有脾气虚弱，气阴亏耗，兼有湿热者，均可运用。

四、现代研究

王氏清暑益气汤，现代临床扩大了其使用范围，不仅能治疗夏季暑热炽盛、气津两伤证，还能治疗消化、呼吸、循环、神经系统等多方面的疾病，如治疗夏季热、夏季哮喘、中暑合并 MODS、小儿厌食症、慢性肾脏病、干燥综合征等[4]，临床症状只要符合阳热炽盛、气阴两亏的病机，皆可酌情加减使用，并不局限于夏季暑令当时或患暑热病证，是一首扶正祛邪、标本兼治的方剂。

现代研究发现清暑益气汤对于治疗一些心血管及血液病有效[5-6]，此类疾病经研究发现多与中医辨证的"虚劳""黄疸"有关，李东垣《脾胃论》清暑益气汤益气升阳、健脾化湿、养血和营法可有效缓解症状，改善预后。此外，李氏清暑益气汤亦可用于慢性疲劳综合征[7]、代谢综合征、癌症放化疗后等[8]。但目前国内对李氏清暑益气的研究仍相对较少，清暑益气汤的现代运用仍有很大探索空间。

（张 俭 禹 移）

参 考 文 献

[1] 黄英志. 叶天士医学全书[M]. 北京：中国中医药出版社，1999：602.
[2] 唐瑢，赵文景. 中医辨治不明原因发热 1 例[J]. 北京中医药，2021，40（1）：24-26.
[3] 吴文灏，伍建光. 国医大师伍炳彩教授运用东垣清暑益气汤验案 3 则[J]. 中医临床研究，2020，12（17）：131-133.
[4] 王新彦，刘桂荣. 王氏清暑益气汤现代临床应用研究综述[J]. 世界中西医结合杂志，2014，9（8）：89-91.
[5] 陈令媛，陈健一. 东垣学说治疗疑难血液病验案[J]. 环球中医药，2020，13（9）：1511-1514.
[6] 董稳. 清暑益气汤联合西药治疗冠心病心绞痛的疗效及炎症机制研究[J]. 光明中医，2020，35（2）：257-259.
[7] 苏春娟，范亚朋，邢文文，等. 李培运用清暑益气汤治疗慢性疲劳综合征经验[J]. 湖南中医杂志，2015，31（3）：25-26.
[8] 王浩中，段颖. 李氏清暑益气汤临床应用探微[J]. 辽宁中医杂志，2017，44（11）：2412-2413.

第十四节 开 窍 方

一、古 代 医 案

1. 古代医案一

暑风入肺，咳痰发热，四肢无力，微冷，气喘，神倦。恐邪犯心包，有慢脾惊搐之虑。拟进局方至宝丹，芳香逐暑，使喘缓神安，再商进和脾胃药。

又案：有汗出热缓，神识昏愦，邪热内闭，未得外越，易变痉厥。进芳香开闭，以逐秽邪，牛黄丸。

又方：生地、甘草、知母、淡竹叶、滑石、银花。

又方：人参、生草、知母、南枣肉、麦冬、茯神、广皮[1]。

2. 古代医案二

金，暑热结聚于里，三焦交阻，上则神呆不语，牙关不开；下则少腹气冲，小溲不利。邪结皆无形之热闭，渐有痉厥之状。昨大便既下，而现此象，岂是垢滞？议芳香宣窍，通解在里蕴热。

紫雪丹一钱五分，开水化匀三服[2]。

3. 古代医案三

从姊丈春月病感，夜使延予。予适以积瘵嗽血，兼冒风寒，谢不能往。比明，延者复至，知其病之亟也，强往视之。其脉浮而大，数而不急，头疼身疼，发热有汗，胁下疼甚且填胸膈，喘息不顺，小便短赤而热。前夕始病，夜已昏沉二次矣。出见医在客座，迎予问曰：病系何证？予曰：温证也。曰：吾固谓是温证，方已书，专待君来商。予曰：此虽温证，亦犹有其脉浮大而数极，是温病之脉，但数而不甚，其为病也，亦非潮高浪涌凶猛险恶之证。只头痛身疼，发热有汗，足以尽此病，符此脉矣，其胁下疼痛请症何来乎？夫胁下疼为少阳现证，此证一见。必兼见少阳弦细而长之脉。咽疼者，为少阴现证，此证一见，必兼见少阴沉细而短之脉。今此二脉不见，而胁下之疼，结而上攻，并胸膈而为之逆满：咽喉之痛，肿而内闭，并喘息而为之不顺，此非温之一证所能概也明矣。且此病脉不甚数，热必不甚，不应始病而即见昏沉：病才半日，邪未入腑，不应便少而兼见赤热。此皆可疑之处，不可以温病论，即不可以温病治之也。

曰：君以为何病？曰：此温病夹证也。痧之名不载于经，仲景谓之阴阳毒，世俗谓之痧瘴，亦曰瘴气，天地不正之邪气也。此病定是感温之时，兼感此气，以其气由鼻口入，咽喉先受其毒，故疼而且肿。胁下疼甚者，春令木旺，肝气用事，故邪气适合于肝气而结下胁下也。肝主疏泄，邪气乘之，其气横溢而上窜，故胸膈俱填，填甚则喘矣，且喘且瞑，肺气亦不下降，小便失其化源，故短而赤热也。神识之昏沉，亦是此病所致。若不急治此病，而但与清热解表，温与痧夹，岂能独退？即幸而退，而痧之为害，岂不更烈于温病哉？其杀人只在三四日之间，不可不早图也。医曰：是矣。

吾乡近有病温者，以温法治之多不愈，大都三四日死。噫！即此病乎？予曰：决是此病。以经考之，温非杀人之证，其两感者，犹能六日。夫病至两感，温热之极重者也。一日而病两经，至三日而六经俱病矣，脏腑不通，荣卫不行，昏不知人矣。而阳明一经气血俱盛，不能遽就枯灭，必再历三日，阳明气尽而后死。阳明一丝不尽，人犹未遽死也。病温而死于三四日之间，不兼痧瘴，何为害之疾速若此？医乃请予立方，予以清热解肌之药治其温，合入紫金丹，以治其痧，一剂而痧证解，再剂而温病退，三剂而脉静身凉，病全瘳矣[3]。

二、现代医案

患某，女，59岁，因"发热3日，加重伴咳嗽1日"于2014年2月1日入院。患者1

月 28 日下午出现发热，周身不适，次日高热不退，伴头痛，咳嗽，后至医院就诊，血常规：白细胞计数 3.26×10^9/L，中性粒细胞百分比 66.6%，红细胞计数 4.57×10^{12}/L。血小板计数 134×10^9/L。胸部 CT 提示双下肺多发感染。舌红，苔微黄腻，脉弦滑。西医考虑肺部感染、脓毒症，收入病房进一步诊治。中医辨证考虑风热犯肺，以祛湿解表为法，方选银翘散加减。入院完善相关检查提示甲型流感病毒及乙型流感病毒阳性，进一步检查确诊为人感染 H7N9 禽流感。经中西医治疗后患者仍持续高热，入院 3 日后病情加重，出现气促，烦躁，大便不通，并呼吸衰竭，予以呼吸机辅助通气。辨证考虑痰热阻肺，腑有热结，改以清热解毒、宣肺通腑为法，方选宣白承气汤及安宫牛黄丸等，并加以西洋参汤口服扶正。后期患者病情继续恶化，病转少阴，欲寐，呈现内闭外脱，伤阴亡阳之证，经用白通汤、四逆汤等中药配合西医治疗无效死亡。回顾患者病程，符合卫气营血及中医六经辨证的疾病传变特点，早期邪气炽盛，病情恶化，直至最终出现伤阴、亡阳的表现。结合病例，其病情发展规律，说明了岑老注重正邪相争，建议温热病后期加入伤阴、亡阳作为辨证纲领的必要性[4]。

三、古代研究

1. 开窍三宝之源流

开窍三宝是清心开窍法的代表方，包括安宫牛黄丸、紫雪丹、至宝丹。见于《温病条辨》上焦篇第 16 条"太阴温病，不可发汗，发汗而汗不出者，必发斑疹，汗出过多者，必神昏谵语……神昏谵语者，清宫汤主之，牛黄丸、紫雪丹、局方至宝丹亦主之"，第 17 条"邪入心包，舌蹇肢厥，牛黄丸主之，紫雪丹亦主之"。安宫牛黄丸有人认为来自万全《痘疹世医心法》牛黄丸（朱砂、牛黄、黄连、黄芩、栀子、郁金），但鞠通方较万全方在清热解毒基础上多出犀角、梅片、麝香、珍珠、雄黄、金箔衣六味芳香开窍药。紫雪丹《备急千金要方》名为紫雪，但吴氏方（滑石、石膏、寒水石、磁石、羚羊角、朴硝、硝石、辰砂、麝香、木香、犀角、沉香、丁香、升麻、玄参、甘草）较《备急千金要方》多滑石，少黄金。鞠通自注"从《本事方》去黄金"，但又较《本事方》多犀角、沉香。至宝丹前虽有"局方"二字，但组成仅有犀角、朱砂、琥珀、玳瑁、牛黄、麝香、安息香七味，较《太平惠民和剂局方》少了人参、南星、天竺黄、冰片、雄黄、金箔、银箔。可见《温病条辨》三宝，在吸取前人方精华的同时，亦作了合理的改动[5]。

2. 开窍三宝之病机

开窍三宝三方主治略同，各有所长，"安宫牛黄丸最凉，紫雪次之，至宝又次之"。"邪入心包"为温病中以神昏为主的病证。神昏是指意识不清，甚至完全丧失。三宝选用犀、羚、脑（冰片）、麝等咸寒苦辛、芳香清透灵异之品，能开心窍之闭，是中医学挽救生命的宝方，受到古今医家的重视。清末何廉臣说，三宝可治"邪热所蒸，痰湿所迷，瘀热所蔽，血毒所攻"的神昏，指出了三宝的作用机理。民国时期名医张锡纯《医学衷中参西录》中有用安宫牛黄丸治疗鼠疫、温病热闭心包成功的案例[5]。

3. 开窍三宝之应用

已故名医潘澄濂于此颇有心得，他分析了三方组成药物的异同：犀角、麝香三方均有之，西黄、朱砂、腰黄、冰片四药，至宝丹与安宫牛黄丸二方均用之，羚羊角仅紫雪丹用之，余二方未用。于是认为开窍的作用，至宝、安宫之力较胜，而平肝息风之功，则以紫雪为佳。如此分析比较，确能发微阐幽，醒人耳目[6]。

四、现代研究

对安宫牛黄丸的研究表明，安宫牛黄丸可降低脓毒症大鼠的血浆内毒素水平，其治疗脓毒症的作用与 AG490、RPM 等 JAK/STAT 信号通路抑制剂相似，可下调肺组织高迁移率族蛋白 B1（$HMGB1$）基因表达，降低肺组织髓过氧化物酶（MPO）活性，减轻腹腔感染所致的急性肺损伤[7]。

尤值得提出的是，开窍息风之类的急救方药，近年来在剂型改革方面有长足进展。如北京中医学院中药系安宫牛黄丸剂改专题研究小组研制的清开灵注射液和清开灵滴鼻液经临床观察，对由流行性乙型脑炎、流行性脑脊髓膜炎、重症肺炎等急性传染病所引起的高热、抽风、昏迷，以及上呼吸道感染等病所致的高热持续不退均具有较快和较好的疗效。有报道用清开灵治疗肝性脑病 58 例，结果治疗组治疗有效率为 81.3%，对照组为 71.4%，治疗组疗效优于对照组（$P<0.05$），上海中药一厂将安宫牛黄丸改制成醒脑静注射液，对抢救危重的昏迷患者，不仅提高了疗效，而且方便给药[7]。

（张　俭　禹　移）

参 考 文 献

[1] 黄英志. 叶天士医学全书[M]. 北京：中国中医药出版社，1999：606.

[2] 叶天士. 临证指南医案[M]. 宋白杨，校注. 北京：中国医药科技出版社，2011：143-144.

[3] 孔继菼. 孔氏医案[M]. 北京：中国中医药出版社，2014：137-138.

[4] 王进忠，杨荣源，钟世杰，等. 结合岑鹤龄温病思想浅析卫气营血辨证[J]. 中国中医急症，2017，（1）：77-79，90.

[5] 宋乃光. 《温病条辨》辛凉三剂、开窍三宝的组成与应用特点[J]. 江苏中医药，2008，（3）：1-3.

[6] 王英，盛增秀. 温病若干治法临床研究进展概况[J]. 中国中医药信息杂志，1998，（5）：16-18.

[7] 何淼，熊旭东. 脓毒症中医药研究进展[J]. 中国中医急症，2012，21（4）：608-609.

第十五节　滚痰丸方

一、古代医案

1. 古代医案一

西门张巷张仲若长媳怀妊六月，夏日多啖西瓜，至九月重九前寒热交作，未得畅汗，湿遏热郁，已服开泄芳香表散等剂并不见退，反谵语风动，痉厥胸闷，循衣摸床。

两旬后延先生诊治，脉左弦数右尺不应，舌苔掯黑润，面带青灰，语謇而不能抵齿，神情时迷，呼之目微张，顷又似睡，面色㿠白淡黄，稍有齿垢，先生曰：此邪热遏伏，痰浊蒙闭，内陷之象也。幸脉不沉细，有娠用药，殊形棘手，若因碍胎而不用，恐难保其生命。

方用皂荚子、制胆星、省头草、竺黄、川贝母、煅石决明、钩钩、郁金、藿梗、苏梗、荷蒂，另制胆星、石菖蒲、礞石、伽楠香，研末，服后下转矢气，胸膈顿宽，神情清楚，不似前日之似睡。苔亦稍化，略能分瞩家务。

明日加茅术、川朴、生熟薏米、鲜佩兰，而舌苔更化，惟仍潮而浮黑，更觉蔓延。先生以为湿松热欲外达，仍为湿遏之象也。再加重制茅术，佐以芳香泄化渗湿等品，渠翁亦知医，调理而愈[1]。

2. 古代医案二

季秋顾听泉邀孟英视康康候副转之恙，切其脉滑数，而右歇左促，且肝部间有雀啄，气口又兼解索，望其面宛如熏黄，头汗自出，呼吸粗促，似不接续，坐卧无须臾之宁，便溺涩滞，浑赤极臭，心下坚硬拒按，形若覆碗，观其舌色，边紫苔黄，殊不甚干燥。问其所苦，曰：口渴甜腻，不欲饮食，苟一合眼，即气升欲喘，烦躁不能自持，胸中懊恼，莫可言状。孟英曰：此由湿热误补，漫无出路，充斥三焦，气机为其阻塞而不流行，蔓延日久，津液为之凝滞而成痰饮，不啻人禽杂处，苗莠同畴，邪正混为一家。脉证多怪，皆属于痰，今胸痞如斯，略无痰吐，盖由痰能阻气，气不能运痰耳。宜温胆汤中加薤白、蒌仁，通其胸中之阳；又合小陷胸为治饮痞之圣法；参以栀、豉泄其久郁之热，以除懊恼；佐以兰草，涤其陈腐之气而醒脾胃。病者以为既系实证，何妨一泻而去之。连服大黄丸二次，承气汤半帖。孟英急止之曰：畏虚进补固非，欲速妄攻亦谬。盖湿蒸为热，灼液成痰，病非一朝一夕而成，治以上下分消为是，不比热邪传府，可一泻而愈也。越日下部果渐肿，孟英曰：攻痞太速之戒，古人不我欺也。与听泉商以前法加黄芩合泻心意，再配雪羹投之，痰果渐吐，痞亦日消，而自腹至足，以及茎囊，肿势日加。孟英谓：势已如此，难以遽消，但从三消设法，则自上而下，病必无虞。与听泉商用河间桂苓甘露饮意。次日痰中带血甚多。孟英曰：湿热熏蒸不已，自气及营矣。与听泉暨王子能参军，商以知、柏、生地、犀角、鳖甲、白芍、苡仁、贝母、石斛、茅根、麦冬、滑石、栀子、藕汁、童溺，投之而止。逾数日又吐，且肢冷自汗、心馁畏脱。孟英曰：血之复吐也，由于气分之邪以扰及也，欲清气道之邪，必先去其邪所依附之痰。初进滚痰丸三钱，得下泄气一次。副转云：四十日来未有之通畅也。连投数日，始解胶痰黑矢多遍，而小溲亦渐清长，苔色亦退，寝食遂安[2]。

二、现代医案

1. 现代医案一

崔某，男，60岁，2013年11月2日因"反复咳嗽咯痰20年，复发加重伴胸闷气紧3

日"入院，既往有支气管哮喘病史，长期吸入硫酸沙丁胺醇和沙美特罗替卡松治疗。入院症见：精神差，喉哮鸣，端坐呼吸，气促，咳嗽，咯少量白色泡沫痰，头晕，胸闷气紧，无恶寒发热、潮热盗汗等，入睡困难，食量少，食已即满，大便干结，小便正常。查体：口唇紫绀，桶状胸，双肺呼吸音低，未闻及明显哮鸣音及湿啰音，心率 127 次/分，双下肢无水肿。辅助检查：血气分析：SaO_2 91%，PaO_2 8.4kPa，$PaCO_2$ 9.4kPa。血常规：无异常。CRP：76mg/L。生化检查大致正常。胸部 CT：慢性支气管炎轻度肺气肿征象，左肺上叶舌段及左肺下叶内前基底段支气管扩张伴双肺感染。

一诊：中医：哮喘——痰浊壅肺，气逆咳喘。诊断：①支气管哮喘急性发作，②慢性支气管炎肺气肿，③支气管扩张伴感染。治疗上予以复方氯化钠补液稀释痰液，哌拉西林舒巴坦钠抗感染，多索茶碱解痉平喘，盐酸氨溴索止咳化痰，甲泼尼龙抗炎，奥美拉唑保护胃黏膜，布地奈德、特布他林减少气道高反应性。中医予以射干麻黄汤加减，具体方药：山楂 15g，建曲 15g，稻芽 20g，麦芽 20g，鸡内金 15g，豆蔻 15g，射干 15g，麻黄 15g，款冬花 15g，半夏 15g，大枣 15g，细辛 6g，甘草 10g。3 剂，水煎服，日 1 剂。

二诊（2013 年 11 月 5 日）：患者感喘促好转，但仍能感觉动辄喘促、夜间症状加剧，咯痰不爽，咯少量白色泡沫痰，腹胀，食已即满，大便 3 日未解。查双肺闻及散在哮鸣及双肺底闻及细湿啰音，舌淡红，苔白腻，脉滑。西医治疗方案不变，中医予以射干麻黄汤加礞石滚痰丸加减，具体方药如下：青礞石 20g，大黄 15g，黄芩 15g，沉香 20g，大枣 20g，射干 15g，麻黄 15g，细辛 6g，半夏 15g，紫菀 15g，款冬花 15g，五味子 10g。3 剂，水煎服，日 1 剂。

三诊（2013 年 11 月 8 日）：服上方后咯出大量黑色老痰，约 200g，咯出痰后自觉呼吸舒畅，喘促减轻，夜间未再发作。食欲增加，无腹胀、嗳气等，大便日 1 次，便质偏稀，双肺闻及少量哮鸣，好转出院，继服上方 3 剂后予参苓白术散收功。

按　初诊辨证为寒饮，予射干麻黄汤外散风寒，内解伏痰，因患者食已即满，加入消食积之麦芽等。服药后虽咳嗽咯痰稍有缓解，但排痰仍困难，喘促缓解不明显，仍感腹胀。思腹胀为痰饮伏于胃肠，阻滞中焦气机，故辨证为痰浊壅肺，气逆咳喘，予射干麻黄汤加礞石滚痰丸化痰平喘。肺为储痰之器，脾为生痰之源。急性期以痰液引流、导痰外出为主，后期痰喘得解后仍需培土生金，健脾以绝痰源[3]。

2. 现代医案二

患者，男，75 岁，既往有高血压、糖尿病、心房纤颤、反流性食管炎病史。

2015 年 8 月 17 日因"脑梗死急性期，反复肺部感染 1 个月"就诊。刻下：神志不清，呼之无反应，右侧肢体不能活动，左侧肢体不自主运动，时有咳嗽喘憋，喉中痰鸣、痰多、黄白相间、需间断吸痰，尿黄，鼻饲营养液，便稀、日行 10 余次，舌暗红，苔白腻，脉弦滑结代。查体：醒状昏迷，双肺痰鸣音，神经系统检查不配合。血常规示：白细胞计数 $12.86×10^9$/L，中性粒细胞百分比 87.1%。胸片提示双侧肺炎。西医诊断：脑梗死恢复期，双侧肺炎。予血栓通静脉滴注活血化瘀，拉氧头孢静脉滴注抗感染。饮食由鼻饲营养液改为普通饮食打碎鼻饲。中医诊断：中风（中脏腑），证属痰热蒙窍；喘证，证属痰热壅肺。治法：逐痰开窍，清热化痰。方以礞石滚痰丸合清金化痰汤加减：煅青礞石（先煎）30g，黄芩 9g，酒大黄 9g，沉香曲 3g，陈皮 9g，清半夏 9g，枳壳 9g，石菖蒲 9g，胆南星 6g，瓜蒌 30g，甘草 6g，桑白皮 9g，苦杏仁 9g，桔梗 9g，山药 20g，白扁豆 15g。每日 1 剂，水煎服，每日 2 次，7 剂。

2015 年 8 月 24 日二诊：患者对声音有反应，咳嗽、咳痰明显减轻，大便偏稀，每日 3～5 次。复查血常规示：白细胞计数 9.52×10⁹/L，中性粒细胞百分比 77.2%。守方继服 14 剂。

2015 年 9 月 7 日三诊：患者对声音刺激有转头、眨眼、呻吟反应，无明显咳嗽、咳痰，大便每日 1 次、成形，舌淡红，苔薄白，脉沉细结代。查体：双肺未闻及干湿啰音。血常规示：白细胞计数 8.2×10⁹/L，中性粒细胞百分比 67.4%。胸片示：双侧肺炎明显吸收[4]。

3. 现代医案三

患者，女，94 岁，有高血压、冠心病、脑梗死病史。

2014 年 12 月 29 日因"咳嗽伴发热 3 日"就诊。1 个月前突然出现明显记忆减退、烦躁、抑郁，伴食欲不振、大便干燥，被外院诊断为"老年痴呆、老年性精神障碍——焦虑抑郁状态"。刻下：咳嗽，咯黏痰、色白不易咳出，发热，记忆力减退，烦躁不安，不能离开亲人，尿黄，便干、隔日 1 次，舌淡暗，苔白垢腻，脉弦滑。查体：体温 37.6℃，双肺呼吸音粗，可闻少许痰鸣音。血常规示：白细胞计数 8.13×10⁹/L，中性粒细胞百分比 85.4%。胸片提示支气管炎。西医诊断：急性支气管炎，予头孢西丁静脉滴注抗感染。中医诊断：咳嗽，证属痰热蕴肺；痴呆，证属痰浊蒙窍。治法：逐痰开窍，清热化痰。方以礞石滚痰丸合麻杏石甘汤加减：煅青礞石（先煎）15g，黄芩 12g，生大黄（后下）9g，沉香曲 3g，麻黄 6g，苦杏仁 9g，生石膏（先煎）30g，甘草 6g，陈皮 9g，清半夏 9g，枳实 9g，竹茹 9g，紫苏子 15g，蛤壳（先煎）30g，胆南星 6g，地龙 6g，石菖蒲 9g。每日 1 剂，水煎服，每日 2 次，3 剂。

2015 年 1 月 1 日二诊：复查体温 36.6℃，咳嗽、咳痰减轻，大便偏稀，日行 4 次。前方生大黄改为酒大黄 9g，守方继服 3 剂。

2015 年 1 月 4 日三诊：复查血常规示：白细胞计数 5.75×10⁹/L，中性粒细胞百分比 63.1%，守方继服 4 剂。

2015 年 1 月 8 日四诊：偶咳，痰少色白，情绪稳定，无烦躁，记忆较前略清晰，大便每日 1 次，舌暗红、少津液，苔薄白，脉沉滑，改以养阴清肺汤合朱砂安神丸加减调理 12 剂。

2015 年 1 月 20 日五诊：好转出院，改以同仁牛黄清心丸、朱砂安神丸、加味保和丸交替使用善后[4]。

4. 现代医案四

患者，女，79 岁，因"纳差 5 日，伴意识不清 2 日"入院。

患者平素口干、多饮，5 日前无明显诱因出现纳差，伴恶心呕吐，当时患者及家属未予重视及诊治。2 日前症状较前加重，伴发热，到当地医院住院治疗完善检查考虑"糖尿病酮症酸中毒"，深大呼吸，意识欠清，予抗感染、补液及降糖治疗后患者症状稍改善，当地医生建议转上级医院继续治疗。昨日至我院急诊时已意识不清，伴发热，无呕吐胃内容物，血气提示呼吸性酸中毒合并代谢性酸中毒，酮体阳性，急查头胸腹 CT 未见脑卒中改变，未见明显感染灶；收治我院留观病区，留观期间，患者意识不清进一步加重，考虑病情危重，遂拟"昏迷查因"入院。

入院症见：患者深昏迷，深大呼吸，发热，无寒战，无肢体抽搐，无呕吐胃内容物，无口唇紫绀，前胸及腹部可见散在大片状风团，压之可褪色，大便可，小便量可。留置尿管、胃管固定在位，胃管可引流出咖啡色胃内容物。

既往高血压10余年，血压控制不详，未规律服用降压药。家属代诉2008年脑卒中病史，无言语不利、肢体偏瘫等后遗症，生活可自理。多年前曾行阑尾切除术。否认既往糖尿病病史。否认冠心病、肾病等其他内科病；否认肺结核、肝炎等传染病病史。否认重大外伤、其他手术史及输血史。

西医诊断：糖尿病伴有酮症酸中毒，脓毒症，应激性溃疡，高血压3级（很高危组），腔隙性脑梗死，冠状动脉粥样硬化。中医诊断：消渴厥（气虚痰结证）。

治疗上，西医方面，予降糖、消酮、补液、抗感染、护胃等对症处理。中医方面，以益气利湿化痰为法，入院暂禁食。

3日后患者体温仍有反复，评估患者消化道情况后开放饮食，中药予礞石滚痰丸并肾气丸加减，益气化痰，清热开窍。处方：陈皮15g，法半夏15g，熟地黄15g，泽泻9g，茯苓15g，山药9g，黄芪20g，枳壳15g，甘草6g，木香3g，黄芩10g，防风10g。共3剂。

服药后患者热势退，无反复，神志呈浅昏迷，予滋阴潜阳，益气清窍之品续服。患者酮体转阴，转至内分泌科治疗。

三、古代研究

1. 滚痰丸之源流

礞石滚痰丸（以下简称滚痰丸）出自王珪《泰定养生主论》，原称"滚痰丸"，与《普济方》等书的另几种"滚痰丸"相别，故冠以"礞石"两字。此方经王氏躬身实践，效验灵异；因恐世人擅自增删，尝秘方不宣；后撰口诀传世，兼述其主治；是治疗老痰怪证之名方。本方自问世以来受到历代医家的重视，经《玉机微义》卷4首次转引后，先后被《丹溪心法附余》《景岳全书》《医宗金鉴》《医碥》《仁斋直指方论》《金匮翼》《医方集解》《时方妙用》等众医书引述。直至今日，仍是《药典》收录之方[5]。

2. 滚痰丸之病机

王珪的《痰证论》云："髓、脑、涕、唾、精、津、气、血、液，同出一源，而随机感应，故凝之则为败痰。"柳亚平[5]根据礞石滚痰丸原方的主治证候，将该方的方证病机概括为壅、闭、窜、乱四字：壅，即"痰涎壅塞"；闭，即"气机闭阻"；窜，即"痰气走窜"；乱，即"神情错乱"。指出临床凡以痰热为中心的病机涉及"壅、闭、窜、乱"的病证，都可使用该方。另因此，本方可用于"实热老痰结核异证"（《中国医学大辞典》）及"顽痰怪病"（《汤头歌诀》）。现代临床报道广泛应用于外感痰热实证及七情痰火所引起的脏腑失调、气机逆乱等证，归纳出此方运用所涉病证涉及现代神经精神、消化及呼吸系统、耳鼻喉科、感染性疾病，临床表现以神志改变为主，常伴有便秘、发热、语言障碍等症，提示该方的临床使用指征为神志异常与大便秘结[2]。临床多以舌苔厚腻、大便秘结、脉滑数有力为其依据，但实际应用也不必拘泥。甚至酒大黄改为生大黄峻下攻逐，予邪出路，祛邪开窍。当然，本方毕竟为逐邪方，老年及体虚患者需用此方时应同时用山药、白扁豆、莲子肉等健脾补肾、渗湿止泻之品攻补兼施，防止攻伐伤正[6]。

3. 滚痰丸之方解

原书记载原方为大黄（酒蒸）、黄芩（酒洗）各 240g，礞石（煅制）30g，沉香 15g，研细末，水泛为丸如梧子大。服用方法：每服四五十丸，量虚实加减，清茶、温水服下，临卧食后服，服后静卧，勿进食进水。但也有的认为，若病人日间病情危重，可在日间服用本方，不必拘泥，但服后需静卧半日，勿再进食水，勿坐行言语，直候药丸除逐上焦痰滞，恶物过膈入腹，然后动作，方能中病[3]；也有的提出用热水（30~50ml）送服药丸，然后上床静卧，避免剧烈运动，使药力缓行，以寻痰邪致病之源，不宜大量饮水，否则药随水下，则不能荡涤胃肠、胸膈及经络间之痰涎[6]。据王珏经验，服滚痰丸见效者，次日当下溏粪黏涎，泄泻三五次不为怪，只须减量即可。病势顿减者将感觉五脏清宁，百骸安静，梦境转佳，心情愉悦。另外，服药后若咽喉涩塞，或稍觉腹痛腰紧、里急后重，不必紧张，这是药病相攻之故，忍耐片刻即好；泻后疲倦是暂时的。此药不会洞泄刮肠，也不妨碍次日饮食汤药。

黄芩能清理胃中无形之气，大黄能涤荡胃中有形之质。然痰之为质，虽滑而黏，善栖泊于肠胃曲折之处，而为巢穴，不肯顺流而下，仍得缘涯而升，故称老痰。二黄以滋润之品，只能直行而泄，欲使委曲而导之，非其所长也，故选金石以佐之。礞石之燥，可以除其湿之本，而其性之悍，可以迅扫其曲折依伏之处，使秽浊不得腻滞而少留，此滚痰之所由名乎。又虑夫关门不开，仍得为老痰之窠臼，沉香禀北方之色，能纳气归肾，又能疏通肠胃之滞，肾气流通，则水垢不留，而痰不再作，且使礞石不黏着于肠，二黄不伤及于胃，一举而三善备，所以功效若神也[7]。

四、现代研究

何帆等选取江西中医药大学附属医院就诊的 120 例符合纳入标准的门诊或住院部 AECOPD 患者采用随机分配的方法分为治疗组和对照组各 60 例，两组均予以常规基础治疗，对照组予以礞石滚痰丸加减方，治疗组在对照组的基础上予以毫针针刺疗法，每日 1 次，疗程 2 周。2 周后评价两组患者临床疗效，检测肺功能，采用酶联免疫法测定患者血清及呼气冷凝液中 IL-6、IL-1β 及 TNF-α 水平。结果 2 周后临床有效率治疗组为 91.7%，对照组为 85%，治疗组高于对照组（$P<0.05$）。与治疗前比较，两组治疗后第 1 秒用力呼气容积（FEV_1）、用力肺活量（FVC）、FEV_1 占预计值百分比（FEV_1%）均增大（$P<0.05$）；与对照组治疗后比较，治疗组 FEV_1、FVC、FEV_1% 增加更明显（$P<0.05$）。两组 AECOPD 患者治疗后 IL-6、IL-1β 及 TNF-α 水平较治疗前显著下降（$P<0.05$）；与对照组治疗后比较，治疗组 IL-6、IL-1β 及 TNF-α 下降更明显（$P<0.05$）。礞石滚痰丸联合针刺可以降低 AECOPD 患者血清及呼出气冷凝液（EBC）中 IL-6、IL-1β 及 TNF-α 水平，对 AECOPD 具

有一定的抗炎作用，能够提升肺功能，提高临床疗效[8]。

（张　俭　禹　移）

参 考 文 献

[1] 裘吉生. 三三医书[M]. 杭州：三三医社，1924：34-35.

[2] 盛增秀. 王孟英医学全书[M]. 北京：中国中医药出版社，1999：278-279.

[3] 谢凌云，候维维，金伟，等. 礞石滚痰丸合射干麻黄汤的痰液引流理论初探[J]. 内蒙古中医药，2015，34（6）：45.

[4] 汎艳莉. 滚痰丸临床治验二则[J]. 中国中医药信息杂志，2017，24（1）：116-118.

[5] 柳亚平. 礞石滚痰丸方证探讨[J]. 中国中医基础医学杂志，2011，17（6）：642-643.

[6] 钱梦，王玲玲，谢鸣. 礞石滚痰丸的临床运用[J]. 天津中医药大学学报，2018，22（4）：48-50.

[7] 马宏. 礞石滚痰丸服法浅探[J]. 中国中医急症，2007，16（1）：110-111.

[8] 何帆，吴江峰，何兴伟，等. 礞石滚痰丸加减联合毫针针刺对 AECOPD 患者血清及呼出气冷凝液中 IL-6、IL-1β 及 TNF-α 的影响[J]. 江西医药，2019，54（7）：739-743.

第四章 失治误治

第一节 温病误治之阴液不足误用温阳温燥之品

一、古代医案

金禄卿室，沈裕昆之少女也。患温，听泉连进轻清凉解，而病不减。气逆无寐，咳吐黏痰，舌绛咽干，耳聋谵语，旬日外，始延孟英诊焉，曰：体瘦脉细数，尺中更乱，竟是阴气先伤，阴气独发，所谓"伤寒偏死下虚人"。譬之火患将临，既无池井，缸贮又空，纵竭心力，曷能有济？再四研诘，乃知发病前一日，徒然带下如崩，是真液早经漏泄矣。否则药治未讹，胡忽燎原益炽？痉厥之变，不须旋踵。禄卿坚垦勉图。孟英以西洋参、生地、二冬、二至、元参、犀角、黄连、鸡子黄、知母为方，另用石斛、龟板、鳖甲各四两，左牡蛎一斤，煮汤代水煎药，顾听泉又加阿胶，且云：我侪用此育阴镇阳，充液熄风大剂，焉能津枯风动，痉厥陡生乎？服二剂，果不能减，后感旁言，而祷签药，附、桂、干姜，罔知顾忌，径至四肢拘挛而逝。是误药速增其毙而增其惨也。继而裕昆患湿温，亦犯重暍而亡[1]。

二、医案简析

此案中温病初起时用轻清凉解而不愈，后王孟英医家追溯病史、四诊合参，考虑为阴液不足的温病，改用育阴镇阳、充液息风的方剂治疗，服用两次后治疗效果未见，家属便擅自改服附子、肉桂、干姜等温阳温燥的药物，导致患者阴液耗损、津枯风动而至痉厥，导致患者"四肢拘挛而逝"。

三、启 发

古而有之："留得一分津液，便有一分生机。"此案正是提示针对本是阴液耗损的温病，却操之过急，乱用温燥之法，最后适得其反，甚至危及生命。一般认为，温病由温热毒邪侵入人体，在卫气营血的不同阶段表现着不同的证候，但其中发热是最基本、最主要的临床症状，所以，无论病机如何上下演化，必然最后导致津液耗损、阳盛阴伤的转归[2]。同古代医家叶天士所言："热病必消灼真阴""热邪不燥胃津，必耗肾液"等。热邪消灼、耗血动血、亡阴失水，正是这类温病的特点。

至于温病养阴保津之法，从古至今，从《黄帝内经》的"实其阴以补其不足"，到《温病条辨》的"处处以固护阴津为要"，各医家的研究脚步从未停止，且一直在推陈出新。目前，有研究总结了养阴保津法在温病各阶段中的运用[3]：①邪在卫分：温邪上受，首先犯肺，由于肺主气属卫，即疾病初起见肺卫表证时，病人表现出发热，微恶风寒，头痛，无汗或少汗，咳嗽，口微渴，舌苔薄白，舌边尖红赤，脉浮数等症，宜辛凉解表兼以养阴护津，在解表的基础上，临床上常使用北沙参、南沙参、百合、生地、麦门冬、天门冬、芦根、玄参、天花粉、玉竹与淡豆豉、薄荷等配伍以养阴透邪、透风于热外。②邪在气分：温邪在表不解则进一步传入气分，这时是邪正交争最激烈的阶段，也是病情转归的重要时刻。此时里热熏蒸，外灼肌腠，内炽脏腑，津伤较重，所伤多为中焦胃中之津，临床常有大汗、大渴、大热、脉洪大、尿少、尿赤等一系列里热炽盛、蒸迫津液的证候，治疗上当急投辛凉重剂白虎汤，以直折热势：清热即是保津。临床上可酌加玄参、麦冬、石斛、芦根、天花粉等甘寒之品，增强退热之功的同时还能汗出有源。若气分热盛，气阴两伤，可用白虎加人参汤，既清热，又补气生津。③邪在营分：邪在气分失治、误治则深入营血，劫灼营阴，此为疾病的危重阶段，可出现身热夜甚，口干反不甚渴饮，心烦不寐，时有谵语，斑疹隐隐，舌质红绛等症。当治以清热凉营解毒，并配合甘寒生津益阴之品，临床上一般在辨证论治的基础上佐加金银花、连翘、天花粉、竹叶等透营转气之品，使之向气分证转化，以达到清退营热的目的。④邪在血分：这已是急危重症，邪少虚多，形体或脏腑发生器质性损伤，每伴有昏、痉、厥、脱之变[4]，症状可见身热灼手，躁扰不安，甚或神昏谵狂，吐血、衄血、便血、尿血，斑疹密布，舌质红绛。治宜凉血散血、救阴增液，急以生脉散益气敛阴。为体现"养阴托邪"之功，亦即养阴以助透邪，药用生地黄、牡丹皮、赤芍等。此举除生津养液外，也能增水行血，充养脉络，滋养脏腑组织以恢复各脏腑功能之用。⑤温病后期：邪热已退，一般以阴液耗伤为主要病理表现，且阴液的耗损程度与疾病的发展、预后密切相关，当以救阴为当务之急。其主症可为身热面赤，口干舌燥，甚则齿黑，手指但觉蠕动，"热深厥甚，脉细促，心中憺憺大动"等。在治疗上一般可以分为甘寒养阴和咸寒养阴两种[5]。若热退而肺胃阴伤时，运用甘寒养阴，如沙参麦冬汤甘寒救其津液；若阳明邪热不去，阴液耗伤过甚，肝肾阴虚时，急需咸寒滋肾补阴，吴瑭认为"以滋阴为品，为退热之用"，用咸寒之品滋阴潜阳，以助息风之力，代表方如三甲复脉汤等。

而在现代医学研究中，脓毒症作为危重病患者最主要的死亡原因之一，因其与"温病"一样以发热为主要临床表现，故临床上多归入"外感发热"，常以"温病"理论论治[6]。有关脓毒症的现代证候、病机：一般认为，脓毒症具有"热""痰""瘀""虚"四个基本证候特征，并认为：在患者早期正盛邪更实，以实证表现为主，随着病情不断深入发展，病变表现为虚实夹杂的复杂证候，晚期则气血两败，邪退正已衰[7]。主要病机是正虚毒损、络脉瘀滞。也有研究表明：脓毒症患者在外邪的打击下，多表现为正虚邪实的虚实夹杂状态。脓毒症的疾病过程中会出现高热阶段，必然耗伤正气，热盛亦可耗伤阴津，日久气阴两伤[8]。不难看出，在脓毒症发生发展过程中，与温病各阶段的发展相似，特别是在后期严重脓毒症——感染性休克、MODS 时，更与温病五死证相似相关[6]。有研究将严重脓毒症致 MODS 与温病五死证进行了一一对比分析：①肺之化源绝，为脓毒症并发呼吸衰竭。

病机上表现为"温邪上受，首先犯肺"，脓毒症患者多因外感"毒邪、温邪"，邪从"口鼻而入"，肺脏受累，"肺主一身之气"的功能严重受损，同时耗伤肺阴，阴伤阳气，又导致气脱阳虚无以化阴，即为"肺之化源绝者"。症状表现上的"温病大忌喘促，恐化源绝也"常表现为呼吸窘迫、喘息、鼻翼扇动，口唇青紫，甚则出现咯吐粉红色血水、脉七八至、面反黑，这正与脓毒症所致急性呼吸衰竭、急性呼吸窘迫综合征的常见临床症状相类似。中药治疗上，因温邪过盛，煎灼肺阴，且邪在上焦，可用犀角地黄汤合银翘散主之；若急救肺阴还可以应用百合固金汤，该方金水相生，又兼养血。②心神内闭，内闭外脱者死，为脓毒症脑病或脓毒症休克。病机为心神内闭，对应脓毒症脑病的中枢神经异常，或中枢神经系统感染，或继发代谢性中枢神经系统表现，与脓毒症脑病类似；内闭外脱病机则对应脓毒症休克。"心神内闭"临床表现上因温邪逆传，内闭心包，出现神昏、谵妄、烦躁等神经症状，这与脓毒症时机体产生大量细胞因子，干扰脑细胞能量代谢、造成脑血管内皮损伤，导致微血管血栓形成，毛细血管通透性增加，引起脑细胞缺氧、氨基酸和神经递质异常所导致的脓毒症脑病表现相一致；中药治疗一般如吴鞠通所提："邪入心包，舌謇肢厥，牛黄丸主之，紫雪丹亦主之"或"神昏谵语者，清宫汤主之"，临床上多用牛黄丸、紫雪丹、局方至宝丹加减治之。"内闭外脱"可称厥脱证，对应脓毒症休克，临床表现一般为四肢厥逆，冷汗淋漓，脉微欲绝等症。中药治疗上，若为热厥证，可用白虎汤主之，若为喘脱之证，阴随阳泄，有阴阳欲脱之象，可用生脉散主之，若是阳脱甚者，可急煎参附汤送服以益气回阳固脱。③阳明大实，土克水，为脓毒症并发胃肠功能障碍。病机为温邪之热与阳明之热相搏，便见阳明大实证；临床症见高热不退、烦躁不宁、大便燥结或热结旁流等，其常为脓毒症合并胃肠功能障碍的常见临床表现；中药治疗上，阳明经热、腑实，热盛伤津，阴液大亏，应急用白虎或承气汤类主之。因脓毒症胃肠功能障碍表现机制复杂，若合并大便不通者，可参照方药：新加黄龙汤用于正虚不能运药者；宣白承气汤用于喘促不宁，痰涎壅滞，右寸实大，肺气不降者；导赤承气汤用于小便赤痛，时烦渴甚而不大便者；牛黄承气汤用于邪闭心包，神昏舌短，内窍不通，饮不解渴者；增液承气汤用于津液不足，无水舟停者。若无大便秘结，而阳明有余，少阴不足，则可予玉女煎加减治之。④脾郁发黄，黄极则诸窍为闭，秽浊塞窍则类似为脓毒症肝功能衰竭的病机。临床上患者脾气郁而不舒，再合内湿蕴毒邪而化热，主要表现为黄疸，合并急性、亚急性肝功能损伤甚至衰竭，可伴腹胀、腹水、小便不利、心满气急、神志昏蒙等症。中药治疗同样要辨证而治：脾郁发黄者，需立即祛除湿热毒邪，并调补中焦气机，升清降浊，开闭通利三焦，方选茵陈蒿汤合柴胡类方；湿热并重者，则甘露消毒饮主之；湿重于热者，应予以三仁汤化裁。⑤而热邪深入，消烁精液而涸，则类似脓毒症合并肾功能衰竭。病机为温邪或毒邪深入下焦，肾液被灼，甚则真阴枯涸，元气衰败；临床可见肌肤干燥，少尿或无尿，咽干口燥，精神萎靡，或神志迷糊，循衣摸床，撮空理线，身形羸瘦，舌质干枯而绛，脉象沉细而数，可为脓毒症肾衰竭表现。治疗上需以填阴补髓为大法，急用大定风珠或三甲复脉汤加减煎服治之。

另外，现代医学中有关脓毒症的重要治疗原则——"液体复苏"，也正与温病治疗中"养阴保津"有异曲同工之妙。目前众多现代研究表明，使用中医各类养阴法可改善脓毒症患者各器官功能障碍：有学者证明使用养阴解毒通络方治疗脓毒症合并胃肠功能障碍患者，能够有效地改善胃肠功能，降低炎症反应，延缓病情发展，降低 MODS 发生率；补气养阴活血中药能减轻脓毒症所导致急性肺损伤，改善患者病情及缩短 ICU 住院时间；同时也能改善脓毒症导致的急性肾损伤[9-11]。更有甚者，脓毒症患者在常规治疗基础上加用补气养阴活血中药治疗，可以明显改善患者凝血功能指标（如 PLT、APTT、TT、PT、FIB、D-二聚体等），同时使血管内皮损伤指标（如血管性假血友病因子 vWF、血栓调节蛋白 TM 等）显著下降，且在治疗第 7 日实验组 APACHE II 评分较对照组降低更为明显；另外，养阴清热方对于脓毒症患者在促进特异性免疫系统恢复的同时，也能下调非特异性炎症反应，具有双向免疫调理作用，减轻或抑制全身炎症反应、保护各器官系统功能，改善患者预后[12-13]。

（郑伯俊）

参 考 文 献

[1] 盛增秀. 王孟英医学全书[M]. 北京：中国中医药出版社，1999：293.

[2] 韩贵清. 从"留得一分津液，便有一分生机"探温病存津液的临床意义[J]. 陕西中医学院学报，1982，（2）：23-25.

[3] 徐由立. 浅谈养阴法在温病各阶段中的运用[J]. 云南中医中药杂志，2014，35（10）：108-110.

[4] 田文熙，刘涛. 试论养阴生津法在温病治疗中的运用规律[J]. 天津中医药，2010，27（1）：39-40.

[5] 冯贤荣，杨宇. 浅谈温病清泄滋阴[J]. 浙江中医药大学学报，2011，35（4）：481-482.

[6] 李际强，李俊. 试论严重脓毒症与温病五死证的相关性及临床意义[J]. 辽宁中医杂志，2015，42（7）：1234-1236.

[7] 刘清泉，赵红芳. 对脓毒症状特点及证候特征的研究[J]. 中国中医药现代远程教育，2010，8（17）：201-202.

[8] 张俭，孔祥照. 脓毒症中医证候分型规律的探讨[J]. 新中医，2013，45（3）：38-40.

[9] 刘俊香，付磊磊，任金敏，等. 养阴解毒通络方辅助治疗对脓毒症胃肠功能障碍患者肠黏膜屏障、炎性指标的影响[J]. 中国中医急症，2021，30（1）：146-148.

[10] 彭志允，彭环庆，林辉文，等. 补气养阴活血法对脓毒症患者急性肺损伤的影响[J]. 辽宁中医药大学学报，2014，16（12）：168-170.

[11] 李涛，冯爱桥，刘一卓. 补气养阴活血方治疗脓毒症所致急性肾损伤 19 例[J]. 河南中医，2015，35（12）：3013-3015.

[12] 彭志允，彭环庆，黄凯庭，等. 补气养阴活血法治疗脓毒症凝血功能障碍疗效及机制研究[J]. 福建中医药，2016，47（2）：7-9.

[13] 曾凡鹏，陈锦河，陈冬莲. 养阴清热方对严重脓毒症患者免疫功能及预后的影响[J]. 中国临床研究，2014，27（1）：16-18.

第二节 温病误治之误用汗法

一、古 代 医 案

伤寒温热之病，初起皆宜汗。其不可汗者，惟风温、湿温一二证而已，否则亡血虚家之属。若其人方壮盛，证宜外散，乌有不可汗者？然予尝见两证，竟不容以汗剂解，非其人之不可汗，证之不宜汗也。汗之而致变，不如无汗，生死之关，惟其慎而已矣。

其一为本族之女，年十九矣。病温十余日，烦躁不宁，大渴引饮，两颐俱肿，脉数甚。予以重剂白虎汤愈之。愈后，惟两颐不消，欲用荆防败毒散。予曰：不如外敷，即用药亦不宜升散之品。其父知医，竟与服，未几，咽喉肿痛，饮食不下，连用清降之品，卒至脓溃乃瘳。其一为姻亲之女，年十四五。病温五六日，便溺不觉，昏不知人，脉数甚，亦两颐俱肿。予以清热凉膈之药治之，五日乃醒。醒后进诊，腕皮尽干，绽裂翕张，寸寸欲脱。问之，盖周身之皮已尽死矣，其两颐之肿亦未消。月余，脓溃而愈。

亲友谓予曰：此证皮死而人存，足征药之为功。然当时何不早为之计，俾表里两解，无损其皮，天下其有证可治而皮不可全者？予曰：诚然，然使其皮可全，此证之愈已久矣。准未药之先，表气过实，皮间从不透汗。既药之后，两颐俱肿，表剂又不可服。是以热毒外蒸，皮皆枯裂，剥床以肤，救之无术。今皮已尽脱，人无余患，是即不幸中之幸，未足追悔也。设使当时强用表药，表解汗透，当不至是。然恐皮则可存，人将难言矣，何也？两颐之内，逼近咽喉，表药升散，势必上窜。谅此呼吸有限之地，左右夹肿，隙已无多，重以，聚者益聚，结者益结，内攻外胀，堵绝气道也诸经之邪热，随表药而升腾齐上，道狭在所必经，气同易于合势，顷刻之间，聚者益聚，结者益结，内攻外胀，堵绝气道也[1]。

二、医案简析

以上有两案，其一讲患者患温病用白虎汤初步治愈后，因两颐不消，其父用荆防败毒散升散解表，结果咽喉肿痛，饮食不下，直至死亡；其二述用清热凉膈之药初步改善患者的温病症状后，仍两颐俱肿，且"周身之皮已尽死"，但不用发汗升散解表之品，1个月后患者痊愈。两案都是为了说明在温病中温热时毒并发颐症时，不可轻用汗剂的原因，因为双腮肿大、色不甚红，表明病邪在里，若解表透汗，皮肤可恢复正常，但病邪反而难出而易于闭塞咽路，患者随时可能因此丧命。

三、启 发

温病中何时使用汗剂汗法，其实一直是一个颇具争议、值得研究的问题。从此案中也可以看出，因温病一般具有以发热为主，热象偏重，易化燥伤阴等特点[2]，轻用汗法可能会导致严重的后果，故汗法在温病中的运用的技巧、时机也是众多医家关注的问题。

提及各医家对温病汗法的看法及研究，首先最受公认的便是汗法可用于温病的最初阶段；正如叶天士所提各阶段治病原则："在卫汗之可也，到气才可清气，入营犹可透热转气……直须凉血散血。"其中即述：在温病的初期阶段，为温邪外袭，正邪抗争之肺卫失宣证。若能尽早祛除病邪，可使外袭肌表之病邪随汗而解，减少并发症的发生，阻止病变的进一步发展。"在卫汗之可也"是治疗温病极其重要的环节[3]。同时另有医家认为：温病汗法是指通过开泻腠理、调畅营卫、宣发肺气等作用，使在表的外感六淫之邪随汗而解的一类治法。汗法不以汗出为目的，而是通过出汗，使腠理开，营卫和，肺气畅，血脉通，从而能祛邪外出，正气调和。所以汗法除了主要治疗外感六淫之邪所致的表证外，凡是腠理闭塞，营卫郁滞的寒热无汗，或腠理疏松，虽有汗但寒热不解的病证，皆可用汗法。即是："令通透腠开，邪从汗出。" 如此临床上使用汗法，就温病而言，就不局限于卫分、气分，甚至在营血分；也不拘泥于湿温、秋燥等；只要存在"闭汗"的病理现象，都可不避汗法[4]。目前有报道指出：温热类温病不可发汗，未尝不可透汗，认为在温热类温病的治疗中，要见"汗"，需要选择凉药；湿热类不可大汗，未尝不可微汗，治疗温病用汗法，建议选择芳化微温的药物，如藿香正气散芳香化湿，解表和中，开腠理，使微汗出，以冀湿热之邪从表而解，病可向愈；还认为伏气温病汗解也未尝不可，对于无外感症状的伏气温病，先贤医家张锡纯也主张用寒凉药物因势利导，内蕴之热可化汗而解[5]。

以上均是对温病汗法的适用时机的相关探讨和研究，那么温病汗法如何用，其实近代医学家张锡纯给我们作了很好的总结，当然，现代研究观点层出不穷，但是也是万变不离其宗。现据《医学衷中参西录》简要介绍，张氏提出"阴阳和而后汗"的理论，所谓："人身之有汗，如天地之有雨，天地阴阳和而后雨，人身亦阴阳和而后汗。"讲的是在生理状态下，阳气和阴精充盛，且气机调畅，阴阳畅达，使阴能敷布，阳能蒸化，则自然汗出。而病理状态下，病者或阳虚，或阴虚，或阴阳两虚，或气机受阻，均不能作汗，或出汗异常。同时指出："汗乃阴阳合，内外通达之征""阴阳和则汗出"，阴阳和是表里相通、营卫相合、寒热相济、气血相合、阴平阳秘的高度概括，温病患者服药后汗出是机体阴阳调和、正盛邪去、疾病向愈的表现[6]。因此他提出汗法的原则："出汗之道，在调剂其阴阳""发汗原无定法"。而他总结的汗法主要有以下几种：①轻解透汗法。温病初起，临床上往往有头痛，周身骨节酸痛，肌肤壮热，背微恶寒无汗等肺卫表证之类的表现；此时宜用薄荷、连翘、蝉蜕等轻清之药轻解表热，透汗外出。其中薄荷味辛，气清郁香窜，最善透窍。与石膏、蝉蜕、甘草相配组成清解汤发皮肤之汗，透解表邪。②养阴透汗法。适用于素体阴虚内热或冬不藏精之人，当其感受温邪，一般临床表现为周身壮热，心中烦热，口干渴，头痛，周身拘紧，舌苔白，脉洪滑。张氏常常在用连翘、薄荷、蝉蜕、菊花等药辛凉透汗的基础上，配以玄参、麦冬、生地黄、天花粉等滋阴助汗，使汗出有源。另外，风温后期，阴分虚损，一样建议用滋阴之药助之出汗。如症见脉浮，右寸尤甚，两尺按之即无，汗出过多，病有还表之机者，可用滋阴固下汤治之，以峻补真阴，而济阴必应其阳，必汗出而愈。③辛寒达热法。适用于阳明病，症见表里俱热，心烦，喜冷饮，或有时背微恶寒，脉洪滑，苔白厚，或白而微黄者；张氏多用白虎汤加减治之，认为："人之所以重视白虎汤而不敢轻用者，实皆未明石膏之性也。"他认为生石膏微寒，性尤纯良，治外感实热，断无伤人之理，可大胆用之，亦断无不退热之理，并直言："盖诸药之退热，以寒胜热也，石膏之退热，逐热外出也。"④益气助汗法。而对于气虚体弱的患者，则用补气之药助其出汗。张氏曾经治疗一位七旬老叟，素有劳疾，感受外感，热入阳明之府，脉象弦长浮数，按之有力，而无洪滑之象；张氏认为是外感兼内伤之脉，投以由生石膏、知母、连翘、蝉蜕组成的寒解汤，另加潞党参益气发汗，1剂汗出而喘愈；张氏再诊其脉，余热犹炽，继投以白虎加人参以山药代粳米汤一大剂，分3次温服下，尽剂而愈。⑤和解透汗法。若患者少阳病至寒热往来，热甚于寒者，此证多兼阳明，可用小柴胡汤加玄参以润阳明之燥热；若寒甚于热者，则可用小柴胡汤加薄荷叶，使病邪由足少阳引入手少阳随汗而解，《伤寒论》所谓"柴胡证具，而以他药下之，柴胡证仍在者，复与小柴胡汤，必蒸蒸而振，却发热汗出而解"。⑥通下解表法。如果是温病阳明腑实，大便燥结，此时温病汗解法当用承气汤下之；而呕吐不能受药者，张氏主张用芒硝、赭石、生石膏、党参等药组成的镇逆承气汤治之，认为"若降之前未尝得汗，既降之后亦必于饮食之时，屡次些些得汗，始能脉静身凉"。

因此对于温病汗法的时机与原则的探讨，古而有之，是宜是忌，重在辨证论治。提到温病汗法禁忌，所议最多，不过湿温。众所周知，治疗湿温，一般忌用发汗，如误用辛温发汗，则易致湿热上蒙而窍阻神昏。因湿温多因中气不足，脾胃运化失调，抵御湿热病邪的能力低下，湿热病邪或从肌表或从口鼻而入所致。湿温病发病时没有卫分表证，因此治疗时就不能拘泥于先表后里的成规而用汗。但是湿温初起，湿郁卫气，又常可出现头痛、恶寒、身重疼痛等，这类证候与伤寒太阳病的表实证，燥热类温病的卫分证类似。在治疗时只宜用如杏蔻橘桔等轻苦微辛、流动之品，宣通气滞以达归于肺即可，而绝不可乱投麻桂之类辛温峻汗之品，一般亦不宜用银翘之属辛凉表散之药。若执先表后里的治则妄投麻桂以汗之，则可导致"见其头痛恶寒身重疼痛，以为防寒而汗之，汗伤心阳，湿随辛温发表之药蒸腾上逆，内蒙心窍则神昏，上蒙清窍则耳聋目瞑不欲言"等变证。此即湿温治疗忌汗原因之所在[7]。当然，湿温亦非绝对禁忌，上述已提。另外还有《难经》所云的禁汗之证："阳盛阴虚，汗出而死，下之而愈。"指津液亏虚、精血不足等，也是温病不宜汗法的典型。可见辨证辨病，不能以偏概全，正如《温病条辨》所述汗法原则一样，需要透析本质，把握真相[8]：①汗法之所用，宣通气机。使所郁之阳气宣畅振奋，敷布津液，使阳气阴精相和。汗法，即宣通之法也。②汗法之所宜，表证邪郁不散。病在表者、郁象得见者等皆可使用汗法，使病邪得出，郁者得达，气机复常。③忌辛温独行，但存津液温病。常言禁汗，非是禁汗法，实是畏温热重耗津液，忌辛温独行也。

所以，当我们用"温病"理论治疗脓毒症时，在养阴保津的基础上，要辨证论治，不要误汗、不当汗而汗，也不要失汗、当汗而不汗，或汗之太过而伤正。要正确发挥中医治疗脓毒症的辨证特色，如严重脓毒症时，患者病情错综复杂，存在低血容量休克与 ARDS 并见，会导致容量管理上的矛盾；又如重度脓毒症中，经补液升压抗感染后，血压已维持良好，而乳酸仍持续不降，肢端发绀加重，说明微循环仍处于闭塞状态，西药并无理想的药物，但从中医角度来看，很多复杂的矛盾都可以归为一元，即正气不足，可在综合治疗的基础上用人参一类大剂补元气之品，可一定程度上改善患者预后。因此，充分利用中医特色的整体观念、辨证论治，才是提升中医在现代医学地位的手段。回归脓毒症汗法的讨论，综上所述，可见此汗法旨在使温邪由卫分表散而出，截断其传变。临床以凉解透汗而祛邪为关键，以汗出而勿伤津液为尺度即可[3]。

（郑伯俊）

参 考 文 献

[1] 孔继菼. 孔氏医案[M]. 北京：中国中医药出版社，2014：104-105.

[2] 佟晓红，谷松. 从汗法论伤寒"存津液"与温病"护阳气"[J]. 中国中医基础医学杂志，2017，23（12）：1676-1677.

[3] 李俊滔，杨宇华. 浅谈汗法在温病中的运用[J]. 新中医，2013，45（1）：178-179.

[4] 周明德，黄舟，王方，等."温病汗法"之我见[J]. 江西中医药，2015，46（8）：7-9.

[5] 王菊，杨宇，周士杰，等. 浅议温病中的汗法[J]. 国医论坛，2013，28（5）：10，11.

[6] 孙浩，龚婕宁. 张锡纯擅用汗法治温病[J]. 南京中医药大学学报，2007，（3）：143-144.

[7] 丁上进.湿温病用汗法忌宜体会[J]. 实用中医药杂志，2008，（4）：253.

[8] 王鑫，张庆祥.《温病条辨》之"汗"辨[J].山东中医药大学学报，2010，34（6）：486-487.

第三节 温病误治之真热假寒辨证

一、古代医案

1. 古代医案一

吴孚先治一人伤寒，身寒逆冷，时或战栗，神气昏昏，大便秘，小便赤（有此二端，便非阴证），六脉沉伏。或凭外象谓阴症，投热剂；或以脉沉伏，亦作阴治。吴诊之，脉沉伏，而重按之则滑数有力，愈按愈甚，视其舌则燥，探其足则暖。曰：此阳症似阴，设投热药，火上添油矣。乃用苦寒峻剂，煎成乘热顿饮而痊。（寒因热用法。）按：内真寒而外假热，诸家尝论之矣。至内真热而外假寒，论及者罕，此案故宜熟玩[1]。

2. 古代医案二

常熟大东门庞家弄颜姓，因失业后室如悬磬，有病不能服药。延六七日，邀余诊之。脉沉如无，四肢厥冷，无汗，神识昏蒙，呓语撮空，遍体如冰，惟舌底绛而焦黑，干燥无津。余曰：此乃热深厥深，阳极似阴，热极似寒也。当时即进以银花露一斤，再进以大剂白虎汤加犀角、生地、人中黄。煎好，调服至宝丹、紫雪丹。罔效。明日再饮以银花露二斤，仍服原方犀角八分，生地一两，石膏八钱，知母二钱，生草一钱，人中黄二钱，粳米汤代水，调至宝丹一粒、紫雪丹五分。服两剂，如故。余思既是热深厥深，有此两剂，亦当厥回，如果看错，寒厥服此两剂，无有不死，何以不变不动，正令人不解。至明日复诊，神识已清，肢体皆温，汗出淋漓。问其母曰：昨日服何药。曰：昨日服黄梅天所积冷水五大碗，即时汗出厥回，神清疹透。余曰：何以能知服凉水可以回厥。其母曰：昔时先伯为医，每晚谈及是年热证大行，服白虎、鲜石斛、鲜生地等往往不效，甚至服雪水方解。吾见先生服以银花露三斤，大剂凉药二剂，如果不对，宜即死，今无变动者，必系病重药轻，吾故斗胆以黄霉水饮之，谅可无虞，谁知竟即时转机。噫，余给药资数千，不若其母黄霉水数碗也。孔子曰：学然后知不足。洵至言也[2]。

二、医案简析

医案一：该案患者表现为身寒逆冷，时发战栗，昏昏沉沉，脉沉伏等一派阴病证候，但大便秘结、小便赤，且脉重按滑而有力。医家考虑患者虽然身寒战、四肢逆冷，但是病机实际上为内有热邪深伏，阳气郁结，不达于表，故外症似阴。为真热假寒之证，因此使用苦寒峻剂，煎成乘热顿饮后患者得以痊愈。

医案二：该案患者四肢厥冷、无汗、神昏、呓语频发、遍体冰冷，脉沉若无，乍看一派重寒之象，但观察其舌底绛而焦黑，干燥无津。医家因此舍症舍脉，通过舌象，辨证为真热假寒、热深厥深，立法予清热开窍之方，但连服两日未见好转。而至第三天其母把数碗黄霉水予患者服用，其次日便汗出肢温，神清疹透。医家反思治疗过程：非诊断失误，而是病重药轻。提示我们：只要辨证准确，用药对路，中医同样可以治疗急危重症。

三、启　发

两则医案均是真热假寒的经典案例，一般认为，寒热真假常见于疾病的危重、疑难阶段，很容易发生误诊，且误诊后果十分严重[3]。思考在温病后期抑或说严重脓毒症诸如此类的急危重症的治疗过程中，如何准确思辨出真假症状的病机，避误扬正，对症下药，应该就是研读此类医案的重点之处、价值所在。

有研究表明：真热假寒证，其基本病机是邪热内盛，阳气被遏，郁闭于内，致气血不能外达，肢体失于温煦。邪热内盛是疾病的本质，在临床上可出现四肢厥冷的假寒之象[4]。针对真热假寒的辨证论治，各医家有不同的总结。早在20世纪90年代就有医家按其具体证治归纳分类如下[4]：①阳明里热炽盛，阳气被遏，热深厥深证治。临床表现主要为：发热汗出，口渴引饮，胸腹灼热，揭去衣被，心烦不安，甚则神昏谵语，小便黄赤，口干舌燥，脉洪大无力或虚数；或口燥咽干，腹满硬痛，热结旁流，癫疾欲走，妄言妄见，脉象实大或沉迟有力，同时有手足逆冷，甚至冷过腕踝。方药宜用：治阳明经邪热盛之热厥证，可用大剂白虎汤加减（石膏30g，知母9g，粳米9g，炙甘草3g）以清解里热，滋养胃肠气液，使里热得以清透，阳气自可宣通，则肢厥可愈。②少阳枢机不利，阳郁半表半里，阳证似阴。临床表现主要为头汗出，微恶寒，心下满，口不欲食，大便硬，四肢冷，脉沉细或沉紧。方药宜用：柴胡汤加减（柴胡12g，黄芩9g，党参9g，半夏9g，炙甘草5g，生姜9g，大枣4枚），能疏利三焦，宣通内外，畅达气机，和解阳郁。上焦得通则疮满可除，津液得下则大便通畅，胃气因和则头汗解，阳郁得伸则手足自温，其脉当复而愈。③肝气郁结，阳郁不伸，气郁致厥证治。临床表现主要为手足不温或乍温乍凉，胸胁满闷疼痛，或腹中痛，泄利下重，脉见弦细。或咳，或悸，或小便不利。方药宜用四逆散加减（炙甘草6g，枳实6g，柴胡6g，白芍药9g），其有调理肝脾、解郁缓急的功效。郁得舒则阳气透达而厥逆自愈，急得缓则拘挛可舒而疼痛自止。④三焦毒火炽盛，热邪内郁伏结，阳盛格阴。临床表现：面赤口干，狂躁心烦，错语不眠，大热干呕，发斑吐衄，舌红起刺，四肢厥冷，剧者其冷至膝，脉沉伏。方药宜用：黄连解毒汤加减（黄连9g，黄芩6g，黄柏6g，栀子9g），以泻火解毒，直折燎原之火，待毒热泻，便可脉起厥回，诸症自愈。⑤暑湿秽浊，闭阻气机，清浊相混，热郁于内。临床表现主要为手足厥冷，腹痛自汗，口渴，唇面手甲皆青，呕吐酸秽，泻下臭恶，小便赤，六脉俱伏。方药宜用竹叶石膏汤加减（竹叶9g，石膏15g，半夏9g，麦冬9g，党参9g，甘草3g，粳米15g，佩兰5g，木瓜9g，蚕沙9g，厚朴6g），清暑化湿，养阴生津，和中定乱，使暑湿得以清除，郁运而厥回。鉴于真热假寒在临床上是一类复杂且容易误诊的疾病，尤其在危重症领域，因此对真热假寒病机的探索研究也是时下重点，最近就有同道把临床上常见的真热假寒证，根据具体病机的不同，分为三种证型：①气机郁滞：主要临床表现：四肢厥冷，心胸烦热，胸胁脘腹胀满或疼痛，厌食，或下利，舌红苔黄，脉弦数。病因病机：肝脾不和、肝气郁结，疏泄失常，木郁克土，清气不升，以致气血不能外达，肢体失于温煦，而四肢厥冷。方药一般选择四逆散加减（柴胡9g，枳实9g，白芍9g，炙甘草9g），一则解郁泻热，达阳于外；一则升降气机，调和于内；气血内外条达，则四肢厥冷自除。②热壅血瘀：主要临床表现：四肢尤其下肢末端紫暗冰冷麻痛，间歇跛行，烦热口渴，舌红苔黄，脉数。病因病机：热毒壅盛，脉络痹阻。热毒壅盛，受热煎熬，血液凝涩，脉络闭阻不通，气血不能外达，肢体失于温养，而四肢冷痛。方药选四妙勇安汤（金银花30g，玄参30g，当归30g，生甘草30g），旨在清热解毒，兼调补阴血，热清血和，气血调畅，温养四肢，而缓解冷痛。③热盛耗气伤津：主要症状：四肢厥冷，身热头痛，或神昏谵语，大汗，大渴引饮，面赤心烦，小便黄赤，舌红苔薄黄，脉洪大或滑数。病因病机：阳明气分热盛。邪热内陷，耗气伤津，津液匮乏，又无力外达，肢体失于充养，而四肢厥冷。方药选白虎汤加减（生石膏30g，知母15g，粳米30g，生甘草6g）。一则可清热泻火，一则益气生津；热清火泻，气津得复，充养四肢，而四肢厥冷自除[5]。

对于急危重症寒热真假的判断，不少研究也进行了认真的探讨[6-7]：首先是整体思维和规范诊疗；中医的基本思想是整体观念，在面对寒热真假证时更应该从整体出发，四诊合参，分清主次，对病人的情况有整体的认识。务必做到规范诊疗、尽善尽美：①细查病史，了解发病全程。②详细审查，四诊合参，重在舌、脉象相互对照，留意矛盾点。③谨记假象必有假处，原则如下：假象多出现在四周、肌肤、末端，表现为四肢、肌肤和面色等方面的变化；假象多是局部的、短暂的，如假热的面赤，是整个面色苍白，仅见两颧浮红娇嫩，且时隐时现；假寒的四肢冷多以手足末端为主。其次便是试验性的诊断：如张景岳提出冷水试验诊断法，认为"假热者必不喜水，即有喜水者，或服后即呕，便当以温热药解之；假寒者必喜水，而服后反快而无所逆者，便当以寒凉药解之"。或者如医案二所言，投以小剂量药物试探性治疗或干预，观察患者的反应来判断寒热性质，如果用药得当则病情减轻或者不见变化（病重药轻），反之则出现病情恶化、烦躁等反应[8]。而最近有学者认为，在临床实践中发现真寒假热证普遍存在于诸多慢性杂病中，尤其是久治不愈的疑难病中，并非只有在急危重症中才会出现，且总结了辨别的经验[3]：①首先理所当然要细考症状，分辨真伪。注意症状的分布特点：从症状数量和严重程度上很难分辨寒热真假。但由于真寒假热是阴阳寒热格拒而成，所以典型的真寒假热证的证候表现从整体上看，多有鲜明的寒热独自分布特点，即热自为热，寒独为寒，或上热而下寒，或外热而内寒，抑或有下热而上寒；还要注意症状的矛盾特点，真寒假热证的本质在寒证候上，却多突出表现在热证候上，细察这些热证候时，若发现伴见与之相应的矛盾证候，如口干口渴但喜热饮或不喜饮、咽喉肿痛但不充血、痈肿疮疡却颜色淡红或发白等寒热矛盾情形互现，往往要高度怀疑真寒假热的可能，不可孟浪以火热实证或阴虚火旺证治之。②扑朔迷离，首抓特异。真寒假热证候的产生是由于阴盛逼迫肾中元阳外出所致，其元阳发泄之机往往"随人身脏腑经络虚处便发"，发无定位，亦无定症，所现火形往往与外感阳证同形或酷似阴虚火旺，所以真寒假热的证候表现极具迷惑性。郭立中医家总结提炼出判断寒热真假的两个特异症：一为饮水的冷暖喜欲，如热证中出现口喜热饮必为假热，寒证中出现口喜冷饮必为假寒。二为身体的冷暖喜恶，喜温怕冷者热为假热，寒为真寒；喜凉恶热者热为真热，寒为假寒。③真假疑似，舌脉为凭。我们知道症状是患者主观感受的表达，不一定就是疾病本质的反映。临床上很多症状往往具有寒热双向属性，因此，碰到真假疑似的复杂寒热证候，从症状上难以分辨寒热真伪时，往往可以从舌脉上定夺。④详询病史，勿忘体质。不少疾病的发生发展变化均有一定的起因和诱因，详细询问对寒热真假的辨析也有一定的参考价值。如患者的生活习惯、平素的体质特点等，有时候从体质出发更能发现更多的蛛丝马迹以助我们分辨寒热错杂。

当然，目前各医家对寒热真假的鉴别理论总结繁多且详细，但是想实现在疾病的危重阶段正确鉴别寒热真假，在掌握上述总体规律的基础上，更重要的是进一步加强临床实践、选取医案进行模拟练习，才能最终对挽救病人的生命做出重大贡献。

根据现代研究报道，脓毒症被定义为由感染引起的机体反应对机体组织和器官本身造成损害而导致的致命性的急危重症，如由其所致的低血压，经液体治疗后血压仍无法逆转，则会发展为脓毒症休克或感染性休克。在新近的"四证四法"辨治感染性休克的研究中，其发病机制很主要的一部分就是感染导致休克，在感染性休克的代偿期，细菌或毒素入血，血流异常分布，导致有效循环血量的减少而致交感-肾上腺髓质系统兴奋，大量儿茶酚胺类物质入血，引起皮肤的小血管收缩，出现了四肢湿冷的厥逆症状，正是中医辨证中的"热深厥亦深""真热假寒"。这时候可以应用清热解毒药物控制热证，进而可以使厥证消失，可一定程度上逆转休克的发生[9]。

（郑伯俊）

参 考 文 献

[1] 江瓘，魏之琇. 名医类案正续编[M]. 焦振廉，校注. 北京：中国医药科技出版社，2011：284.

[2] 余听鸿. 诊余集[M]. 北京：学苑出版社，2008：186-187.

[3] 刘新学，张瑾枫，贺晓婷，等. 郭立中疑难杂病真寒假热证辨析方法[J]. 中国中医基础医学杂志，2015，21（5）：503-532.

[4] 刘新亚. 真热假寒证治[J]. 江西中医学院学报，1995，（1）：36.

[5] 徐静，张燕. 真热假寒类证治要[J]. 中国误诊学杂志，2010，10（22）：5381.

[6] 陈杭，林雪娟. 从《续名医类案》寒热真假案思考中医误诊[J]. 福建中医药，2021，52（2）：25-26.

[7] 宋月晗，李峰. 寒热真假辨析[J]. 中医临床研究，2011，3（14）：77-78.

[8] 邹凤萍. 基于中医理论的中药汤剂服法[J]. 长江大学学报（自科版）医学下旬刊，2013，10（6）：72-73，75.

[9] 李志军，王博超. 运用"四证四法"辨治感染性休克[J]. 实用休克杂志（中英文），2017，（2）：73-75.